JN417151

인지면담

발전적인 설문지 설계를 위한 지침

COGNITIVE INTERVIEWING

A Tool for Improving Questionnaire Design

Cognitive interviewing: a tool for improving questionnaire design

Copyright ⓒ 2005 by Sage Publications, Inc.

All rights reserved. No part of this book may be reproduced or utilized in any form or by any means, electronic or mechanical, including photocopying, recording, or by any information storage and retrieval system, without permission in writing from the publisher.

For information:
Sage Publications, Inc.
2455 Teller Road, Thousand Oaks, California 91320
E-mail: order@sagepub.com
Sage Publications Ltd.
1 Oliver's Yard, 55 City Road, London EC1Y 1SP, United Kingdom
Sage Publications India Pvt. Ltd.
B-42, Panchsheel Enclave, Post Box 4109, New Delhi 110 017 India

이 책의 한국어판은 Sage Publications, Inc.와의 독점계약으로 정담미디어에서 출간되었습니다.
신저작권법에 의해 한국 내에서 보호를 받는 저작물이므로 무단 전재와 무단 복제를 금합니다.

인지면담

2013년 10월 21일 1판 1쇄 인쇄
2013년 10월 31일 1판 1쇄 발행

지은이 | Gordon B. Willis
옮긴이 | 김신미 · 김기숙 · 은영 · 홍선우 · 김진실
펴낸이 | 김진환
펴낸곳 | **정담미디어 · (주) 학지사**
121-837 서울시 마포구 서교동 352-29 마인드월드빌딩 6층
대표전화_ 02-330-5188 팩스_ 02-326-0338
등 록 | 2010년 2월 8일 제313-2010-36호
메 일 | jdmpub@jdmpub.com
홈페이지 | http://www.jdmpub.com

ISBN 978-89-6069-346-3 93510

가 격 | 20,000원

※ 이 책은 「한국연구재단 연구비(2010-0021379)」에 의하여 일부 지원되었습니다.

· 역자와의 협약으로 인지는 생략합니다.
· 이 책을 무단 전재 또는 복제 행위 시 저작권법에 따라 처벌을 받게 됩니다.

※ 정담미디어는 학지사의 자매회사입니다.

인지면담

발전적인 설문지 설계를 위한 지침

COGNITIVE INTERVIEWING

A Tool for Improving Questionnaire Design

Gordon B. Willis 저

김신미 · 김기숙 · 은영 · 홍선우 · 김진실 공역

SAGE Publications
Thousand Oaks ▪ London ▪ New Delhi

정담미디어

역자 소개

대표역자

김신미 국립창원대학교 간호학과 교수

김기숙 국립창원대학교 간호학과 교수

참여역자

은 영 국립경상대학교 간호학과 교수

홍선우 대전대학교 응급구조학과 교수

김진실 국립순천대학교 간호학과 교수

저자 서문

이 책은 설문조사 도구 개발 및 검증에서 그 중요성이 점점 커지고 있는 인지면담 기술에 중점을 두었다. 1990년대에 저자는 인지면담 과정에 대한 문헌이 부족한 것을 느끼고 간단하게나마 몇 가지 인지면담 실행 지침서를 저술하였다. 그러나 좀 더 자세한 인지면담 과정에 대한 관심이 높아지고, 특히 독자들의 복잡한 구두탐색 기술에 대한 요구가 많아졌다. 또한 인지면담 자체도 전형적 수행 못지않게 보다 확대된 상황하에서 수행하는 것이 중요해지고 있다.

인지면담 수행 시 면담활동은 다양하게 이루어지며, 유일한 '최선책'은 존재하지 않는다. 이는 부분적으로 인지면담의 유연성에 기인하며, 이로 인해 다양한 접근과 적용방법이 나오게 된다. 현재 인지면담으로 불리는 많은 변형방법은 단순히 형태로만 존재하는데, 이는 공통 어휘나 일련의 적용원리를 포함한 구체적인 지침서가 없기 때문인 것으로 여겨진다. 그러나 저자는 인지면담을 수행하는 연구자들을 위한 엄격한 규칙을 만들 의도가 있는 것은 아니다. 이 책에서는 개인적 관점에서 인지면담 수행의 최선책을 제시하는 동시에 선험적 결과에 근거한 차이점에 대한 논의에 집중하였다. 인지면담을 수행하는 최선의 방법을 제시하기에 여건이 부족한 상황에서, 논의의 초점을 가장 효율적이라 사료되는 접근법의 기술에 두었다. 이 책의 유용성을 고려함에 있어, 독자들은 저자의 견해가 15년에 걸친 수백 건의 면담에 근거한 것임을 유념하기 바란다. 전체적으로 이 책에서 저자는 다소 혁신적인 관점과 상호 인정할 수 있는 보편적 관점 사이에서 중간자적 관점을 지향하고자 하였다.

범위와 관련하여 이 책은 인지면담과 이를 수행하는 데 있어서 구체적으로 부합되는 절차를 기술하는 데 중점을 두었지만, 맥락의 효율성 측면에서도 몇 가지 다양한 논점을 제시하였다. 또한 기존에 출판된 저명한 저서에서 다루어진 도구설계(예, Fowler, 1995) 또는 설문조사 방법론의 인지적 측면(예, Tourangeau, Rips, & Rasinski, 2000; Schwarz & Sudman, 1996) 등을 반복하여 언급하고자 하지 않았다. 그러나 구체적인 지침서를 끊임없이 요구해 왔던 독자들은 특히 다음과 같은 요구사항을 명확하게 밝혔다. (a) 설문조사 질문은 어떻게 작성하는가? (b) 좋은 질문을 구성하는 요건은 무엇인가? (c) 어떤 시점에서 질문을 검증하는가? (d) 조사질문을 검증하기 위해 어떻게 인지탐색을 할 것인가? (e) 인지검증과 다른 검증방법을 어떻게 비교할 것인가?

언급된 다섯 가지 질문에 대하여 이 책에서 저자는 가능한 답변을 제시하려고 노력하였다. 또한 도구설계나 사전검증 방법에 대한 자세한 기술 대신에, 도구설계의 원칙이나 인지면담을 수행할 때 염두에 두어야 할 논점에 중점을 두었다. 나아가 이 책에는 인지면담 기법과 유사하거나 차이가 있는 포커스 그룹이나 행동분석 분류에 흔히 사용되는 방법이 기술되어 있다. 무엇보다 중요한 사항은 인지면담이 도구설계 및 개발 과정에서 완전히 독립적이지 않다는 점과 전체적 맥락의 일부분으로 제시되어야 한다는 것이다.

인지면담의 범위가 광범위하기 때문에, 부가적으로 컴퓨터화된 도구의 검증방법(CATI, CAPI, Web 등)과 범문화적 연구에 적용된 방법을 구체적으로 제시하고자 하였다. 가능한 미시적 및 거시적 관점의 균형을 유지하고자 하였으나, 여전히 미해결인 과제는 방법론적 지침서와 관련 문헌의 학문적 고찰 간의 긴장을 해소하는 것이다.

용어 문제에 있어서는, 모순적이게도 단어선택이 가장 중요한 설문조사에서 혼란을 야기할 정도의 당혹스러운 문제점이 노출되었다. 이러한 문제점을 언급하는 과정에서, 1장에서는 인지면담을 논할 때 무엇을 포함시키고 배제할 것인지를 명확히 하였다. 보다 구체적으로 이 책에서는 방법(method), 기법(technique), 절차(procedure)에 대해 일관된 의미를 염두에 두고 각각의 용어를 사용하였다. 사전적 정의로 보자면 각 용어는 상호 유사한 의미를 포함하고 있지만, 그렇다고 해서 상호 교환적으로 용어를 사용해서는 안 된다.

이 책에서 방법은 설문지 사전검증에 있어 가장 일반적 수준으로, 이 수준에는 인지면담, 행위코딩, 또는 다양한 수준에서의 사전검증 방법이 있다. 기술은 좀 더 구체적 수준에 관심을 둔다. 예를 들면 인지면담의 방법에 사고구술이나 구두탐색 같은 기법이 포함되는 것이다. 절차는 분류의 반대 개념으로 과정을 기술하는 것으로서 사용하고 있다. 인지면담

과정에서 면담자들이 취하는 표본모집, 면담자 선택 등이 절차 단계의 적절한 예라 하겠다.

이 책에서 제시할 주제의 순서를 결정하는 것 또한 쉽지 않았는데, 최종적으로는 모든 주제를 4가지 영역으로 분류하여 제시하였다. Part I의 1장은 독자들의 인지면담 과정에 대한 전반적 이해를 도울 수 있는 활동을 소개하였다. 2장에서는 인지면담의 중요한 전 단계로써 도구설계를 면밀히 탐구하였다. 3, 4장에서는 이론적 배경과 기술 발달 – 특히 사고구술(think–aloud)과 구두탐색(verbal probing) – 에 대하여 설명하였다. Part Ⅱ는 5장에서 8장으로 구성되어 있으며, 인지면담의 핵심인 탐색의 복잡한 세부사항에 대하여 기술하였다. 이 책은 인지면담 검증의 조작적 측면보다는 탐색활동에 치중하여 구성되었다. Part Ⅲ에서, 훈련, 계획, 면담 수행 및 결과 기술을 포함, 전반적인 인지검증 과정에서 발생하는 조작적, 과정적 문제에 대한 논의가 이루어졌다. Part IV에서 인지검증의 다양한 적용, 평가방법, 사전검증 방법을 다루면서, 이후 이 분야의 연구에 대한 생각과 방향을 제시하였다. 이 책의 전 장에 걸쳐 가능한 많은 예시를 제시하려고 하였다. 일부 예시는 동료의 연구에서 차용하였으나 많은 예들이 저자가 직접 경험한 내용으로 제시되고 있다. 예시를 통해 일반적 논점을 증명할 수는 없으며, 따라서 이 책에서는 논의에 명확성을 부여하는 수단으로 예시를 사용하려고 하였다.

이 책을 출판하는 데 도움을 주신 많은 분들께 감사의 말을 전한다. Trish Royston과 Deborah Trunzo(이전에 미국 건강통계센터에 근무했던)는 인지면담 전반에 대한 지식 및 이 책에 설명한 다양한 접근방식을 개발하는 데 도움을 주었다. 이 책을 저술하는 데 격려를 아끼지 않은 Jack Fowler와 끊임없이 유용한 생각을 제공해준 Federal Interagency Response Error Group의 친구와 동료들에도 감사의 말을 전한다. 여러 차례의 개인적 의견교환에 응해준 인지면담 연구자들 – Jennifer Rothgeb, Jim Esposito, Paul Beatty, Kristen Miller, Roger Tourangeau, Carol Cosenza, Eleanor Gerber, Barbara Forsyth, Rachel Caspar, Monroe Sirken, Elizabeth Martin, Judy Lessler,

Fred Conrad, Johnny Blair, Terry DeMaio, Terry Richardson, Jared Jobe, Barbara Wilson, Karen Whitaker－에게도 특히 감사의 말을 전하고 싶다. Lisa Cuevas Shaw, Margo Crouppen, Julia Parnell, Diana Breti, 그리고 Sage 출판사에 깊은 감사를 표한다. 마지막으로 이 책을 완성하기 위해 고군분투했던 나날들을 인내심을 갖고 지켜본 가족들에게 미안한 마음을 전한다. 이런 노력의 산물이 인지면담 기술과 과학의 사용자들에게 도움이 되기를 바란다.

Gordon B. Willis

역자 서문

이 책은 조사연구에서 적용하는 설문지를 디자인하고 검증하는 중요한 방법으로 인정되는 인지면담의 역사, 이론, 실제 적용을 위한 기술 및 실례를 제시하고 있다. 최근 보건의료 영역에서는 정확한 정보교환에 대한 관심이 증가하고 있다. 그러한 이유로 외국의 경우 보건의료 정보 문해력과 다양한 보건의료 정보 교환에 대한 관심이 증가하고 있다. 그중 인지면담은 특히 조사연구 설문지와 관련하여 설문지에 포함된 정보가 얼마나 정확하게 대상자에게 전달되는지, 문제가 무엇인지, 그리고 대안이 무엇인지를 찾아가게 도와주는 방법이라 할 수 있다. 설문지가 아무리 좋은 속성을 내포하고 있더라도 대상자가 질문의 의미와 의도를 정확하게 이해하지 못하는 경우 또는 사회적 요구 때문에 솔직하지 못한 답을 제시하게 된다면 그 결과는 믿기 어려워질 것이다. 따라서 설문지가 정확하게 정보를 전달하는지, 그리고 민감한 주제에 대해서도 정직한 정보를 제공할 수 있도록 설계되었는지를 확인하는 것은 매우 의미 있는 과정이라 하겠다.

조사연구에서 타당한 결과를 도출하기 위해서는 사용하는 도구의 질문이 대상자들에게 정확하게 전달되고 예민한 주제에 대해서도 편안하게 정확한 응답을 할 수 있도록 설계되어 있는지를 확인하는 작업이 필요한데 인지면담은 바로 그러한 작업을 가능하게 해주는 방법이다. 저자 서문에서도 나타나듯 인지면담은 정보 전달에 사용된 내용에 대해 대상자들이 어떠한 정신적 이해 과정을 거쳐 반응하는지에 대해 탐구하는 것으로 인지면담을 위한 면담활동에는 단 하나의 방법만 있는 것이 아니며 다양한 방법이 존재한다. 따라서 이 책에서는 인지면담을 수행하는 최선책 및 다양한 방법을 소개하고 있다.

이 책의 번역은 번역진이 다양한 보건의료 정보를 포함하는 문서를 개발하는 과정에서 전문가 집단에서 사용하는 것을 당연시하는 용어를 일반인들이 얼마나 잘 이해하는지, 그리고 문서 내 항목에서 제시하는 문장을 대상자들이 우리가 의도한대로 인지하는지에 대한 지적 호기심으로부터 시작되었다. 이에 번역진은 해당 문서에 포함된 용어와 문장에 대해 일반인들이 얼마나 우리의 의도를 잘 이해하고 해당 용어를 이해하고 있는지를 확인하기 위한 방법을 모색하는 과정에서 인지면담 기법을 접하게 되었다. 국내에서 인지면담에 대한 소수의 연구가 수행된 적은 있으나 구체적인 방법이 제시되어 있지 않았고 국내에는 아직 전문가 집단이 형성되어 있지 않기 때문에 번역진들은 연구를 위해 해당 문헌을 집중적으로 고찰하는 과정에서 이 책을 접하게 되었다. 이 책의 내용을 바탕으로 인지면담을 수행하면서 실제로 대상자들이 질문에 포함된 용어와 의도에 대해 우리 생각보다 훨씬 더 오해할 수 있음을 목격하고 우리 사회 일반인들의 보건의료 정보 문해력이 전문가들이 생각하는 것보다 더 많은 배려가 필요한 수준이라는 것을 알게 되면서 인지면담 기법의 효용성에 대해 인정하게 되었다. 번역진은 인지면담 수행을 위해 집중적으로 문헌을 고찰하고 실제 연구를 수행하면서 얻은 경험을 바탕으로, 우리나라에 인지면담을 소개할 필요가 있다고 확신하여 번역을 결심하게 되었다. 인지면담 기법은 우리나라 보건의료 분야는 물론이고 다양한 사회 조사연구 분야에서 설문지 방법을 통해 연구를 진행할 때 그리고 다양한 정보를 내포하는 문서를 작성할 때 보다 정확한 정보 전달을 가능하게 해줄 수 있는 효과적 방법으로 사료되므로 이 번역서가 동료 연구자들과 대상자 모두에게 도움이 되기를 바란다.

이 책을 출판하는 데 도움을 주신 많은 분들에 감사의 말을 전하고자 한다. 먼저 처음 대하는 낯선 영역의 지식체인 인지면담 내용을 번역하느라 애쓰신 번역진들의 수고와 노고에 감사의 말씀을 전하고, 다음으로는 이 책의 내용이 보건의료계에 전혀 알려져 있지 않은 내용이지만 그 가치를 인정하고 이 책의 번역과 출판을 지원해 주신 정담미디어 출판사 김진환 대표이사님께도 무한한 감사를 드리는 바이다.

2013년 10월
국립창원대학교 동백관에서
역자 대표 김신미

목차

PART I 개요 및 배경

목차

목차

PART I

개요 및 배경

Orientation and Background

CHAPTER 01

인지면담의 개관

Introduction to Cognitive Interviewing

인지면담이란

보건연구, 시장조사, 정책 및 사회과학과 같은 다양한 분야에서 연구자들은 소책자, 첨부편지, 통계표, 컴퓨터 기반 사용자 어플리케이션, 구두발표와 같은 방법으로 정보를 전달하고자 노력하고 있다. 또한 설문지, 납세신고서, 의료기록과 같은 자료수집 도구를 이용하여 정보를 수집하기도 한다. 일반적으로 인지면담이란 이러한 정보 전달에 사용되는 내용을 평가하는 방법이라 할 수 있다. 구체적으로는 정보를 교류하고자 하는 대상자들이 정보 전달에 사용된 내용을 어떠한 이해와 정신적 과정을 거쳐 반응하는지에 대한 것으로, 특히 이러한 과정에 문제는 없는지를 확인하는 방법이다. 이 책에서는 조사연구에서 설문지를 평가하는 데 초점을 두어 서술하기로 한다. 그러나 보다 일반적으로 연구자들은 인지면담을 구두 및 문서자료 모두에 대해 적용할 수 있다.

인지면담의 보편성에 대해 더 설명하자면, 조사연구 설문지와는 별로 관련이 없는 예를 들 수밖에 없다(Willis, Reeve, & Barofsky, 2006). 학생들에게 어려운 과목에 대해 생각해 보자. 수학용어는 많은 사람들이 특히 어려워한다. 초등학교

교육 연구 프로젝트(Fuson & Willis, 1988)에서 다음과 같은 용어의 문제를 평가한 적이 있다.

> 푸들에게 9마리의 강아지가 있다.
>
> 콜리에게는 5마리의 강아지가 있다.
>
> 푸들은 강아지가 몇 마리 더 있는가?

저자는 어린 학생들의 문제해결 능력을 보기 위해 먼저 초등학교 1, 2학년 학생들에게 일대일로 본 예를 소리 내어 읽어 준 결과, 놀랍게도 일부 학생이 질문에 대하여 "더 없다"고 대답하는 것을 할 수 있었다. 저자는 학생들의 사고를 더 알기 위해 그 이유를 탐색하기 위해 질문했다. "어떻게 그렇게 생각했니?"라는 질문 즉 인지면담(당시에는 인지면담으로 부르지는 않았다)을 시행한 결과 본 예에 사용된 단어에 문제가 있었음을 알게 되었다. 학생들은 "푸들에게 9마리 강아지가 있고 더 이상은 없으므로 푸들에게는 강아지가 더 없다."는 것이었다. 이렇게 대답한 어린이의 입장에서는 콜리의 이야기는 푸들의 강아지 이야기와 별 상관이 없다는 것이 명백했다. 본 사례에 의하여 조사자들은 일부 응답자들에게 "더"라는 의미는 절대적인 숫자를 의미할 뿐 상대적인 의미가 없었음을 가정할 수 있다. 이러한 관찰에 기초하여 조사자는 일부 학생들은 "더"라는 말이 비교(예, 무엇보다 더)가 아니라 양에 있어서 더 많은 것으로 해석한다는 것을 생각해야 한다. 비교하고자 하는 목적을 더 명확하게 전달하려면 "푸들은 콜리보다 강아지가 몇 마리 더 있는가?"라고 질문하여야 한다. 면담을 진행하면서 질문을 수정하여 적용한 결과 일부 어린이들에게서 나타났던 문제를 쉽게 해결할 수 있었다.

위의 강아지 질문은 인지면담을 간단하게 보여주는 예이다. 인지면담을 조사연구 평가에 적용할 때는 질문과 관련한 대상자의 인지적 과정에서 발생하는 어려움을 내포하는 타겟(target)질문을 검증하게 된다. 설문지 설계자들은 질문에 대한 하나의 해석만을 의도하지만 응답자 개개인은 다른 방식으로 해석하는 것을 발견하게 되고 이후에 돌이켜 생각해 보면 그러한 다양한 해석 역시 가능함을 인정하게 된다. 만약 인지면담이 우리에게 적절한 통찰력을 갖게 해준다면 설문지를 더 명료하게 수정할 수 있을 것이다. 이러한 수정을 통해 응답자들이 질문에 반응하는 데 필요한 인지적 요구가 줄어들고 이로 인해 더 사려 깊고 정확하게 응답할 가능성이 증가할 것이다.

인지면담의 다른 형태

용어는 다르지만 인지면담을 내포하는 활동이 있고, 용어는 같지만 다른 활동도 있다. 후자의 예는 Fisher와 Geiselman(1992)에 의해 소개되었는데 이는 언어적 자료를 검증하는 것이 아니라 범죄 증인들의 용어를 더욱 정확하고 신뢰할 수 있도록 하기 위한 것으로 법 시행과 관련하여 사용되었다. 이 방법은 널리 적용되었고 Fisher와 Geiselman의 "인지면담" 적용에 대한 고찰도 이루어졌다. 그러나 이 방법은 심문 위주의 방법이며 조사자 간의 교류가 거의 없는 등 조사질문의 목적과는 달랐다. 조사 위주의 인지 연구가들 역시 응답자들에게 질문한다는 점은 유사하나 범죄를 해결하고자 하는 것과는 다르다. 따라서 이 책에서는 증인 관련 적용과는 별도로 인지면담을 기술하기로 한다.

거시적 관점: 인지검증 과정

푸들에서의 용어 문제는 단순한 예라 하겠다. 조사연구에서 사전조사는 보다 광범위한 환경에서 일련의 활동으로 수행되고, 통칭하여 인지검증(cognitive testing)으로 지칭된다. 이러한 검증들은 다양한 내용을 포함하게 된다(**박스 1–1**).

인지검증은 매우 유연하고, 특수한 상황인 경우 조정될 수 있기 때문에 **박스 1–1**에 제시된 내용은 예외의 경우가 있을 수 있다. 그러나 박스의 내용은 상당히 전형적인 내용이고, 이어 일반적인 예를 **그림 1–1**에서 제시하였는데 이는 인지면담이 실제 상황에서 어떻게 질문이나 항목을 평가하는지를 보여주기 위함이다.

박스 1–1 인지검증 과정의 일반적 양상

인지적 초점 맞추기(Cognitive Focus)

응답자들이 질문에 대답하기 위한 인지적 과정에는 이해, 기억, 판단과 의사결정, 반응과정이 사용된다. 인지면담의 목적은 설문지에서 존재할 수 있는 다양한 문제를 확인하는 것이다.

시기(Timing)

인지면담은 설문지 사전조사를 위해 첫 번째 설문지 초안 작성과 실제 적용 사이에 수행한다.

면담자(Interviewers)

훈련된 면담자가 자원한 대상자들을 대상으로 면담을 수행한다.

박스 1-1 인지검증 과정의 일반적 양상 (계속)

대상자 선정(Specialized Recruitment)

대상자는 특별한 흥미집단을 포함하게 된다(예, 노인, 지난 12개월간 불법약물 복용자, 흡연 청소년 등).

구두보고(Use of verbal report procedures)

문제점과 한계를 확인하기 위하여 인지면담에서는 사고구술(think-aloud)과 구두탐색(verbal probing)을 적용한다.

탐색기술(Reliance on a range of probing technique)

대부분의 면담자들은 대상자들을 면담할 때 구두탐색 질문에 의존하게 된다(부록 예제 1 참고).

명시적, 묵시적 문제점 강조(Emphasis on both overt and covert problems)

인지면담의 목적은 드러난 문제 이외 일상적 질문으로는 파악하기 어려운 숨어있는 문제점을 확인하는 것이다.

실험실 환경(Laboratory environment)

면담은 흔히 실험실 같은 곳에서 수행되고 인지면담은 실험실 검사로 불리기도 한다. 그러나 실제 실험실과 같은 장소가 반드시 필요한 것은 아니다.

적당한 대상자 크기(Modest sample sizes)

보통 5~15명 사이의 대상자들이 필요하다.

반복적 검사(Iterative testing)

일련의 검사 후, 검토, 수정, 개정된 설문지를 다시 적용하게 되며 이것은 인지면담의 강점이다.

적용의 융통성(Flexible application)

인지면담의 초점이 설문지에 맞추어져 있으나 다양한 조사방법에 적용할 수 있다(예, 전화, 면대면, 인터넷). 또한 업무적 조사(기업조사)뿐만 아니라 사실조사, 태도조사 및 개개인에 대한 조사(인구조사)의 경우에도 적용 가능하다.

확인이 아닌 정보제공(Information rather than validation)

인지면담은 조사 설문지를 검증하는 데 유용한 방법이며, 엄격한 의미에서 질문의 타당성을 평가하는 것은 아니다. 인지면담으로 우리는 더 나은 질문을 만들고자 하지만 어떤 증거나 통계를 제시하지는 않는다.

자문기능(Advisory nature)

인지면담 자체가 더 나은 설문지를 작성해주는 것은 아니다. 인지검증은 “질문에 대한 점검”이며 잠재적 문제점을 확인해줄 수 있으나 발견된 문제점을 해결하는 것은 설문지 작성 전문가의 책임이다(부록 2 참고).

Part A: 치과의사 방문

Q1. 지난 1년간 몇 번이나 치과의사를 방문하였습니까?

Q2. 지난번에 치과의사를 방문했을 때 치아 청결술을 시행하였습니까?

Q3. 지난번에 치과의사를 방문했을 때 치아치료를 받았습니까?

Q4. 지난번에 치과의사를 방문했을 때 엑스선 촬영 또는 다른 진단검사를 받았습니까?

그림 1-1 치과 설문지의 인지검증 질문 예

그림 1-1에서 제시된 항목은 다음과 같은 단계를 거쳐 인지검증이 이루어질 수 있다.

1. 검증계획을 수립한다. 특별한 특징을 가진 대상자를 모집할 것인가? 몇 명의 면담자가 필요하고 언제, 어디서 몇 번의 면담을 할 것인가?
2. 검증하고자 하는 질문문항과 탐색질문을 포함하는 프로토콜(protocol)을 작성한다. 탐색질문의 예는 "여기서 당신은 어느 기간을 생각하고 응답했습니까?", "치과의사를 방문한 이유는 무엇입니까?" 등이다(부록 1 참고).
3. 대상자를 모집하고 약속한 시간에 인지면담 실험실로 초대하여 면담을 수행한다.
4. 개인적으로 및 일대일로 설문지를 적용하고 인지면담을 수행한다. 특히 (a) 응답자로 하여금 질문에 대답할 때 사고구술(think aloud)하도록 하고 (b) 인지탐색(cognitive probes)을 실시한다.
5. 대상자의 동의서를 받은 후 면담내용을 기록, 녹음 또는 녹화하고 매 면담 후 검토하도록 한다.
6. 팀으로 접근하는 경우 부록 2에서 제시된 바와 같이 면담결과를 검토하기 위한 미팅을 갖도록 한다.
7. 검토결과에 따라 질문을 수정해 나간다.
8. 필요하고 시간이 허용하는 경우 인지검증을 더 수행하고 설문지를 수정토록 한다.

(a) 9명의 응답자 중 3명이 "치과의사"를 치과 주치의로 해석했으며 기타 "구강외과의"나 "치위생사"등을 포함하는 것인지 확신하지 못했다.

(b) "지난 1년간"이라는 말을 다양하게 해석하였다. 한 명은 현재로부터 1년 전의 기간이 아닌 작년으로 해석했으며 또 다른 응답자는 올해 1월부터로 해석했다.

(c) 전반적으로 응답자들은 자신들의 대답이 맞는지에 대해 확신하지 못했다. 5명의 응답자는 자신들이 몇 번이나 치과의사를 방문했는지 확신하지 못했고, 3명은 보통 1년에 2회 치과를 방문하기 때문에 아마 지난 1년간에도 2회인 것으로 보고하였다. 전반적으로 응답은 대략적 추정치인 것으로 나타났다.

그림 1–2 면담기록에 의거한 결과 예제

이러한 일련의 과정 후 연구자들은 해당 질문에 큰 문제가 없다는 것을 알게 될 수도 있다. 이 역시 검증결과이며 이로 인해 연구자들은 확신을 가지고 조사연구를 수행할 수 있게 된다. 그러나 보통 연구자들은 **그림 1–2**에 나타난 바와 같은 결과를 자주 마주하게 된다. **그림 1–2**의 내용은 저자가 타겟질문을 대상으로 인지면담한 결과를 요약하여 제시한 것으로 11장에 보다 자세하게 인지면담 결과를 기록하고 다루는 방법이 제시되어 있다. 설문지 설계자들은 면담결과에 의거하여 질문을 수정할 수 있다.

1. 질문을 다른 말로 바꾸어 "주치의인 치과의사"만인지 "모든 치과의사"인지 "치과의사, 구강외과의, 치위생사"를 모두 포함하는지를 보다 명확하게 할 수 있을 것이다.
2. "지난 1년간" 대신 "지난 12개월간"이란 표현을 사용할 수 있을 것이다.
3. 조사측정 목표를 검토한다. 어느 정도의 정확성을 요하는가? 만약 목적이 전반적인 구강관리 수준을 광범위하게(1년에 0회, 1년에 1~3회, 1년에 4회 이상) 분류하고자 한다면 추정치로도 충분할 것이다. 만약에 치과방문을 했는지 여부만을 알고자 한다면 빈도 질문은 불필요할 것이다. 반면에 주어진 기간 동안의 정확한 치과방문 빈도를 알고자 한다면 그 기간을 짧게 하는 것이 나을 것이다.
4. 기타 진단검사법을 질문하기 전 엑스선 촬영 또는 다른 검사 여부를 질문하도록 한다.
5. "진단검사법"대신 "문제를 확인하기 위한 기타 진단"등의 단순한 용어를 선택하도록 한다.
6. 치료 관련 질문에서 간단한 예를 통해 응답자의 기억을 돕는다.

연구자들은 기술한 수정을 통해 어느 정도 문제해결이 되었을 것으로 생각할 수 있으나 보다 확실히 하기 위해서는 또 다른 인지면담을 통해 질문이 제대로 수정되었는지 확인해야 한다. 그런 후 실제 상황에서 사전조사를 통해 설문지의 질문을 다시 평가할 수도 있다(14장 참고). 숙련되고 조심스러운 검증을 통해 질문은 문제점이 줄어들고 오류가 감소하게 될 것이다.

본 예문은 강아지 문제보다 포괄적이며, 인지면담을 더 큰 규모의 인지검증 과정의 한 부분으로 나타내주고 있다. 이러한 과정을 공식화하기 위해 미국 건강통계국과 인구통계국과 같은 연방통계국에서는 인지 실험실을 구축해 놓고 있다. 더 나아가 미국 회계감사원, 국가여론조사 같은 다양한 범위의 조사기관에서뿐 아니라 미국과 유럽을 비롯한 여러 국가의 통계국과 대학에서도 정기적으로 인지면담을 실시하고 있다(예, Abt Association, the National Opinion Research Center, Research Triangle Institute International, and Westat, Statistics Canada, Statistics New Zealand, the National Centre for Social Research in the United Kingdom, ZUMA in Germany, Statistics Netherlands, Statistics Finland, Statistics Sweden, Statistics Norway, the Universities of Maryland, Massachusetts, Michigan, and Wisconsin). 초기에는 인지면담, 특히 인지 실험실이 일종의 유행일 수 있다는 우려도 있었으나 지속적으로 수행되고 있으며 형태 또한 다양하게 실시되고 있다.

인지면담의 폭넓은 적용 가능성에도 불구하고 제한적인 요소 또한 존재한다. 미국의 인구통계국(2003)은 인지면담 접근에 대한 원리를 발간했고 Willis(1994; 1999)는 "How to" 매뉴얼을 소개한 바 있다. 그러나 누가 어떻게 수행하는지에 대한 구체적 내용 소개는 부족한 편이다(Forsyth, 1990; Willis, 1999). 더 나아가 본 내용을 배우고 적용하고자 하는 사람들에게는 인지면담 과정을 설명한 충분한 자원이 없어 스스로 개발하여 사용해야 하는 문제점이 있다. 따라서 이 책의 전반적 목적은 21세기에 수행되고 있는 인지면담 실무를 기술함으로써 이러한 문제점을 해결하고자 하는 것이다. 2부에서는 인지면담의 핵심내용을 중심으로 보다 심도 있게 다루고자 한다. 이후 이 방법의 역사와 이론에 대해 설명하고 인지면담의 실제, 특히 구두탐색 기법에 대해 최대한 상세히 설명하고자 한다. 또한 인지면담 수행과 결과에 영향을 미칠 수 있는 다양한 변형을 제시한 후 미래 방향 제시로 마무리하고자 한다.

CHAPTER 02

인지면담의 단계 설정

설문지 설계의 첫 원칙

Setting the Stage for Cognitive Interviewing

First Principles of Questionnaire Design

개요

이미 인지면담의 가치에 대해 인식하고 실행방법에 대해 알고자 하는 독자라면 다음 단원으로 넘어가도 될 것이다. 그러나 면담기술은 분리된 하나의 기술이 아니며 다양한 활동에 능숙해야 한다. 이러한 활동에는 타겟질문의 잠재적 문제에 대한 인식, 효과적 면담술, 문제인식 및 해결능력이 포함되고 이러한 내용은 설문지 설계 원칙을 이해하는 데 중요하다. 본 장은 설문지 설계에 대한 완벽한 안내를 하지는 않으나 인지면담을 이해하는 데 있어 핵심적인 설계 이슈 4개를 제기하고 있다.

1. 구성상 설문지와 관련한 오류는 심각한 문제인가?
2. 그렇다면 그러한 문제가 많은 이유는 무엇인가?
3. 좋은 설계를 위한 원칙을 따르면 오류를 줄일 수 있는가?
4. 우리가 좋은 설문지 설계자라면 왜 질문을 검증해야 하는가?

자가보고 조사에서 오류의 원인

조사연구 질문과 관련한 오류에 대해 논하기 전에 과학적, 사회적, 설문조사의 위상에 대해 이야기할 필요가 있다. 자가보고 설문지는 20세기 중반 들어 증가하기 시작하였고 사회과학, 보건, 경제, 순수과학과 같은 거의 모든 분야의 조사에서 사용되고 있다(Converse & Presser, 1986). 조사연구에서 우리의 관심은 질문에 대해 표본집단이 응답한 내용이 과연 원하는 바대로 측정되었다고 할 수 있는지, 그리고 전체 집단 즉 모집단의 의견을 정확하게 반영한다고 할 수 있는가 하는 것이다(Stone, Turkkan, & Bachrach, 1999). 이는 간단하게 말하자면 우리는 우리가 알고자 하는 것을 질문함으로써 원하는 정보를 얻을 수 있는가 하는 것이다. 자가응답은 확실하지 않을 수 있으며 역사의 어느 시점에서는 과학적 방법의 이단으로 간주될 수도 있다. 우리가 자가보고를 믿는다는 것은 Converse(1987)가 주장하듯 객관적이고 행동주의적인 접근에 비해 "주관적인 영역의 우위"를 반영한다 하겠다.

조사연구 관련 오류의 일반적 범주

질문에 내포된 문제점에 대한 논의가 이 책의 핵심이지만 이 문제만이 측정오류의 유일한 원인은 아니다. **박스 2-1**은 조사연구 과정에서 나타날 수 있는 오류를 통계학자(Groves, 1991)와 설문지 설계자(Oppenheim, 1966)의 관점에서 7개 영역으로 분류한 내용이다. 설문지 설계자들은 보통 통계전문가들과는 달리 대상자 추출이나 대표성에 대해 관심을 가지지 않는다. 더 나아가 우리는 응답자들이 왜 조사연구 참여를 거부하는지, 그리고 왜 해당 질문에 응답하지 않는지(특정 항목 응답누락) 그 이유에 대해 숙고해야 함에도 불구하고 무응답 오류에 역점을 두지는 않는다. 유사하게 우리는 자료가 수집된 후 그 자료를 정확히 어떻게 할 것인지 미리 생각하지 않고 해석이나 사용 오류와 같은 문제 발생에만 신경을 쓰고 설문지 평가는 일차적으로 응답오류, 이차적으로 면담자 오류와 관련하여 다루는 경향이 있다.

응답오류란 이론적인 '진점수(true score)'와의 간격을 말한다. 예를 들어 실제로 지난 12개월 동안 5회 치과방문을 했으나 응답은 3회로 하는 경우를 말한다. 이러한 오류는 두 가지 결과를 초래하게 된다. 만약 응답자가 같은 방향(적게 신고하는 방향)의 응답오류를 범한다면 전반적 통계오류(또는 순오류)를 초래하게 된다. 다른 하나는 질문 자체가 개개인에게 부정확한 응답을 초래하는 경우 개인 차원에

박스 2-1 조사연구 자료 오류의 주요인

I. 비관찰 오류: 정확한 대상을 조사하고 있는가?

(a) 포함범위 오류: 표본에 특정 인구군이나 대상군이 포함되지 않을 수 있다. 예를 들어 전화조사의 경우 전화가 없는 인구집단은 포함될 수 없다.

(b) 표본 추출상의 오류: 조사연구에서는 모집단 전체에게 일일이 질문하기보다 표본을 추출하기 때문에 모집단을 대표할 수 없는 표본이 추출될 수 있다.

(c) 무응답 오류: 만일 표본에 포함된 대상자가 조사되지 못하는 경우(해당 대상자를 찾을 수 없거나, 참여를 거부하거나 등의 이유로) 또는 일부 항목이 응답되지 않는 경우에는 오류가 발생할 수 있다.

II. 관찰 오류: 정확한 응답을 얻고 있는가?

(a) 면담자 오류: 면담자가 설문지를 부정확하게 읽거나, 기록할 때 오류를 범하는 등의 오류를 초래할 수 있다.

(b) 응답 오류: 질문의 특성에 따라 그리고 응답자가 질문에 대해 반응하는 과정 중에 부정확한 응답이 초래될 수 있다.

III. 관찰 후 오류: 수집된 자료를 적절하게 다루고 있는가?

(a) 처리 오류: 자료의 코딩과 분석이 부정확할 수 있다.

(b) 해석 오류: 얻어진 결과에 대해 정확한 추론을 하고 있는가?

출처: Groves(1991), Oppenheim(1966).

참고: 결과에 대한 해석상의 오류는 다른 오류들이 모여서 발생할 수 있다. 예를 들어 변수의 범위상의 문제로 인해 선형관계가 확인되지 않아 나타나는 오류 또는 단순한 연구자의 오류(연구자가 보고 싶은 것만 보는 것)가 있다.

서 상쇄현상이 일어나 오류가 나타나지 않는 것이다. 만약 또 다른 응답자가 실제보다 적게 보고된 잘못된 결과에 대해 과다한 보고로(실제로는 3회 방문하였으나 5회로 보고) 균형을 맞추어서 총 방문 수와 평균에서 올바른 수치가 나오게 해줄 수도 있는 것이다.

그러나 앞의 두 결과 모두 부정확한 결과를 초래하며 개개 오류 수치의 합과 관련된 전오차(gross error)로 수량화되게 된다. 이 경우 치과방문의 추정치가 정확하다 하더라도 분석가가 방문 빈도를 보험과 같은 다른 변수와 연결하려 한다면 전오류로 인해 두 변수 간의 진정한 관계는 희석되어 알기 어렵게 되는 것이다. 조사연구 추정치에 영향을 미치는 오류에 대해 더 알기 원한다면 Groves(1989, 1991), US Office of Management and Budget(2001)을 참고할 수 있다. 이 책의 목적을 위해 저자는 설문지 평가는 이러한 기본적 오류를 염두에 두고 수행해야 한다고 지적하고 있다.

자가보고 설문지에서 실제로 얼마나 많은 응답오류가 있는가

대중의 의견을 묻는 질문을 받아본 사람이라면 한번쯤 이 질문은 뭔가 이상하다는 생각을 해보았을 것이며, 이 질문으로 인한 결과에 대해서도 의문을 가져보았을 것이다. 응답오류는 자주 간과되는 부분인데 쉽게 수량화할 수 없다(Grove, 1991). 예를 들어, 대중매체에서 인용하는 조사 결과에서 "오차 수준은 플러스 마이너스 3%이다"와 같은 문구를 흔히 사용하는 것을 볼 수 있다. 그러나 이 "오차 수준"이라는 문구는 표본 오차 수준이며 동시에 삽입구로서 단순 무작위 추출 원리를 위반했다는 가정일 뿐이다. 오류 특히 무응답과 반응오류의 다른 원인은 잘 알려져 있지 않으며 불완전한 응답자 선택으로 인해 오류가 쉽게 강화되기도 한다. 본서에서 중요하게 다루는 것은 응답오류이며 더 구체적으로는 아래 기술한 내용의 논지를 참고하기 바란다.

> 응답오류란 조사연구 자료 분석의 주요 장애요인이며 응답오류로부터 충분히 자유로운 설문지를 설계하기 위해서는 질문 설계와 실증적 평가 양 부분에 있어서 체계적 원리를 적용하는 복잡한 과정이 요구된다.

위의 진술문은 특별히 극단적이지는 않으나 광범위하게 인정되는 내용은 아니다. 설문지 설계자는 그들의 기술이 인정받지 못한다고 토로한다. Oppenheim (1966)이 관찰한 바에 의하면 "세상에는 평범한 영어를 쓸 수 있고 약간의 상식만 있는 사람이라면 누구나 훌륭한 설문지를 만들 수 있다고 믿는 사람들로 가득하다(p. vii)." 특히 질문을 만드는 데에는 통계나 분산 측정과 같은 다른 조사연구 관련 지식이 거의 필요없을지도 모른다. 그렇다면 나쁜 설문지 설계가 실제로 결과를 왜곡할 수 있다는 확실한 근거를 요구하는 것이 합당할 것이다.

응답오류의 근거

전문적 설문지 설계자들의 상상 속에서만 존재한다고 생각하는 것과는 대조적으로,

조사연구 설문지에서 응답오류가 많다는 실증적 증거가 무수히 많다. 응답오류는 다음의 3가지 종류의 연구에서 찾아볼 수 있다.

(a) 기록조사연구 Record Check Studies

투표기록, 의료기록과 같은 "황금 표준"의 자료와 달리 기록을 조사하는 연구에서 상당한 수준의 응답오류를 찾아볼 수 있다(Blair & Burton, 1986; Cannell, Marquis, & Laurent, 1977; Harlow & Linet, 1989; Lansing, Ginsburg, & Braaten, 1961; Means, Nigam, Zarrow, Loftus, & Donaldson, 1989). 전형적인 예로 부모들에게 자녀들의 예방접종 기록에 대한 질문이 있다. 이 경우 부모들은 의료기록과는 별도로 응답하는 경향이 있으며(Lee et al., 1999), 궁극적으로 모든 기록조사연구는 무시할 수 없는 또는 예상하지 못한 수준의 응답오류를 내포하고 있다.

(b) 재면담 조사연구 Reinterview Surveys

응답의 일관성을 보기 위해 동일한 설문지로 2회에 걸쳐 조사하는 경우 응답결과가 종종 일치하지 않아 타당성을 의심하게 되는 것을 볼 수 있다(Albright, Reichart, Flores, Moore, Hess, & Pascale, 2000; Forsman & Schreiner, 1991; Von Thurn & Moore, 1994). 이 경우 응답결과를 신뢰할 수 없게 된다.

(c) 용어효과 연구 Studies of Wording Effects

오랜 동안 연구자들은 설문지의 단어만 변경해도 자료에 주요한 변화가 초래된다는 사실에 대해 지적해왔다(Bradburn & Sudman, 1991; Schuman & Presser, 1981; Sudman & Bradburn, 1982). 어떤 응답이 참인지는 명확하게 알기 어렵다. 그러나 질문의 용어로 인해 영향을 받았다면 그 결과를 참이라고 하는 데 한계가 있다는 것이 명확해진다.

조사질문은 왜 응답오류를 초래하는가: 사회언어학적 관점

조사질문이 응답오류를 초래하는 이유는 다양하다. 대상자들이 우리가 알고자 하는 정보 자체를 가지고 있지 않거나, 말하고 싶지 않아서일 수도 있다. 각각의 이유가 모두 중요하기 때문에 어느 것이 더 나쁜 영향을 준다고 할 수는 없다. 그러나 지속적으로 조사 의도를 위협하고 문헌에서도 지적되는 하나의 요소를 든다면 명확한 의사소통의 실패이다(Schaeffer, 1991). 의사소통의 실패를 야기하는 이유는 다양한데 그중 하나가 질문이 이해하기 어렵다는 것이다. 실제로 연구자들은 응답자의 정보 이해능력을 과대평가하는 경향이 있다. Belson(1981)은 라디오 연설에 대한 일반인의 이해도를 연구한 결과 청중들이 연설의 주요한 요점을 놓치고 있었으며 26개 연설에 대한 이해도는 27%에 불과한 것으로 보고하였다. 이러한 이해 문제를 해결하는 방법은 내용의 단순화이다.

질문의 모호함: 상호이해의 어려움

연구질문의 두 번째 문제는 모호함이라 할 수 있는데 이는 매우 미묘하고 성가신 문제이다. 모호함이란 설문지 설계자의 의도 또는 질문의 실제적 의미(문어적이 아니라)가 표현되는 데 있어서 도저히 수용하기 힘든 모호함을 의미한다(Clark & Schaeffer, 1987, 1989; Grice, 1975). 만약 질문 해석에 있어 다양한 해석이 가능하다면 우리는 응답자들에게 정확히 어떤 정보를 요청하고 있는 것일까? 우리의 의도를 소통한다는 것이 이렇게 어렵다는 것은 놀라운 사실일 수 있다. 인간이 평생 동안 다른 사람에게 질문을 해오고 있다는 점을 감안하면 질문하는 것에 매우 능숙하다고 할 것이다.

그러나 사회언어학자들에 의하면 매일의 생활 속에서 습득한 질문기술을 연구하고 적용하는 것은 매우 복잡하고 어려운 일이다. 실제 생활에서의 대화를 분석하는 학자들은 인간은 대화할 때 상호 간에 일정한 규칙을 따르게 된다고 한다(Grice, 1975). 이에 대한 구체적 관찰결과를 보자면 사람들은 상호이해(grounding)와 합의를 이루어가는 중요한 과정을 통해 의사소통한다(Clark & Brennan, 1991; Clark & Schaeffer, 1987; Schober, 1999; Schober & Conrad, 2002). 요점을 말하자면 독단적이고 자세하지 않은 질문 즉, 간단한 응답을 예상한 질문은 적절하지 않은데, 그 이유는 단순히 단어를 늘어놓는 것은 모호하기 때문이다. 오히려 대화란 상호이해, 특히 화자의 정보 욕구에 관하여 상호 동일한 해석을 돕는 부수적 행동을 수반하는 것이라 하겠다.

대화는 순환적 과정을 거치는 한이 있더라도 상호 간에 원하는 수준으로 의미가 전달되었다고 여길 때 완성될 수 있다. 만약 질문자가 "후더스필드에서 코벤트리까지 얼마나 됩니까?"라고 묻는다면 응답자는 약 "100마일쯤 됩니다"라고 응답할 수 있다. 그러나 질문자의 의도가 후더스필드에서 코벤트리까지 가는데 걸리는 시간을 알고자 하는 것이었다면 "아니오, 저는 도착하기까지 얼마나 오랜 시간이 소요되는지를 말하는 것입니다."라는 말을 다시 해야만 할 것이다(Clark & Schaeffer,

1987, 1989; Schober & Conrad, 2002). 질문자는 애초에 의도한 대로 의미가 전달되지 못하는 경우 대화를 의도대로 이끌기 위해 다양한 수정기전(repair mechaniam)을 사용하여야 할 것이다. 다음 부부의 대화를 보자.

부인: 오늘 뭐하실 거예요?

남편: 음……. 일해야 해요, 월요일이잖아요.

부인: 제 말은 집에서 일하실 건지, 출근할 건지를 물어본 거예요. 만일 집에서 일한다면 오후에 수지를 유치원에서 데려올 수 있는가 해서요.

남편: 출근은 하지만 집에 일찍 올 수 있으니 내가 데려올게요.

이 예문에서는 처음 대화로부터는 다양한 해석이 가능했지만 상호이해를 통해 대화가 마무리되었다. 첫 질문의 내용은 모호하며 더욱 심각한 것은 정말 중요한 사안, 즉 아이를 유치원에서 데려오는 문제에 대한 내용은 찾기 어렵다는 것이다. 이 경우에는 "오늘 수지를 유치원에서 데려올 수 있나요?"라고 묻는 것이 더 적합하다. 물론 이와 같은 질문이라고 해서 늘 명확하게 의도를 전달한다는 보장은 없다. 부부 사이에 사소한 오해는 흔하며 이로 인해 아이를 유치원에서 데려오지 못하는 것과 같은 문제의 원인이 되곤 한다.

일상적 대화와는 달리 설문지는 상호이해를 위한 융통성 있는 상호작용을 허용하지 않는다(Schaeffer, 1991; Scober, 1999; Scober & Conrad, 2002). 특히 자가보고 설문지는 구성된 질문에 대해 질문자가 없는 상태에서 응답을 하게 되므로 질문자와의 상호작용은 허용되지 않는 것이 전제이며, 면담자가 기입하는 조사연구의 경우도 마찬가지이다. 우리는 설문지의 질문을 인위적인 스크립팅(scripting) 방법으로 응답자의 행동을 계획한다. 그러한 스크립팅은 대부분 서로 관련이 없는 질문을 단순히 나열하는 것일 수도 있고, 다음 질문할 내용에 대한 답을 염두에 두는(예, skip pattern, 즉 건너뛰기 형식이나 질문의 전후 연계성을 고려하는) 복잡한 방법일 수도 있다. 다음은 가장 기본적이고 전형적인 형태의 질문으로 미국 인구조사국(The U.S. Census Bureau)의 질문이다.

(a) 당신은 업무에 지장을 주는 신체적, 정신적 및 기타 다른 건강문제를 가지고 있습니까? (예/아니오)

(b) 메디케어(medicare)는 장애우나 65세 이상 인구를 위한 건강보험입니다. 메디케어 혜택을 받는 사람들은 다음과 같은 카드를 가지고 있습니다(카드를 보여 준다). 지난 4개월간 메디케어 혜택을 받은 적이 있습니까?(예/아니오)

위 내용은 부부의 대화처럼 자연스러운 상호작용과는 다르다. 용어도 융통성이 없고 이 질문 이후 다른 상호작용 역시 제한되어 있다. 결과적으로 설문지 설계자는 질문자와 응답자 간의 융통성 있는 대화를 통해 의미를 공유하는 방법 대신 질문 그 자체로 상호이해를 추구하는 시도를 한다고 할 수 있다. 실제로 조사연구 질문은 응답자들이 “이것이 무엇을 의미하는가?” 라고 질문한다면 “무엇을 의미하던지”라고 대답할 수 밖에 없게 되는 것이다(Fowler, 1992). 이것은 상호이해와는 무관한 것으로 보인다.

이렇듯 정상적 대화와의 괴리로 인하여 일부 연구자들은 정해진 내용에서 벗어나 이해를 돕기 위한 방법을 사용하는 비표준적 면담을 선호하기도 하지만(Beatty, 1995; Schaeffer, 1991; Schober, 1999; Schober & Conrad, 1997; Suchman & Jordan, 1990) 이는 새로운 방법은 아니다. “비지시적 면담”기법은 1930년대에 소개되었고(Krueger, 1994), 의학, 사회과학과 같은 영역에서 완전히 구조화된 설문지와는 대조적으로 면담 안내를 내포하는 비표준적, 비구조적 면담을 적용하기 위해 보편화되었다. 그러나 비표준적 면담은 아직까지는 대부분 대규모 조사연구에서는 채택되지 못하고 있다.

왜 조사연구에서는 표준질문을 사용하는가

비표준적 질문을 조사연구에 적용하는 데에는 몇 가지 장점이 있다. Schober와 Conrad(1997)는 표준적 설문지와 대조적으로 융통성이 허용되는 설문지를 비교 실험한 결과, 일부 항목에서 융통성이 있는 설문지가 60% 정도 정확성이 증가함을 발견했다. 그러나 질문에서 사용하는 용어를 표준화하는 연구자들도 있는데(Fowler & Mangione, 1990; Schaeffer, 1991), “블랙박스 모델(Black box model”(van der Zouwen, 2002)에 의하면, 면담자 간의 차이를 줄이고 의도한 순서대로 질문을 이어가려면 모든 응답자들에게 동일한 질문을 해야 한다. 특히 실제 설문지를 적용하는 면담자들은 짧은 교육만 받는 경우가 많고, 그로 인해 연구목적에 대한 개념이 부족할 수 있다. 다양한 면담자들을 현장에 투입할 때, 면담자들 간의 차이를 배제하기 위해 설문지는 어쩔 수 없이 보다 통제력을 가질 수 밖에 없다.

덧붙여 면담자들은 실제 질문자가 아니라 연구자와 응답자 사이의 정보 전달자이기 때문에(Houtkoop-Steenstra, 2000), 연구자와 면담가, 이어 면담가와 응답자의 상호작용 및 이해수립 필요성을 최소화할 수 있는 표준화가 필요하다. 보다 실제적인 이유로 표준화된 설문지는 시간이 덜 소요된다. Schober와

Conrad(1997)는 동일한 설문지를 표준화한 경우 소요된 시간이 3~4분인 반면 비표준화된 설문지는 11.5분이 소요되었다고 보고하였다.

질문 설계를 위한 표준

실제에서 조사연구는 완전한 표준화 또는 비표준화적인 특성을 지니지는 않는다(Oppenheim, 1966). 조사연구 기관에 대한 연구결과를 보면(Viterna & Maynard, 2002), 기관들은 표준화된 설문지를 사용하는 경향이 있으나, 면담자들에게 설명을 통한 자율성을 지속적으로 부여하는 것으로 나타났다. 이 책에서는 이러한 구조화와 면담자의 자율성 간의 이상적 조화에 대한 이야기를 하고자 하는 것은 아니며 다음과 같은 내용을 지적하고자 한다.

(a) 조사연구 질문은 표준화된 방법으로 적용되는 것을 전제로 작성된다. 즉 문구나 용어가 구체적으로 정해지게 된다.

(b) 이러한 표준질문을 작성하는 데는 특정한 기술개발이 필요하고 일상적 대화와는 다르게 부가설명이 없이도 이해 가능해야 한다.

(c) 전반적으로 설문지를 개발하고 인지면담과 같은 방법으로 검증하는 원리에는 이러한 요소들이 고려되어야 한다.

조사질문에서 어떻게 문제점을 방지할 수 있을까

의사소통에서의 문제와 응답오류를 최소화하는 방법이 심리측정(psychometrics), 질문설계, 체크리스트 시스템 영역에서 제시되고 있다.

심리측정

조사연구 질문 또는 항목을 어떻게 작성할 것인가 특히 측정을 잘하기 위해 어떻게 좋은 질문을 만들 것인가 하는 문제는 지금까지 간과된 측면이 있다. 예를 들어 심리측정 영역에서 몇 가지 기본적 질문형태를 보여 준다. 첫째, 분석에 유용한 방법이어야 한다. 즉 '예/아니오'로 응답 가능한 질문의 경우 모든 응답자들이 '예'라고 하는 질문이어서는 안 되며, 다양한 반응을 이끌어내야 한다. 둘째, 각 항목은 신뢰도와 타당도를 가져야 한다. 신뢰도와 타당도에 대한 설명은 이 책의 범위를 넘어서는 것이므로 Heath와 Martin(1997)와 Kirk와 Miller(1986)를 참고하기 바란다. 간단하게 신뢰도란 도구의 일관도(Cronbach's alpha로 측정되는) 또는 검사-재검사 신뢰도라고 일컬어지는 것으로 유사한 상황에서 본 도구를 반복 적용했을 때 일관되게 정보를 제공할 수 있는 항목으로 구성되었느냐 하는 것이다.

신뢰도란 항목 간의 일관성 혹은 검사-재검사 간의 일관성을 말하는 것이며 타당도란 질문이 알고자 하는 개념이 의도하는 바를 정확하게 측정하는가 하는 것을 말한다. 즉 반복성과 관련한 일관성이 아니라 우리가 측정하고자 하는 바를 잘 측정해 내는가 하는 것으로 다양한 타당도(준거, 구성, 외적 등)가 있다. 전통적인 심리측정 요소 외에도 최근에는 Item Response Theory(IRT)와 같은 보다 현대적인 이론이 가미되고 있다(Embretson & Reise, 2000; Reeve & Masse, 2004). Heath와 Martin(1997)은 심리측정은 설문지를 사용하는 사회 및 정책연구 분야에서는 드물기는 하나 이러한 방법을 적용하려 할 때는 균형을 유지해야 한다고 지적하였다.

이 책에서 심리측정을 언급하는 이유는 이 분야의 개념이 질문을 설계하는 데 있어 매우 중요한 개념을(신뢰도, 타당도) 제시하고 있고 응답과정에 관련된 심리적 요소를 강조하고 있기 때문이다. 그러나 설문지를 설계하는 데 있어 중요한 단점도 있는데 이는 양적 자료에 의지한다는 것과 종종 상당한 양의 자료를 요구한다는 것이다. 이러한 이유로 심리측정적 접근은 이미 진행되고 있는 연구에는 유용하나 질문이 개발되는 초기 연구에는 적합하지 않게 된다.

설문지 설계를 위한 참고문헌

사회언어학자들의 견해와는 별도로 설문지 개발자들은 조사연구 질문이 일상의 언어와는 달라야 함에 주목해 왔다. 조사연구 설문지 개발 관련 서적들은 "해야 할 점", "해서는 안 될 점"의 방법을 통해 설문지 개발에 대한 설명을 하고 있다. 가장 고전적 방법 중 하나는 Payne(1951)의 저서에서 제시된 것으로 질문을 짧게 할 것, 두 가지 이상 내용을 한 번에 질문하지 말 것 등과 같은 지금도 적용되는 내용을 담고 있다. **박스 2-2**에 해당 저서 목록을 제시하였다.

설문지 설계를 위한 체크리스트 접근법

조사연구 설문지 개발에 대한 저서는 통합적이고 매우 중요한 내용을 제시하지만 동시에 그 내용에 의해 압도될 수도 있다. 설문지 개발과정을 보다 단순하게 하기

박스 2-2 설문지 설계에 대한 저서 목록

Aday, L.A. (1996). *Designing and Conducting Health Surveys*. San Francisco: Jossey-Bass.

Converse, J. M., & Presser, S. (1986). *Survey Questions:Hand-crafting the Standardized Survey Questionnaire*. Newbury Park, CA: Sage.

Flowler, F. J. (1995). *Improving Survey Questions: Design and Evaluation*. Thousand Oaks, CA: Sage.

Labaw, P. J. (1980). *Advanced Questionnaire Design*. Cambridge, MA: Abt Books.

Oppenheim, A. N. (1966). *Questionnaire Design and Attitude Measurement*. New York: Basic Books.

Payne, S. L. (1951). The Art of Asking Questions. Princeton, NJ: Princeton University Press.

Sudman, S,. & Bradburn, N. (1982). Asking Questions: *A Practical Guide to Questionnaire Design*. San Francisco: Jossey-Bass.

위하여 체계적 체크리스트 방법이 있는데 이는 반드시 피해야 할 구체적 내용을 담고 있다. 이러한 체크리스트는 설문지 개발을 위한 기본내용과 방향을 제시하는 대신, 어떻게 하면 설문지가 문제점을 가지지 않게 되는가에 초점을 두고 있다. 따라서 질문 전체보다는 질문 하나하나에 초점을 둔다. 전형적으로 체크리스트는 인지적 및 기타 방법의 사전검사 전 설문지 검토 단계에서 각각의 질문에 대해 적용한다. 이는 항공기 조종사가 실제로 비행기가 이륙하기 전 사전 점검목록을 사용하는 것과 같다. 이에 대해 저자는 Research Triangle Institute International의 Judy Lessler와 함께(Willis & Lessler, 1999) 질문평가체계(Question Appraisal System, QAS)를 개발하였다. QAS는 원래 미국의 질병통제예방센터(Centers for Disease Control and Prevention) 건강위험행태 요인 감시조사(Behavioral Risk Factor Surveillance Survey, BRFSS)의 전화를 통한 건강조사연구를 위해 처음 개발되었다. 이와 유사하게 Belson(1981), Frosyth, Lessler, Hubbard(1992), Lessler와 Forsyth(1996), Fowler와 Cosenza(2002)는 사람을 대상으로 하는 체크리스트 기반 검토 체계를 개발하였고 Forsyth, Weiss, Anderson(2002)는 조직을 대상으로 하는 조사연구를 위한 버전을 만들었다.

기존 질문 평가체계를 수정한 내용이 **표 2-1**에 정리되어 있다. 이 체계를 이용하여 검토자들은 단계별로 오류 가능성을 타진하는 몇 단계를 따라 질문을 비평하게 된다. 질문 검토자들은 각 단계마다 구체적 문제점은 없는지 확인하고 문제점이 있는 경우 “예”에 표시하도록 하고 있다. 이 체크리스트는 조사연구 질문 작성 시 흔히 나타나는 다양한 오류에 대한 것으로 특히 전화를 통한 면접자-응답자 조사방법에 유용한데 이는 문서나 컴퓨터를 이용한 설문지에도 역시 유용하다. 오류 특히 모호함과 관련한 오류에서는(**표 2-1**, 3단계) 상호이해 내용이 포함되어 있다. 기타 내용은 용어 선택, 질문 길이와 같은 내용에 대한 것이다.

표 2-1	**질문평가체계(QAS): 전화 조사연구 질문 오류 체크리스트**
1단계. 읽기: 면담자가 모든 응답자에게 같은 방식으로 질문을 읽는 것이 어려운지 아닌지 확인하라.	
1a. 무엇을 읽을 것인가: 면담자는 어떤 부분을 읽어야 하는지 결정하는 것이 어려울 수 있다.	예 / 아니오
1b. 정보 누락: 면담자가 질문을 하는 데 필요한 정보가 질문에 포함되어 있지 않다.	예 / 아니오
1c. 어떻게 읽을 것인가: 질문이 충분히 기술되어 있지 않아 읽는 데 어려움이 있다.	예 / 아니오
2단계. 안내: 응답자 관점에서 도입, 안내, 설명과 관련된 문제점을 찾아라.	
2a. 모순되는 혹은 부정확한 안내, 도입, 설명	예 / 아니오
2b. 복잡한 안내, 도입, 설명	예 / 아니오
3단계. 명확성: 질문의 의도 또는 의미 전달에서의 문제점을 확인하라.	
3a. 표현: 질문이 장황하거나, 어색하거나, 문법에 맞지 않거나 복잡한 구문을 포함하고 있다.	예 / 아니오
3b. 주요 용어가 정의되어 있지 않거나 명확하지 않거나 복잡하다.	예 / 아니오
3c. 모호함: 질문은 다양하게 해석될 수 있고 어떤 내용이 포함되어야 하는지 혹은 배제되어야 하는지 모호하다.	예 / 아니오
3d. 조사기간이 누락되거나, 제대로 명시되어 있지 않거나 모호하다.	예 / 아니오
4단계. 가정: 질문의 가정 및 배경논리에 문제가 없는지 확인하라.	
4a. 질문이 응답자나 응답자의 현재 상황에 대한 잘못된 가정을 하고 있다.	예 / 아니오
4b. 행동이 고정적일 것이라 가정: 행위나 경험이 다양할 수 있다.	예 / 아니오
4c. 중의: 하나의 질문에 두 가지 이상의 의미가 포함될 수 있다.	예 / 아니오

(계속)

5단계. 지식/기억: 응답자가 잘 알지 못하는지, 혹은 정보를 기억하는 데 어려움이 있는지 체크하라.	
5a. 지식 결여: 응답자들은 조사내용에 대한 지식이 없을 수 있다.	예 / 아니오
5b. 태도 문제: 응답자에게 질문받을 태도가 형성되어 있지 않을 수 있다.	예 / 아니오
5c. 회상 실패: 응답자가 요구한 정보를 기억하지 못할 수 있다.	예 / 아니오
5d. 계산 장애: 조사 질문이 어려운 계산을 요구하고 있다.	예 / 아니오
6단계. 민감성/성향: 질문의 민감성, 단어 선택, 편견에 대해 사정하라.	
6a. 전반적 민감성: 질문이 당황스럽거나 지극히 사적이거나 불법행위에 대한 내용이다.	예 / 아니오
6b. 민감한 표현(구체적): 질문이 민감한 내용이라면 단어는 이를 완화하는 방향으로 선택되어야 한다.	예 / 아니오
6c. 사회적으로 수용되는 반응이 질문에 내포되어 있다.	예 / 아니오
7단계. 응답 범주: 응답 범위의 적절성을 평가하라.	
7a. 부적절하거나 어려운 개방성 질문	예 / 아니오
7b. 질문과 응답 범주의 부조화	예 / 아니오
7c. 주요 용어가 정의되지 않았거나, 명확하지 않거나 복잡하다.	예 / 아니오
7d. 응답 범주가 모호하여 다양한 해석이 있을 수 있다.	예 / 아니오
7e. 중복되는 응답 범주	예 / 아니오
7f. 응답 범주에서 있어야 할 응답의 누락	예 / 아니오
7g. 응답 범주의 비논리적인 순서	예 / 아니오
8단계. 1~7단계에서 확인되지 않은 기타 문제점	
8a. 순서나 내용상의 문제 여부	예 / 아니오
8b. 기타 문제	예 / 아니오

출처: Willis & Lessler (1999).

QAS는 각 문제유형을 자세하게 다루고 있지만 이는 상식적 수준이다. 예를 들어 질문이 지나치게 길어 이해하는 데 어려움이 있다면 응답자들이 정확하게 대답하기는 어려울 것이다. 유사하게 질문이 다양한 해석을 가능하게 하는 경우, 일부 응답자들은 연구자가 의도하지 않은 방향으로 해석할 수 있다. 따라서 체크리스트에 따라 문항을 검증한다면 이러한 응답오류를 사전에 검토할 수 있다.

체크리스트는 나름대로 한계가 있는데 가장 중요한 내용은 체크리스트가 설문지 전체가 아닌 문항 하나하나를 다루고 있으므로 설문지 전반에 대한 평가에는 한계가 있다는 것이다(질문 평가와 설문지 평가에 대한 차이에 대한 논의는 Converse & Presser, 1986 참고). 그러나 항목별 접근에 관심이 있는 경우 인터넷을 통해 질문 평가체계 매뉴얼을 사용할 수 있다.

능숙한 설계자라면 왜 검증질문이 필요한가

이 책은 설문지를 만드는 과정이 아니라 설문지 검증에 대한 관심과 설문지 검증이 필요하다는 가정에서 시작한다. 이는 설문지 검증 지지자들로부터 인정받지 못하기도 한다. 우리가 표준화된 설문지 작성과정을 존중하고 합당한 자원과 지침에 따라 설문지를 만드는 데 능숙하다고 가정하면 왜 이렇게 복잡한 과정을 거쳐야 하는가 하는 의문이 들게 된다. 이러한 의문은 전혀 과장된 것이 아니다. 저자는 매우 숙련된 설문지 설계자로부터 충분히 주의를 기울여 설문지를 만든다면 인지면담을 굳이 시행할 필요가 없지 않은가라는 질문을 받았다. 이에 대해 저자는 설문지를 실제로 적용하기 위해서 왜 인지면담을 통한 검증이 필요한지에 대해 말하고 있다.

(a) 설문지 작성 규칙은 구체적이지 않다. 예를 들어 질문은 길어서는 안 된다는 규칙을 보자. 이는 분명히 맞는 말이지만 실제로 문항을 작성할 때 적용하기 어렵다. 얼마나 길어야 길다고 할 것인가? 30개의 단어? 50개의 단어? 응답자의 특성에 따라 기준이 다른가? 의사를 대상으로 하는 질문과 일반인을 대상으로 하는 질문은 교육 정도의 차이로 인해 달라야 한다. 또한 중요한 규칙은 모든 경우에 적용되어야 하는가? Bradburn 등(1979)은 사적이거나 민감한 이슈에 대한 질문은 길이가 긴 것이 나을 수 있다고 하였다. 그러나 이 또한 모든 민감한 이슈는 질문을 길게 하는 것이 좋다는 것을 의미하지는 않는다. 우리가 일반적으로 따르는 규칙 중 사건이 발생한 시기는 연령이나 몇 년 전이라는 내용과 비교할 때 잘 기억하기 어렵다는 내용이 있다. 그러나 Wellens(1994)는 미국에 이민 온 이민자들에게 질문한 결과 이민 온 해를 정확하게 기억하는 것을 확인하였다. 따라서 설문지 작성 규칙은 일반적 규칙으로 예외를 인정할 필요가 있고 문제가 확인되는 경우 대안을 찾아야 한다. 우리는 복잡한 세상에서 살고 있기 때문에 대안을 찾을 수 있어야 하며 대안을 찾는 경우 인지면담이 활용될 수 있다.

(b) 설문지 설계 규칙은 전체를 보지는 못한다. 일련의 설문지 작성 규칙은 질문을 작성할 때 필요한 필수적 이슈 간의 균형을 염두에 두고 있다(Beatty, 2004). 특정 사례에 대한 질문

을 할 때 완벽한 방법은 없으며 다양한 접근방법을 고려해 결정하는 것이 좋다. 때에 따라서 일정한 규칙은 상호 모순적이 될 수도 있다. 일반적 작성 원칙에 의거할 때 1개월간의 내용에 대해 질문하는 것이 12개월간의 내용에 대해 질문하는 것보다 낫다고 생각할 수 있다. 그러나 앞선 질문이 12개월간의 내용에 대해 질문하고 있다면 응답기간을 계속 바꾸어서 응답자들을 혼돈시키지 말라. 그리고 1개월이 아닌 12개월에 대하여 질문하라. 설문지의 항목은 각기 개별적으로 존재한다기보다는 통합적인 하나의 설문지임을 기억해야 한다. 작성 원칙이나 체크리스트는 QAS 시스템 개발자가 인정한 한계까지 해결해 주지는 않는다.

(c) 규칙은 설문지 작성에 필요한 요소지만 정확성을 보장하지는 않는다. 끝으로 잊지 말아야 할 내용은 질문이 우리가 평가하고자 하는 내용을 제대로 평가해 주는가 하는 것이다(Schwarz, 1997). 앞서 강조했듯이 우리가 대상자들에게 질문을 하는 이유는 대화를 하고자 함이 아니라 분석을 하고자 함이다. 이때 질문은 미국 노동통계국(U.S. Bureau of Labor Statistics)의 실직률과 같은 모수 추정일 수도 있고, 교육 수준과 암 위험요인에 대한 인터넷 기반 정보 획득 여부가 상호 관련이 있는가 하는 것일 수도 있다. 어떤 경우이건 질문 작성 규칙은 질문을 매끄럽게 해주도록 도울 수 있지만 우리가 원하는 정보를 담보해 주는 것은 아니다.

이러한 문제를 예측한다는 것은 말로는 쉬우나 실제로는 어렵다. "왜" 라는 말을 예로 들어보자. "당신은 지난번에 왜 치과에 방문했습니까?" 라는 질문을 보면 연구자의 의도가 명백해 보이지만 실제로는 그렇지 않음을 경험하게 된다. 어떤 응답자는 "갈 때가 되어서", "이가 아파서", "정기검사를 위해", "교정하기 위해서"와 같이 다양한 응답이 가능하다. 이렇듯 다양한 응답이 나왔다는 것은 위 질문이 치과를 방문하게 된 동기를 질문하는 것일 수도, 가서 무엇을 했는가를 질문하는 것일 수도 있는 것이다. 즉 이는 Lazarsfeld(1986, Krueger, 1994에서 재인용)에 의하면 구체화 오류(specification error)를 범한 것이다. 이 경우 "왜"의 의미를 구체적으로 제시해야 하는 것이다.

우리는 질문을 하기 전 정확히 우리가 무엇을 알고자 하는지를 알아야 한다. 즉 우리 자신과의 상호이해를 달성해야만 한다. 목적이 모호하여 나타난 문제점은 인지검증 과정을 통해서만 명료화될 수 있으며 규칙이나 지침서에 의해서는 명료화될 수 없다.

전체적으로 말하자면 성공적인 설문지 개발은 설계 규칙과 검증과정에 달려있다는 것이다. 저자가 본 장을 기술한 이유는 설문지 설계 규칙이 매우 중요하기 때문인데 특히 질문을 검증하기 위한 토대가 되기 때문이다. 그러나 설문지 설계는

"책을 통해 배울 수 없으며 연구자들은 항상 새로운 다양한 형태의 문제와 직면하게 되어있다"(Oppenhein, 1999). 우리에게는 좋은 규칙이 있고 검증을 통해 더 좋은 설문지를 만들 수 있다. 이에 대해 Belson(1981)은 다음과 같이 적고 있다.

"질문을 검증하는 방법을 사용하는 설문지 설계자들은 무엇을 잘못했는지 알게 되고 그 잘못을 어떻게 해야 할지 알게 될 것이다. 새로운 검증방법을 수행함으로써 설계자들은 점점 더 질문 설계에 대한 지식이 많아질 것이고 역량을 갖추게 될 것이다(p. 396)".

요약

- 자가보고 설문조사에서의 오류는 심각한 문제이다. 설문조사 내 질문들은 다양한 유형의 오류를 초래할 수 있지만 설문지 설계자들은 반응오류에만 집중하는 경향이 있다.
- 반응오류는 다양한 이유로 나타난다. 그러나 사회언어학적 견지에서 보자면 대부분 의사소통상의 난맥, 특히 상호이해 실패에 기인한다.
- 교과서에 제시된 설문지 작성 안내나 설문지 설계를 위한 체크리스트에 의한 오류를 피하기 위한 방법이 있다.
- 위에 열거한 방법이 유용하기는 하나 불완전하고, 작성 규칙이 설문지 작성을 가능하게 하지만 인지면담과 같은 방법을 이용한 검증은 여전히 필요하다.

연습: 설문지 평가

연습 1: 오해의 문제

설문지의 질문은 일상적 대화와는 매우 다름을 상기하기 위해 “당신은 차를 소유하고 있습니까?”라는 질문에 대해 다음과 같이 해 본다.

(a) 상호이해를 방해하는 잠재적 오해의 내용을 열거하시오.

(b) 상호이해를 담보할 수 있는 질문을 작성해보시오.

해답

(a) “당신은 차를 소유하고 있습니까?”는 경우에 따라 매우 모호한 질문일 수 있다. 응답자가 차를 몰고 매일 출근하는 사람이라고 가정할 때, 경우에 따라 “아니오”라고 답할 수 있다.

1. 응답자가 픽업트럭을 가지고 있는 경우 ‘아니오’라고 답할 수 있다.
2. 차의 명의가 배우자에게 있는 경우 ‘아니오’라고 답할 수 있다.
3. 차를 임대한 경우 내 소유가 아니므로 ‘아니오’라고 답할 수 있다.

(b) 이 문제를 해결하기 위해 다음과 같은 형태로 질문해야 할 수 있다.

당신(또는 18세 이상의 가족)은 승용차, 트럭을 포함하여 자동차를 소유하거나, 빌리거나, 임대하고 있습니까?

연습 2: 설계 규칙에 따라 질문 작성하기

다음의 질문에는 문제점이 포함되어 있다. 인지면담 동안 검증할 문제점과 이슈를 확인하기 위하여 질문을 검토하라. 덧붙여 (a) 전화를 사용한 방법이라고 가정하라. (b) (자유롭게 또는 QAS를 사용한다. 단 해답은 QAS를 사용했다고 가정한 것이다)각 질문의 문제점을 평가하라. (c) 아래 질문은 특별한 순서를 가지고 제시된 것은 아님을 참고하라.

1. 당신은 어제 몇 팩(1ℓ)의 우유(전지우유 또는 2% 지방우유, 탈지우유)를 마셨습니까?

응답: QAS code 1c-읽어야 할 내용은 분명하다. 그러나 읽는 방법은 확실치 않다. 괄호 안의 문구는 쉽게 읽을 수 있으므로 자가보고 설문지라면 상관없다. 그러나

면담자가 읽어주는 방법이라면 “어제 전지우유 또는 2% 지방우유 또는 탈지우유를 1ℓ 팩으로 얼마나 마셨습니까?”로 바꾸어야 한다.

2. 당신은 자신이 과체중, 저체중, 보통 중 어디에 해당한다고 생각하십니까?

응답: QAS code 7f–범주 결여. 어떤 사람은 주어진 범주에 해당하지 않을 수 있다. 미식축구 선수나 경마 기수라면 자신들이 주어진 범주 어디에도 해당하지 않는다고 생각할 수 있다. 그들은 그들의 상황에서는 바람직한 체중이지만 이를 평균이라 할 수는 없다. “과체중, 저체중, 또는 바람직한 체중”이라는 문구를 사용하라.

3. 당신은 현재 거주지로 이사한 이후 특별한 자물쇠를 문에 설치한 적이 있습니까?

______예 ______아니오 ______의견 없음

응답: QAS code 7b–질문과 응답 범주의 불일치. 응답 범주는 면담자가 사용한 범주와 일치하지 않는다. 이 질문은 의견을 묻는 질문이 아니다. 이는 그렇다, 아니다, 모른다의 범주가 적합하다.

4. 당신 집의 화재경보기 소유상태를 가장 잘 나타낸 것은? (a) 당신의 집에는 화재경보기가 있고 설치되어 있으며 잘 작동한다. (b) 당신은 화재경보기를 갖고 있으나 고장이 났거나 설치되어 있지는 않다. (c) 당신은 화재경보기를 가지고 있으나 배터리가 없다. (d) 당신은 화재경보기를 가지고 있지 않은데 그 이유는 너무 비싸기 때문이다. (e) 당신은 화재경보기를 가지고 있지 않은데 그 이유는 필요하다고 생각하지 않기 때문이다. (f) 당신은 기타 다른 이유로 화재경보기를 가지고 있지 않다.

응답: QAS code 3a–질문이 너무 길다. 질문이 긴지 규명하는 가장 좋은 방법은 소리내어 읽는 것, 특히 다른 사람에게 읽어주는 것이다.

5. 어떤 전공의가 당신의 당뇨병을 치료해 주고 있습니까?. 가정의학의(family practitioner), 내과의사, 당뇨전문의(diabetologist), 또는 다른 전공자입니까?

응답: QAS code 3b–용어상의 문제. “당뇨전문의”(diabetologist)를 가르킬 때 “diabetologist”보다 “a specialist who deals with diabetes”가, 가정의학의(practitioner)보다는 의사(doctor)가 더 의미를 잘 전달할 수 있다.

6. 비용을 누가 지불하였든, 가장 최근 실시한 유방암검사 비용이 얼마였나요? 엑스선 비용만 포함하고 의사나 기타 비용은 포함하지 마시기 바랍니다.

응답: QAS code 5a: 지식문제. 의료비의 일부만을 지불하는 HMO 보험 가입자들과 같은 경우 비용이 얼마인지 알지 못한다. 또한 자신이 비용을 모두 내는 경우라 하더라도 엑스선 비용과 의사 면담 비용을 구분하여 알기는 어렵다.

7. 당신은 각료들과 정치가 및 사회적 지도자들이 흡연에 반대하는 목소리를 내야 한다고 생각하십니까?

응답: QAS code 4c–이중적 질문. 이 질문은 사실 삼중적 질문이다. 응답자들은 정치가나 사회적 지도자들은 반대해야 하나 각료들은 아니라고 생각할 수 있다.

8. 당신은 에이즈 바이러스 검사를 한 적이 있습니까?

응답: QAS code 3c–모호한 질문. 이 질문은 "내가 에이즈 검사를 스스로 했는가?" 또는 "혈액검사의 한 부분으로 에이즈검사를 했는가?" 간의 혼돈이 있을 수 있다. 어떤 이들은 "취업 시 필요해서 에이즈 검사를 했지만 내가 에이즈 검사를 하려고 한 것은 아니다."라고 할 수 있다. 이 경우는 단순히 "당신이 아는 한, 에이즈 검사를 한 적이 있습니까?"로 바꾸어야 한다.

9. 얼마나 자주 관절염으로 인해 일상활동이나 사회생활을 방해받습니까?(매일, 거의 매일, 일주일에 한번, 때때로, 전혀 없음)

응답: QAS code 4b–지속적 행위로 간주한 질문. 이 질문에는 다양한 문제가 있다. 그러나 가장 중요한 문제는 만성질환의 공통적 특성이기도 한 문제이다. 응답자는 그들이 몇 주 동안 전혀 아무것도 하지 못하기도 하고 그러다 나아지기도 한다고 말할 것이다. 이 문제는 설계자에 의해 해결되기 쉽지 않지만 먼저 활동을 방해받는 경험이 얼마나 정기적인지에 대해 질문해 볼 수 있다.

10. 암 예방과 관련 프로그램에 세금을 더 사용한다고 하면 당신은 담배세를 올리는데 찬성하십니까?

응답: QAS code 3c–모호한 질문. 담배를 피우고 있고 질문에 응답하려고 하는 응답자라면 정보가 충분하지 않다고 주장할 것이다. 만약 한 갑당 1센트 올린다면 한 갑당 1달러를 올린다고 하는 경우와 다른 응답이 나올 수 있다. 증세 액수를 정확하게 제시해야 하며, 이와 같은 질문은 보통 "경우에 따라"라는 응답으로 나타나기 쉽다.

CHAPTER 03

배경과 이론
조사연구의 CASM 접근

Background and Theoretical Origins
The CASM Approach

개요

앞 장에서 설계도면적인 접근, 즉 지침서 또는 규칙에 따른 설문지 작성에 대해 기술하였고 이 장에서는 이러한 접근에 대한 보완책 즉 인지면담에 대해 기술할 것이다. 인지면담은 기계적으로 이루어질 수 없으며 이론과 역사성을 동시에 바탕으로 하고 있다. 따라서 본 장에서는 인지면담의 근간, 즉 조사연구의 인지적 측면(Cognitive Aspects of Survey Methodology, CASM)에 대해 기술하고자 한다. 저자는 먼저 CASM 연구가 기반하고 있는 조사연구 반응과정 4단계 모델에 대해 설명하고 이어 기본적 CASM 연구와 응용 CASM 연구 간의 차이를 제시하며 인지면담을 응용 CASM 연구로서 제안하고 있다.

CASM의 기원

1980년대 초반 조사연구 반응오류는 조사방법, 인지심리학, CASM(Jabine, Straf, Tanur, & Tourangeau, 1984)의 다학제적 접근에서 대두되었다. CASM 접근은 설문지 작성, 연구, 평가에서 중요해졌다. CASM의 주요 원리는 조사질문에 대한 응답은 단순한 자극에 대한 반응과는 달리 복잡한 일련의 인지과정 또는 정보처리 과정을 요한다는 것이다(전통적 행동주의의 견해를 보려면 Lashley, 1923 참고).

CASM은 조사 질문에 대한 응답에 있어 인지적 측면의 중요성을 강조하는 보충적 틀로써 제안되었다. 고전적 가이드나 규칙만으로는 부족한데 특히 설문지 작성 규칙에는 이론적 근거가 미약하다는 사실이 관심을 끌게 되었다. 1970년대 인지적 혁명이라고까지 불리면서 다양한 영역에서 인지적 측면이 적용되기 시작했다. 설문지 작성에 인지적 측면이 가미되면서 이론 및 실무적 기반을 갖게 되었고, 설문지 구성을 과학의 영역으로 인도하게 되었다(Herrmann, 1999; Jobe & Mingay, 1991; Sirken & Schechter, 1999; Tanur, 1999).

엄밀히 말하자면 조사질문에 응답할 때 사고를 요한다는 관찰이 CASM로부터 도출된 것은 아니다. 인지적 관점은 인지심리학이 사회과학에 영향을 미치기 전인 20세기 중반에 시작되었다. 예를 들어 조사연구 응답과정에 인지적 요소가 있다는 것은 일리노이 대학교(Lansing, Ginsburg, & Braaten, 1961), 영국(Oppenheim, 1966), 미시건 대학교(Cannell et al., 1977; Cannell, Miller, & Oksenberg, 1981), 미국 인구조사국(Martin, 1983)의 연구자들에 의해 알려졌다.

CASM이 시작된 이후 2가지 세미나, 즉 1983년 미국에서 열린 Advanced Research Seminar on Cognitive Aspects of Survey Methodology와 1984년 독일에서 열린 Conference on Social Information Processing and Survey Methodology 이후 더 발달하게 되었다. CASM I 세미나에서 결정적인 영향을 미친 내용은 Tourangeau(1984)가 제안한 4단계 인지모형이다(**표 3-1** 참고). 본 모형 지지자들은 오류를 방지하기 위해서는 각 단계가 모두 성공적이어야 한다고 주장한다(예를 들어, 만약 응답자들이 지난 2주간 자외선 차단제를 몇 회 사용했는지 기억할 수 없다면 응답자는 정확하게 보고할 수 없게 된다).

제시한 인지과정 중 일부는 자동적이어서 응답자들이 인식하지 못한다. 반면 어떤 것은 의식수준의 전략이 필요하다. 조사에 대한 반응과정은 어떤 질문이냐에 따라서도 달라진다. 예를 들어 "몇 년 동안 매일 같이 흡연하였는가?"와 같은 자전적 응답은 회상이 어렵다(Eisenhower, Mathiowetz, & Morganstein, 1991). "마리화나를 피운 적이 있는가?"와 같은 민감한 질문에 대한 응답에는 더 많은 판단과 결정 과정이 요구된다.

표 3-1	조사응답 과정의 4단계 모형

1. 질문의 총체성

(a) 질문의 의도: 응답자들은 질문이 무엇을 의도하고 있다고 믿는가?
(b) 용어의 의미: 질문의 단어와 문장은 무엇을 의미하는가?

2. 필요한 정보에 대한 기억

(a) 정보의 회상 가능성: 질문의 의도에 맞는 대답을 하기 위해 응답자들은 어떤 종류의 정보를 회상해내야 하는가?
(b) 회상전략: 정보를 회상해내도록 어떤 전략을 사용하는가? 예를 들어, 응답자들은 하나하나의 사건을 계산하는가? 아니면 추정에 의해 응답하는가?

3. 판단/추정 과정

(a) 동기화: 응답자들은 정확한 답변을 위해 충분한 정신력을 동원하고 있는가?
(b) 민감도/사회적 바램: 응답자들은 사실을 말하기를 원하는가? 응답자들은 남들에게 '좋은 사람'으로 보이기를 원하는가?

4. 응답 과정

(a) 반응 매핑(mapping): 응답자들은 그들이 생각한 답변을 설문지가 제시한 범주에 맞추어 응답할 수 있는가?

출처: Tourangeau (1984).

유사한 인지적 대안(Jobe & Hermann, 1996)도 있는데 아래 두 가지 내용에서만 차이가 있다.

(a) 해석과 회상에 다양한 단계가 이어진다. 판단, 추정, 결정단계가 그것이다. 기본 개념은 응답자들이 회상한 정보가 적합 또는 타당한지에 대해 의식 수준에서 결정한다는 것이다.

(b) 용어 차이를 넘어 일부 모형(Flexible Processing Model, Willis, Royston, & Bercini, 1991)에서는 인지과정의 고정적 시퀀스(sequence)를 부정한다. 특히 응답자들은 회상 전 이미 결정을 시작한다고 주장한다. 예를 들어, 속도위반 딱지를 몇 번이나 떼었는지를 질문한다면 회상을 시작하기도 전에 "당신이 무슨 상관이야!"라는 반응이 먼저 나타날 수 있다는 것이다. 이러한 주장은 이후 지지를 받게 되는데 조사 응답은 다양한 사회적 맥락의 영향을 받게 되고 단순한 일련의 인지과정으로만 다루어질 수 없다는 것이다(Ahola, 2004; Collins & Becher, 2001; Snijkers, 2002).

기본적인 CASM 연구의 적용

Sirken과 Schechter(1999)가 말한 기본적 CASM 연구는 매우 범위가 넓다. CASM에는 조사응답에 영향을 주는 인지적 요인에 대한 실증적 연구와 연구조사 질문이 이러한 요인을 고려해 작성되어야 한다는 방법론을 모두 포함하고 있다.[1] 전체는 아니지만 일부 연구에서는 인지모형 4단계를 기반으로 하고 있다. 본 내용에 대해서는 Sudman, Bradburn, Schwarz(1996)와 Tourangeau, Rips 등(2000)을 더 참고할 수 있다. 예를 들어 정보회상과 관련한 연구는 설문지 작성자들에게 다음의 잠재적 문제에 대해 숙고할 것을 강조한다.

(a) **기억 정보의 결여:** 앞 장에서 예로 들었던 부모들의 자녀들의 예방접종 여부에 대한 조사(Lee et al., 1999)를 보면, 접종기록이 없는 경우 정확한 접종내용과 회수를 기억해내는 것이 매우 어려움을 알 수 있었다. 그러나 여기서 주로 회상에 문제가 되었던 것은 회상 자체의 한계보다는 입력에서의 문제였다. 즉 부모들은 기억하지 못해서가 아니라 정보를 몰라 보고하지 못하는 것이었다. 이는 처음부터 기억되지 않는 내용에 대한 정보를 요구하는 것을 경계하라는 것이다.

(b) **시간 경과에 따른 정보 소실:** Tourangeau 등(2000)은 교사 이름, 도로명 등에 대한 정보가 시간이 경과함에 따라 어떤 영향을 받는지에 대해 조사했다. 당연히 이러한 기억은 시간이 지남에 따라 희미해졌으며 조사연구에서도 이 점에 유념해야 할 것이다.

(c) **시간 경과에 따른 정보 희박화:** 병원 방문에 대한 연구에서 Means 등(1989)은 반복적인 행위는 일반적 기억으로 희석되고 그 결과 개별적 행위를 기억해내는 것에 어려움이 나타났다. 마찬가지로 기억 속에 남아 있다 하더라도 개별 에피소드의 구체적 내용에 대한 기억 역시 시간이 흐름에 따라 약해지게 된다. 조사연구에서 이는 텔레스코핑(telescoping) 현상으로 나타나 실제보다 전 또는 후의 일로 기억하는 경향이 생긴다(Neter & Waksberg, 1964).

(d) **다양한 회상전략 사용:** Blair와 Burton(1987), Burton과 Blair(1991)는 주어진 기간 동안 식당 방문 횟수와 같이 행위의 빈도에 대한 회상과 관련하여 연구하였다. 그 결과 응답자들은 빈도가 많을수록 횟수를 계산하기보다는 추정에 의존하는 경향을 보였다. 따라서 빈번하거나 일상적인 내용에 대해 구체적 횟수를 질문하는 것은 바람직하지 않다.

앞서 열거한 연구로부터 도출할 수 있는 결론은 정보를 회상하는 것은 항상 직접적인 것은 아니며 복원과정이 될 수도 있다는 것이다(Barlett, 1932; Hasher & Griffin, 1978; Tourangeau et al., 2000).

사람들이 어떻게 행동하는가에 대한 우리의 주관적 관념과 응답자의 반응이 일관적이라는 점에서 위에 열거한 내용들은 새삼스러운 것은 아니다. CASM 실험연구에서 또 다른 흥미로운 점은 텔레비전 시청 빈도에 대한 폐쇄적 대 개방적 질문에 대한 연구결과(Schwarz, Hippler, Deutsch, & Strack, 1985; Schwarz & Bienias, 1990)에서 발견된다. 연구결과를 보면 응답자들은 다양한 방법으로 응답하게 되는데 그중에는 연구자들이 원하지 않는 방법도 포함되어 있었다. Schwarz 등(1985)은 두 집단에 일일 텔레비전 시청 시간을 질문하였고, 일개 집단에게는 낮은 범위 즉, '30분 이내'에서 '2시간 30분 이상'까지의 범위와 높은 범위 즉 '2시간 30분 이내에서 '4시간 30분 이상'의 범위를 제시하였다. 그 결과 낮은 범위에 응답한 사람들은 높은 범위에 응답한 사람보다 더 낮은 빈도에 응답하는 경향을 보였으며 전체적인 분산도 두 집단이 눈에 띄게 달랐다. 이에 대한 해석은 질문 작성자가 의도한 중간에 속하는 행위를 자신들이 응답하는 기준점으로 삼고 있다는 것이다. 여기서 알 수 있는 것은 행위의 빈도를 질문하는 경우에는 특정 기준을 제시하는 것을 배제하고 개방형으로 질문하는 것이 최선이라는 것이다.

CASM 응용연구로서의 인지면담

CASM 연구결과를 설문지 설계의 기초로 사용하는 것은 납득이 되는 사항이며 그러한 연구결과로부터 통찰력을 얻는 것은 분명히 유용하다. CASM 연구는 조사연구 질문에 대한 응답에 영향을 미치는 요인에 대하여 잘 통제된 방법에 의존하게 된다. 따라서 그러한 연구결과는 객관적이고 재생가능하며 조사연구에 대한 응답에 있어서 심리적 측면에 대한 풍부한 이해를 가능하게 해준다. 더 나아가 그러한 연구결과는 저자들의 의견보다는 자료에 의거하고 있으므로 예술적이기보다는 과학적이며 그 결과 조사연구자에게 응답과정을 이해할 수 있게 해주는 이론으로서의 역할을 할 수 있다.

CASM 연구결과 역시 기존의 설문지 작성 교재와 마찬가지로 설문지 설계에 있어 충분한 조건이라고는 할 수 없다. 다시 한 번 더 말하자면 매 사안마다 예외가 적용될 수 있고 특정 문제해결을 위한 결정에 직면할 수 있다. 예를 들어, 행위의 빈도를 보는 연구에서 범위와 반대되게 개방형 질문 사용을 제안하다면 실제에서는 적용할 수 없을 것이다. "일생 동안 총 몇 번이나 엑스선 촬영을 하였습니까?"와 같은 개방형 질문은 범위를 제시하는 폐쇄형 질문에서 나타날 수 있는 오류를 줄일 수는 있을 것이다. 그러나 대부분의 응답자들은 이렇게 완전히 개방형인 질문에 대한 응답을 할 수 없을 수 있다. 이 경우 특히 텔레비전 시청에 대한 질문과는 달리 오류(또는 요구 특성)의 가능성이 적은 질문에서는 완전히 개방형의 질문 대신 전반적 정신과정을 쉽게 해주는 '20회 이상'과 같은 범위를 사용하는 것이 나을 것이다. 이 해결방법은 Schwarz 등의 결과에 직접적으로 도전하는 것이 아니라 우리의 특수한 상황에 구체적으로 적응할 수 있게끔 하는 것이다.

대안적 질문방법 간에 균형을 맞추고 구분하는 것은 복잡한 과정이며 CASM 연구가 일반적 지식을 제공해주기는 하나 오로지 CASM 연구를 통해 해결할 수 있는 것은 아니다. 따라서 저자는 한걸음 더 나아가 응용된 CASM 연구(Sirken & Schechter, 1999)로서 인지면담을 적용하고자 한다. 인지면담은 다양한 영역, 분야, 연구에 걸쳐 널리 기초하고 적용됨으로써 CASM 경향을 더 구체적이고 성공적으로 실천한 방법이라 하겠다(Blaie & Presser, 1993; Sirken & Schechter, 1999). 인지면담은 CASM 적용을 잘 보여주는 연구를 주도하는 데 일부는 기술적이고 일부는 비평적 평가를 시도한다(Bercini, 1992; Campanelli, 1997; Campanellli, Martin, & Rothgeb, 1991; DeMaio & Rothgeb, 1996; Dippo, 1989; Esposito & Hess, 1992; Jobe, Tourangeau, & Smith, 1993; Lessler & Sirken, 1985; Royston, Bercini, Sirken, & Mingay, 1986; Sirken, Herrmann, Schechter, Schwarz, Tanur, & Tourangeau, 1999; Willis, DeMaio, & Harris-Kojetin, 1999; Willis & Schechter, 1997 참고).

물론 이 모든 노력의 최종적인 목표는 설문지 질문을 평가하는 것이다. 그러나 이를 넘어서 진일보한 목표는 인지적 초점과 함께 일반적 이론을 넘어서는 실증적 결과를 통해서 CASM 영역에 피드백을 제공하고자 하는 것이다. 즉 Belson(1981)이 제안하듯이 검증은 우리로 하여금 더 나은 설계자가 되도록 해주고 동시에 더 나은 CASM 이론가가 되도록 해준다는 의미이다. 그러므로 인지면담은 CASM를 실행하고 다시 CASM에 반영되는 것이다(Schwarz, 1999). 다음 장에서 저자는 CASM에 따라 인지면담을 구체적으로 개발하는 과정에 대해 설명하고자 한다.

요약

- 인지면담과 밀접한 연관이 있는 두 가지 내용 중 하나는 2장에서 설명한 질문 설계 규칙이고, 다른 하나는 3장에서 설명한 1980년대 설문조사 방법론의 인지적 측면(CASM)이다.
- CASM 연구는 설문조사 질문에 대한 반응에 영향을 미치고 전반적인 의미로 설문지 설계를 안내하는 인지적 측면에 대해 설명하는 것이다.
- 설문지 설계에 대한 구체적 결정은 보통 인지면담 결과를 따르게 된다.

참고

1. CASM의 목표는 설문조사 분야를 넘어서까지 연결된다. CASM의 목적 중 하나는 심리학 실험실이 아닌 생태학적 환경에서 나타나는 기억과 기타 다른 인지적 과정을 연구하는 것이다 (Neisser & Winograd, 1988).

CHAPTER 04

인지면담의 실제

사고구술, 구두탐색 및 기타 기법

Cognitive Interviewing in Practice

Think-Aloud, Verbal Probing, and other Techniques

개요

CASM 이후 두 가지 인지면담 기법, 즉 사고구술과 구두탐색이 개발되고 이어 적용되었다. 사고구술과 구두탐색 기법을 구체적으로 소개하기 전 먼저 관련 문헌과 역사성에 대해 설명하고자 한다. 이렇게 함으로써 인지면담이 사용되는 맥락이 더 명확해지고, 일관되지 못하고 심지어 혼돈을 초래하는 문헌을 이해하는 것이 용이해질 것이다. 이후 두 기법의 유용성과 용이성에 대해 기술하고자 한다. 또한 예제, 카드 분류, 현장탐색과 같이 인지면담의 범주에 속하는 내용에 대한 설명으로 이 장을 마무리하고자 한다.

사고구술 면담

CASM 컨퍼런스에서 Loftus(1984)는 병원 방문과 같은 자전적 행위에 대한 응답 방법에 대해 언급하였다. 응답자들은 현재에서 과거 순으로 회상하는가? 아니면 그 반대인가? 그러한 인지적 내용은 구두보고 방법 특히 사고구술 면담(think-aloud interviewing)을 통해 확인할 수 있다(von Soreren, Barnard, & Sandberg, 1994). 조사연구 반응에 대해 사고구술을 적용하는 것은 비교적 간단하다. 예를 들어 병원 방문 횟수에 대해 질문할 때 단순히 응답만 하는 것이 아니라 응답자들의 생각을 말하도록 하는 것이다. 이 방법을 통해 응답자들이 어떠한 순서로 회상하는지를 알게 되고 응답과정에서의 문제점을 알 수 있게 된다. Loftus(1984)는 사고구술 방법을 조사질문을 검증하는 한 단계로 자리매김하면서 자전적 질문에 대한 응답과정의 순서는 보통 과거에서 현재로의 방향임을 제시하였다. 사고구술 방법이 질문에 대한 사전검증으로 사용됨에 따라 인지면담자들은 각 질문항목을 크게 읽고, 응답자들의 구두 사고구술 흐름을 기록하거나(문자, 녹음 등) 응답에 도달하는 과정을 확인하게 된다. 예를 들면, 이상적인 사고구술 방법은 다음 과정을 포함한다.

- **면담자** 지난 12개월 동안 몇 번이나 의사와 이야기했습니까?
  (각 문항을 읽는다)
- **대상자** 그건 '이야기한다'는 것이 무엇을 뜻하는지에 따라 달라져요. 예를 들어 이웃에 사는 의사와 이야기한 것은 포함하지 않는거죠? 저는 1년에 한 번 정기검진 때 병원을 방문해요. 그건 포함해야겠죠? 그 외 저는 작년에 몇 번 더 전문의를 방문한 적이 있어요. 그리고 무릎 진단을 받은 후 기침으로 이비인후과도 갔어요. 이비인후과 방문은 작년이라 확신하지만 완벽하게는 아니고요. 그리고 우리 아이 때문에 소아과를 방문해서도 의사와 몇 번 만났는데, 글쎄 이 내용은 포함하면 안 될 것 같은데 잘 모르겠네요. 그리고 척추지압사에게도 갔었지만 그가 당신이 말하는 의사인지는 잘 모르겠어요. 그래서 제 말은 몇 번이라고 해야 하는지 잘 모르겠다는 거예요.

이 사고구술 또는 대화기록의 예에서 보자면 면담자는 응답자가 전체적 의사방문을 추정하지 않고 정확한 개별 방문을 기억해내려고 함에도 불구하고 여전히 지난해 동안 몇 차례 의사를 방문했는지 구체적 숫자를 기억하는 데 어려움을 겪고 있음을 관찰할 수 있다. 만약 몇 명의 응답자를 면담한 후 응답자들이 정확한 횟수를 기억할 수 없다는 것이 확실해지면 조사자는 12개월이라는 기간이 너무 길 수도 있다는 생각을 할 수 있게 된다. 더 중요한 점은 질문이 모호하다는 것인데 이는 (a) 자신의 건강문제로 의사를 만난 경우로 국한할 것인지, (b) 의사가 정확하게 어떤 의사인지 모두 분명하지 않다는 것이며 이에 대한 수정이 필요하다.

사고구술 면담의 진행

사고구술 면담방법에 대한 안내책자는 드물다. 가장 중요한 것은 면담자는 응답자로 하여금 사고구술을 하도록 유도해야 하고 면담 초반 약간의 훈련이 필요하다. 훈련방법 중 하나로 저자의 동료인 David Mingay가 제안한 다음과 같은 내용이 있다.

> 살고 있는 곳을 떠올리고 창이 몇 개인지 생각해 보세요. 창을 헤아리는 동안 무엇이 보이는지 무슨 생각이 드는지 말해주세요.

면담을 본격적으로 시작하기 전에 응답자들의 사고구술을 유지하기 위해 다른 훈련이 요구될 수 있다. 그러나 Ericsson과 Simon(1984)은 지나친 훈련에 대해 경계하였는데 그 이유는 사고구술 자체가 목적이 아니라 이를 통해 사고과정을 알아내는 것이 목적이기 때문이다. 보통 사고구술 면담과 관련하여 중요한 이슈는 수행이 아니라 다양하고 복잡한 사고구술 프로토콜(think-aloud protocol)의 분석이다. 11장에 인지면담 결과 분석에 대한 구체적 내용이 제시되어 있다.

사고구술 면담 실행: Ericsson과 Simon의 언어적 보고 이론

사고구술로부터 얻어진 자료를 이용할 때 이 언어적 자료가 실제라고 생각해야 한다. 즉 실제 인지과정을 반영하고 있고 우리가 바라는 질문의 기능을 확인해 줄 수 있다고 생각해야 한다는 것이다. Ericsson과 Simon(1980, 1984)은 심리학적 연구에서 언어적 보고에 대해 호의적인 연구자들이다. 그들은 Newell과 Simon(1972)이 소개한 기억모형(model of memory)에 근거하여 인지과정을 연구하는 방법을 제안하였는데 그 방법은 주로(흔히 생각하듯이 완전히는 아니지만) 사고구술 방법을 적용하는 것이다. 사고구술은 프로토콜 분석, 즉 자세한 부호화와 이후 언어 검토에 필요한 언어적 흐름을 만들어내고, 녹취록 분석은 특정한 행동이나 양상을 구별할 수 있게 해준다. Ericsson과 Simon(1980, 1984)은 문제해결과 개념구축에 언어적 보고를 적용한 연구를 고찰하였다. 그러한 적용에는 체스를 두는 것, 세 개의 원을 움직여 일정 규칙을 맞추는 "하노이의 탑(Tower of Hanoi)" 퍼즐, 글자를 움직여 ECOAN을 OCEAN(또는 CANOE)로 만드는 놀이와 같이 다양하고 복잡한 단계를 요한다. 그들은 사고구술에서 두 가지 중요한 전제를 제시하였다. (1) 자가보고는 단기기억으로부터 나온 것일 때 실제적이다. (2) 이 경우 대상자들은 비반응적 사고구술 면담을 통해 자가보고를 하게 된다. 즉 사고구술 행위 자체는 대상자의 언어과정을 오염시키지 않는다. 그들은 또한 결론적으로 다음과 같이 언급하고 있다.

(a) 사고구술은 인지과정을 느리게 하는 경향이 있다. 그러나 대상자의 수행에 근본적으로 영향을 미치지는 않는다.

(b) 사고구술이 수행에 영향을 미치는 것으로 보일지라도 그 영향은 미미하다.

Loftus(1984)의 주장대로 조사연구자들은 사고구술을 질문의 사전검증을 위하여 적용하기 시작하였고 이를 인지면담이라 칭하고 있다. 미국 보건통계국(U.S. National Center for Health Statistics)은 National Health Interview Survey(Lessler & Sirken, 1985; Lessler, Tourangeau, & Salter, 1989; Royston et al., 1986 참고) 연구에 인지면담을 적용하도록 지원하였다. 미국의 인구통계국 역시 조사연구에 인지면담을 지원하였고(Demaio et al., 1983) 이후 조사자들은 사고구술 면담을 더 적용하고 개발해왔다(Bolton & Bronkhorst, 1996). 오늘날까지 일부 연구자들은 인지면담을 '사고구술'(예, Smith, 2003)로 간주하기도 한다.

사고구술 면담을 조사질문에 적용해도 괜찮을 것인가

Loftus의 합리적인 시도와 열정에도 불구하고 사고구술 방법은 실무자들에게는 이론적인 조사질문의 검증방법으로 자리잡지 못했다. 특히 연구자들은 사고구술의 가정과 이론적 배경에 대하여 별 관심을 갖지 않았다. 특히 질문 이해 과정에 대한 연구에 사고구술 방법을 적용하는 것은 보편적임에도 이해과정은 Ericsson과 Simon의 검토에서 강하게 대두되지 못했다. 그들의 검토과정에서는 사고구술에 관해서 과업 이해보다는 문제 해결을 주요 목표로 하고 있다. 따라서 사고구술 방법을 질문의 이해까지 확대하는 것은 Ericsson과 Simon의 접근을 근본적으로 확대하는 것이고 사고구술을 연구이해(문장 독해)까지 확대하는 것은 상당히 논란거리가 될 수 있다(Maglini & Graesser, 1991; Trabasso & Suh, 1993; Whitney & Budd, 1996).

더 나아가 고전적 형태의 사고구술 면담은 면담자 적용(interviewer administered) 조사 설문지보다 덜 사회적이라 할 수 있다. 왜냐하면 정해진 공간에서 다른 사람들은 배제된 채 심리 면담자와의 직접접촉에 의해 이루어지기 때문이다. 이러한 이유로 Ericsson과 Simon(1984)은 면담자와 대상자가 접촉을 최소화하는 것이 중요하다고 하였다. 그들은 면담자들에게 '나' 또는 '나에게'라는 표현을 자제하라고 제안하였는데 그 이유는 면담자가 사회적 상호작용으로 끼어드는 것을 방지하고(예를 들어, “계속 이야기하세요”는 “당신이 무엇을 생각하고 있는지 말씀해 주세요”와는 대비된다) 가능한 한 대상자로부터 분리되기 위함이다.

이에 반해 Bolton과 Bronkhorst(1996)는 면담자들의 적절한 개입을 지지하는데, “고개 끄덕임, ‘그렇군요’와 같은 반응적 말하기”(p. 45)와 같은 방법은 응답자들로 하여금 보다 효과적으로 사고구술을 하도록 돕는다고 주장한다. 인지면담가들에게는 Bolton과 Bronkhorst(1996)의 접근이 더 널리 수용되고 있다. 이러한 내용은 사회언어학자들의 주장처럼 조사연구는 단순히 심리적 과업을 수행하는 것이 아니라 사회적이며 흔히 대화를 통한 상호작용이라는 것이며 사고구술 면담에 큰 영향을 미치고 있다. 반면에 자가기입 설문지는 이와는 거리가 있으며 12장에서 더 명확하게 제시하였다.

인지면담과 관련한 이슈에 대한 논의를 더 참고하고자 하는 독자들은 이론 중심으로 기술된 저서(Willis, 2004)를 참고하기 바란다. 이 책에서는 사고구술 과정이 설문지 평가에 빈번하게 사용되어온 이유가 실제적이고 유용하기 때문이라는 설명으로 충분할 것으로 본다. 실제로 인지면담 실행방법에 대한 정보를 제공하고 다듬는 것에 대한 인식으로 인해 Ericsson과 Simon의 이론이 조사연구자들에 의해 간과되어온 점은 유감이라 하겠다.

구두탐색 기법

집중적인 구두탐색은 사고구술 면담의 대안으로써 인지적 연구자들이 점차 선호하는 언어적 보고기법이 되고 있다(Willis et al., 1999). 대면면담에서 면담자들은 핵심적 내용을 질문하고 대상자들은 응답을 한다고 가정하면 면담자들은 직후 또는 면담 말미에 질문과 관련이 있거나 응답자들의 응답과 관련한 질문을 더하게 될 수 있다. **표 4-1**은 탐색의 유형을 기술하고 있는 구두탐색의 골격이며 완전한 형태는 아니다. 탐색은 복잡한 과정이므로 이후에 더 설명하도록 하겠다.

표 4-1 일반적인 인지적 탐색

인지적 탐색	예
이해/해석 탐색	'외래환자'라는 말이 무슨 뜻입니까?
의역(paraphrasing)	방금 질문한 내용을 다시 당신의 언어로 반복해 주시겠습니까?
신뢰 판정	당신의 의료보험이 약값과 알코올 중독 치료비를 지원해준다고 어떻게 확신하십니까?
회상 탐색	지난 12개월 동안 병원을 12번 갔었다는 내용을 어떻게 기억해 내셨습니까?
세부적 탐색	당신은 왜 암이 가장 심각한 질병이라고 생각하십니까?
일반적 탐색	어떻게 그 대답을 하시게 되었습니까? 대답하기 쉬웠나요? 아니면 어려웠나요? 잠시 망설이는 듯 보이셨는데, 무슨 생각을 하시는지 말해 주시겠어요?

구두탐색 기법의 역사적 기반

CASM 자체는 1983년 전부터 시작되었으며 인지탐색은 더 일찍이 시작되었고 (Cantril, 1944; Cantril & Fried, 1944), 이후 1981년 Belson이 극도로 집중적인 이해 중심의 탐색을 소개하였는데 이는 (a) 응답자들은 조사연구 질문에 답하기 위해 생각할 필요가 있다, (b) 연구자들은 그들의 생각에 대한 질문을 할 수 있다는 가정에 의거한다. Schuman(1982)은 숙박업소 주인들이 실제로 그런 행동을 하지 않았음에도 동양인을 거부한다는 결과를 도출한 유명한 예를 들어 설명하고 있다. 그는 연구질문에서 제시된 가정적 상황이 응답자들에게 어떤 영향을 미치는지와 조사에 포함된 숙박업소 주인들이 실제로 어떻게 상상하고 응답했는지를 알고자 했다. Schuman은 이에 대해 아래와 같이 기술하였다.

> 좋은 방법은 질문과 관련한 상황에 대해 개개 숙박업소 주인들에게 질문하고 의견을 청취하는 것이다. 우리가 이러한 과정을 단순히 실태에 관심이 있어서가 아닌 대상자 집단의 대표성을 염두에 두고, 오류를 최소화하고자 하며, 내적 타당도를 가지고 분석할 수 있는 자료의 형태를 기억하고, 연령이나 성별과 같은 인구학적 특성을 고려하고자 한다면 태도조사를 더 잘 할 수 있게 될 것이다.

이러한 초기의 노력에도 불구하고 탐색기법이 재등장하게 된 것은 1980년대 말로 CASM I 컨퍼런스 이후인데 NCHS 설문지 개발 연구소에서 탐색질문을 사고구술과 함께 사용하였다(Lessler et al., 1987). 일부 연구에서는 사고구술만으로는 불충분하며 탐색이 도움이 될 것이라고 보고하였다. 일반적 탐색방법의 수용을 넘어 일부 연구자들은 4단계 인지모델의 범주 안에서 탐색이 자연스럽게 연결될 수 있다고 하였다. 예를 들어, 이해와 관련한 이슈가 이해를 위한 탐색방법("복부라는 말은 당신에게 무엇을 의미합니까?")을 통해 다루어질 수 있다는 것이다. 회상은 "지난 12개월 동안 의사를 방문한 횟수를 기억해 내는 것이 얼마나 어렵습니까? 또는 얼마나 쉽습니까?"와 같은 방법으로 탐색 가능하다. 결정과 판단은 "어떻게 그렇게 대답하셨습니까?"로, 반응과정은 "목록으로부터 답을 고르는 일은 얼마나 어려웠습니까? 혹은 얼마나 쉬웠습니까?"로 탐색할 수 있다. 따라서 탐색은 특히 사고구술과 비교하여 더 집중적이고 생산적이라는 이유로 인지면담에서 점차 사용이 확대되고 있다. 실제로 탐색의 근거로써 4단계 모델은 인지면담 모델의 장점이기도 하다.

구두탐색 기법의 이론적 근거

연구자들은 탐색이 직관적이기 때문에 이를 사용하게 된다. 그러나 이론적 측면에서 이를 적용하기 위해서는 다음과 같은 가정을 전제로 해야 한다.

(a) 조사질문의 특성(질문의 길이, 용어 등)은 다양한 측면에서 정보과정에 영향을 미친다(특히 이해, 정보 회상, 판단과 결정과정, 응답과정).

(b) 구두탐색 과정을 말 그대로 과정을 '탐색'하기 위해 사용할 수 있다. 우리는 응답자들의 이해나 회상과 같은 다양한 측면의 과정을 자극하기 위해 탐색질문을 하게 된다.

(c) 구두탐색 과정에서 대상자의 구두보고를 통해 얻어진 정보는 하부 과정, 특히 질문이 우리가 의도한 대로 전달되었는지 판단하는 자료로 사용 가능하다.

탐색에 대한 반응이 질문의 과정에 대한 것이라 확신하는 것을 넘어 우리는 탐색이 이후 질문과정을 왜곡하지 않는다는 확고한 가정을 해야 한다. 사실 우리는 위 두 가지 조건을 보증한다고 할 수는 없다. 그러나 이 책 전체에 걸쳐 저자는 탐구기술에 의존하는 것을 둘러싼 이론적 논쟁을 다시 되돌아보게 만드는 탐색 구성 실행과 인지면담 행위의 중요성에 대해 강조하고 있다(13장 참고). 그림 4-1의 예는 이 일련의 과정을 보여 준다.

(1) 인지체계로 질문 제시: "지난 1년간 하나보다 많은 수의 유급 직업을 가지셨습니까?"

(2) 이해과정: "지난 1년간", "일", "직업", "유급"

(3) 회상과정: 지난 1년과 직장 경험에 대한 기억에 접근

(4) 결정/판단과정: 응답이 내적 수준에서 타당한 검증과정을 통과했는가? 대상자는 회상된 그대로 대답하기를 원하는가?

(5) 응답매칭: 직업이 하나 이상이면 "예", 직업이 없었거나 하나였으면 "아니오"

(6) 응답: "예"

그림 4-1 정보처리 과정

동시적 구두탐색과 후향적 구두탐색

순수하게 사고구술에 의존하는 면담자에 반하여 구두탐색을 활용하는 연구자에게는 언제 탐색할 것인가 하는 것이 관건이다. 즉 면담 도중에 질문에 대하여 질문하고 응답하는 과정에 통합하여 탐색할 것인지 면담 이후에 완전히 별개의 과정으로 탐색할 것인지 결정해야 한다. 이 책에서 저자가 제시하고 있는 예는 대부분 면담자와 대상자가 질문에 대해 상호작용하고 대화하는 형식이다. 그러한 상호교환은 보통 다음과 같은 순서로 진행된다.

1. 면담자가 타겟질문을 던진다.
2. 대상자가 그 질문에 대하여 응답한다.
3. 면담자가 탐색질문을 한다.
4. 대상자가 탐색질문에 대하여 응답한다.
5. 3~4회 정도 반복한다.
6. 면담자가 다음의 타겟질문을 던진다.

약간 혼돈스럽지만 위 순서는 동시적 및 후향적 방법 모두에 적용된다(Willis et al., 1991). 면담 자체에 탐색이 포함되는 방법이 동시적 탐색이라면 대상자의 질문에 대한 반응을 따라가는 것이라면 후향적이라 할 수 있다(같은 맥락으로 사고구

술은 보다 더 동시적인 방법이다). 이 방법들이 탐색질문으로 면담을 방해할 수 있으므로 이를 피하기 위한 대안으로 면담을 완료한 후 탐색하는 방법이 있다(심지어 다음날까지 미룰 수도 있다). 후자의 경우는 지연된 후향적 탐색, 후향적 탐색, 대상자 디브리핑(debriefing)이라 부른다. 편의를 위해 이 책에서 저자는 설문지 적용 동안 이루어지는 탐색을 동시적, 완료 후에 이루어지는 탐색을 후향적으로 지칭하여 기술하고 있다.

최근에는 동시적 탐색이 더 흔히 수행된다. 실증적 연구에서 DeMaio와 Landreth (2004)는 탐색의 약 95%가 동시적이라 보고하였다. 상호작용의 축적을 통한 상호작용 효과(reactivity effect)를 배제하기 위해서는 기다렸다가 질문을 한 후 탐색을 통해 디브리핑하는 것이 더 적절하다고 할 수 있다. 그러나 정보가 생생해야 한다는 점(Simon, 1980, 1984)을 고려하면 동시적 방법이 더 좋다고 할 수 있다. 동시적 방법이 없이는 우리는 그들이 대답할 때 어떠한 생각을 했는지 기억하지 못하고 대신 이야기를 만들어 내는 위험에 직면할 수 있다(Snijkers, 2002).

동시적이 아니라 후향적 방법이 특히 선택되는 상황은 (a) 대상자의 자가보고 능력을 검증하기 위한 목적일 때(12장에서 더 자세하게 기술), (b) 설문지 설계 마지막 단계로 실제 적용(이 경우 상호 관계가 배제된다) 여부를 확인하고자 할 때이다.

사고구술과 구두탐색의 선택

역사적, 이론적 배경을 염두에 둘 때 다음과 같은 의문이 들게 된다. 이 두 가지 방법 중 어느 것이 더 나은가? 저자는 이 두 방법의 장단점을 통해 논의하고 있으며 결국 어느 것이 더 낫다는 결론은 보류하고 있다. 저자는 먼저 탐색과 사고구술 간의 유사성과 상이성에 대해 기술하였다. 이 둘은 완전히 독립적이지는 않다. "무슨 생각을 하시는지 말해주십시오"라는 대사는 반응을 이끌어내기 위한 사고구술의 전형적 방법이다. 따라서 사고구술은 구두탐색의 가장 일반적 형태라고도 할 수 있다. 즉 사고구술과 구두탐색은 구체성의 수준에서 차이가 난다고 할 수 있으며 아래의 내용과 같이 설명할 수 있다.

사고구술의 장점

(a) 면담자로 인한 오류 위험 배제: 면담자는 질문을 읽어주는 것과 대상자에게 무엇을 생각하는지를 질문하는 것을 제외하고는 거의 상호작용이 없기 때문에 응답에 거의 영향을 주

지 않는다. 따라서 면담자가 본질을 왜곡할 수도 있는 질문이나 언급으로 인한 오류를 초래할 위험이 거의 없다.

(b) **면담자 훈련 요구 최소:** 면담자는 질문을 읽어주고 응답자가 하는 말을 듣는 것이 주된 역할이므로 훈련과정이 많이 요구되지 않는다.

(c) **개방적 형식 적용:** 역시 면담자는 최소한으로만 응답을 유도하기 때문에 정보제공은 하지 않게 된다. 그러므로 사고구술은 특히 대상자가 외향적이고 말이 많으며, 질문하고 있는 주제에 대한 경험이 많은 경우 더욱 가치 있다.

사고구술의 단점

(a) **응답자 훈련 필요:** 대부분의 사람에게 사고구술은 특별한 경험이기 때문에 충분한 정보를 얻기 위해 대상자 훈련이 필요하다. 그러한 훈련은 많은 시간을 요하게 될 수 있다.

(b) **응답자의 제한적 사고구술력:** 훈련을 하더라도 많은 경우 대상자들은 사고구술에 익숙하지 않다(Royston, 1989; Von Thurn & Moore, 1994). 특히 많은 경우 질문에 자동적으로 응답할 뿐 자세한 설명을 하려 들지 않게 된다. 더 심각하게는 사고구술 능력은 교육수준과 연관이 있고(Bickart & Felcher, 1996; Wellens, 1994), 특히 언어 숙달 정도가 낮은 대상자는 탐색보다 사고구술이 더 효과가 낮았다(Wellens, 1994).

(c) **대상자 부담:** 사고구술의 주요 책임은 대상자에게 있다. 반면에 구두탐색에서의 책임은 주로 면담자에게 있다 하겠다.

(d) **주제 이탈 경향:** 사고구술에서는 대상자가 설명의 흐름을 쥐고 있다. 그러므로 연상 과정 중에 주제를 이탈하기 쉽고 흔히 다른 주제로 벗어나게 되어 면담자가 응답자의 관심을 다시 의도한 주제로 바꾸는데 노력해야 하며 그 결과 한 가지 질문에 많은 시간이 소요될 수 있다. 일반적으로 사고구술 기법은 정해진 시간 동안 수행하는 경우 구두탐색과 비교하여 적은 숫자의 질문을 검증하게 된다.

(e) **응답자의 응답 가능 여부에 대한 불확실성:** 설문지를 개발하는 이유 중 하나는 응답자로부터 부호화가 가능한 반응을 얻고자 함이다(예를 들어, "지난 12개월 동안 당신은 몇 개월 동안 고용되었거나 사업을 하셨습니까?"라는 질문은 0~12까지의 반응을 요한다). 조사연구에서 응답자들은 응답을 해야 하는 반면 사고구술에서는 단순히 말을 하면 되는 것이다. 본 과정에서는 응답에 초점을 두는 것이 아니므로 질문에 응답하려고 할 필요는 없다. Bolto(1993)는 순수한 사고구술 과정에서 대상자들의 40%가 검증하고자 하는 질문 중 첫 세 가지 질문에 대해 부호화가 불가능한 답을 했다고 보고하였다. 그러나 이는 사고구술의 기능 때문이지, 질문이 가지고 있는 문제 때문이라 할 수는 없다.

(f) **일부 질문에 대해서는 사고구술이 능숙한 대상자인 경우라도 유용한 정보를 제공하지 못**

할 수 있다: Bickart와 Felcher(1996)은 사고구술에 대한 보다 자세한 연구에서 행위 빈도를 묻는 질문의 1/3 이상에서 응답자들이 직접적 회상전략에 의해 응답함을 발견하였다. 마찬가지로 대상자들이 효과적으로 사고구술을 할 수 있는 경우에도 일부 질문은 복잡한 과정 없이 기억으로부터 직접적으로 응답이 가능하다. 이 경우에는 사고구술이 특별히 유용하지 않다.

(g) **대상자 정보처리 과정으로 인한 오류 가능성:** 사고구술의 속성 자체가 대상자에게 생각할 것을 요구한다. 그러한 이유로 대상자들은 단순한 설문에 응답할 때와 비교하여 상당히 많은 인지적 능력을 사용하게 된다. 사고구술은 단순히 "예", "아니오", "동의"와 같은 응답을 하는 질문에 대답하는 것과 비교하여 보다 집중적 노력과 각 질문에 대한 의미 이해를 요한다. 따라서 사고구술 대화 중에 Ericsson과 Simondm의 비반응성의 가정을 어길 수 있고, 질문에 답하기 위한 인지과정에 부담을 주거나 오염시킬 수 있다.

구두탐색의 장점

(a) **면담의 통제력 유지:** 이 경우 면담자가 주도하기 때문에 주제 탈선이나 비생산적 대화와 같은 내용에 대한 통제가 용이하다. 이는 탐색이 널리 사용되는 이유이다.

(b) **조사 기능:** 면담자는 문제점에 집중함으로써 응답오류의 가능성에 대해 집중적으로 조사할 수 있게 된다. 면담자는 질문에 포함된 문제를 적극적으로 찾기 위해 응답 오류의 가능성과 관련이 있는 특정 측면에 초점을 둘 수 있다. 달리 말하면 이는 사고구술 과정에서도 찾아지지 않은 미심쩍은 부분을 검증할 수 있도록 해준다.

(c) **응답자 훈련 불필요:** 구두탐색에서의 응답은 기본적으로 설문지 응답과 크게 다르지 않기 때문에 응답자로 하여금 탐색질문에 반응하도록 하는 것은 용이한 편이다. 많은 인지면담 문헌을 보면 놀랍게도 많은 연구자들이 사고구술보다 구두탐색이 훨씬 더 자연스러운 방법이라 언급하고 있음을 볼 수 있다(Holland & Willis, 1991; Royston, 1989; Von Thurn & Moore, 1994; Wellens, 1994 Willis, 1999).

구두탐색의 단점

(a) **반응 가능성:** 구두탐색의 타당도는 특히 동시적인 경우 면담자의 영향이 응답에 반영될 수 있다는 것이다. 반응성이란 단순히 질문을 하고 그에 대해 응답하는 방법과 같이 탐색을 하지 않았다면 응답자들이 보이지 않았을 반응을 보이는 것을 말한다. 반면에 구두탐색은 사고구술과 비교하여 특별히 더 비현실적이지는 않다. 더 나아가 탐색은 설문지 응답과 유사하다고 할 수 있으며, 일부 응답자들은 이 둘의 차이를 구분하기 어려울 수 있다(예를 들어, "당신이 처음 약초치료사를 방문한 것은 어제입니까?"라는 탐색은 조사질문이나 후속탐색일 수도 있다). 그러므로 탐구를 하여 약간의 효과가 추가된다고 하더라도

동일한 주제에 대한 조사질문에서 나타나는 오류 이상을 초래하는지는 명백하지 않다. 이는 매우 중요한 주제이므로 뒤에서 다시 논의하고자 한다.

(b) **오류 위험:** 구두탐색의 위험은 응답자로 하여금 특정한 응답을 하도록 할 수 있다는 것이다. 이에 대해 면담자들은 이러한 오류를 방지하기 위해 특정 방향으로 이끌지 않는 탐색을 할 수 있다. 예를 들어 "당신은 이 질문이 의사에 대해서만 질문하는 것으로 생각했습니까?" 보다는 "당신은 이 질문이 의사에 대해서만 질문하는 것으로 생각했습니까? 아니면 다른 직종의 건강관리 제공자들에 대해서도 질문한다고 생각했습니까?"와 같이 질문하면 대상자의 오류를 방지할 수 있는데 이는 실제 설문지의 질문 작성 때도 마찬가지이다.

(c) **면담자 훈련 필요:** 탐색은 매우 복합적인 활동이며 오류를 유도할 수도 있는 활동이다. 그러므로 이러한 활동에는 숙달된 기술과 주의가 요구된다(9장 참고).

인지면담 방법 선택은 양자택일인가

어느 정도까지는 사고구술과 구두탐색이 상호배타적이라 할 수 있으며 Ericsson과 Simon(1980)이 예상했듯이 사고구술보다는 탐색의 방법으로 사용이 증가하는 경향도 있다. 더 나아가 Willin(1994)은 사고구술과 비교하여 탐색을 좀 더 옹호하기도 하였다. 그러나 관련 연구(DeMaio Rothgeb, & Hess, 1998)를 보면, 이 두 가지 방법을 적절히 혼합하여 사용하는 것이 가장 효과적이라 하겠다. 특히 Beatty, Schechter, Whitaker(1997)와 DeMaio와 Landreth(2004)의 체계적 관찰에 의하면 구두탐색을 주로 한 면담에서조차 대상자들은 상당량의 사고구술을 하는 것을 볼 수 있는데 이에 대해 DeMaio와 Landreth(2004)는 다음과 같이 적고 있다.

> 아마도 탐색이…… 대상자들의 생각이 중요하다는 메시지를 주는 것으로 보인다. 그리고 이로 인해 특별한 안내가 없이도 자발적으로 설명하고자 하는 것 같다……. 따라서 우리는 사고구술하기 위한 안내를 굳이 할 필요가 없다고 할 수 있다.

역으로 순수한 의미로 사고구술을 하는 면담자들 역시 그 과정에서 구두탐색을 병행하게 된다. 드물게 "당신이 생각하고 있는 것을 말씀해 주십시오."라고만 함으로써 탐색이 완전히 배제된 순수한 사고구술을 하는 경우도 있지만 드물다. 그러므로 대부분의 면담자는 이 두 가지 방법을 함께 사용하게 된다. 우리가 각 기법을 사용할 때 각 방법을 구체적으로 지칭하지 않음으로 인해 실제로는 실행에서 차이가 없는 것으로 보일 수 있다.

역설적으로 (a) "순수하게" 사고구술을 하는 것은 어렵고 보편적이지 많은 방법이며, (b) 구두탐색에만 의존하는 방법은 부정확하고, (c) 혼합방법에서는 사고구술을 위한 안내가 필요한 것인가 하는 질문을 갖게 된다. 실제에서는 사고구술과 구두탐색이 서로 자연스럽게 조화를 이룰 수 있으며, 대상자들에게 가능한 한 많은 사고구술을 하도록 하되, 필요하다고 느끼는 경우 주저 없이 탐색을 시도해도 무방하다. 어떤 대상자들은 천성적으로 말하기를 좋아하고 이 경우 면담자는 면담이 진행되도록만 유도하면서 경청하기만 하면 되는 것이다. 다른 경우에는 사고구술이 낯선 대상자들도 있는데(10대 흡연자처럼) 이 경우 우리는 언어 외 표정이나 몸짓과 같은 비언어적 반응을 활용할 수도 있다. 흑백논리가 아니라 적절하게 이 두 가지 방법을 적용하는 것이 좋다.

예제, 카드 분류, 현장탐색

인지면담 기법에는 사고구술과 구두탐색 외 다른 방법도 있다. 이 방법은 Forsyth와 Lessler(1991)이 기본적 형태로 기술한 내용으로 더 자세한 내용은 DeMaio, Mathiowetz, Rothgebdfj, Beach, Durant(1993)를 참고하면 된다. 여기서는 각각에 대한 더 자세한 설명보다는 일반적 인지면담 방법과의 비교와 차이를 충분히 제시하고자 한다. 특히 (1) 예제, (2) 카드 분류, (3) 현장탐색에 대해 설명할 것이다.

예제

예제(vignette)는 조사연구 주제에 대한 대상자들의 인지과정을 조사하기 위하여 작성된 짧은 줄거리이다. Gerber 등(1996)은 예제를 사용하여 거주에 대한 조사를 하였다.

> 마리아는 주중에는 스미스 씨 댁에서 도우미로 근무하고 주말에는 자신의 집에서 가족과 지낸다. 마리아는 인구조사를 할 때 어디에 거주한다고 하겠는가?

인구조사 안내에 따르면 마리아는 스미스 씨 댁에 거주한다고 하는 것이 맞다. 그러나 대상자들은 36%만이 스미스 씨 댁에 거주한다고 답하여 상당한 응답오류가 확인되었다. Smith, Mingay, Jobe, Weed(1992)는 의사들의 사망진단서 관련 의식을 예제를 사용하여 조사하였다. 사망원인이라는 개념에 대하여, 특히 “직접적

(immediate) 원인과 "기저(underlying)요인에 대하여 환자 예(85세 죽상동맥경화성 심질환 환자의 흉통 후 급성 심근경색으로 인한 사망)를 적용하여 질문하였다. 인지면담에서 의사들은 사망의 "직접적 원인", "기저요인", "기여요인", "사망유형(호흡정지, 심정지 등)"을 혼재하여 사용하였고 연구자들은 각각의 용어에 대해 정의해달라고 요구하였다. 그 결과 연구자들은 이 용어들이 명백하게 혼돈되고 있음을 확인하였고(한 의사는 "나는 사망유형이 무엇을 의미하는지 모르겠어요"라고 하였다). 더 나아가 16명의 의사 중 3명만이 "기저질환요인"과 "기타 유의한 요인"을 구별할 수 있었다. 연구자들은 대부분의 의사들이 사망진단서 작성 교육을 받지 않고 있고, 이로 인해 주요 용어에 대한 명확한 이해가 어렵다고 하였다. 이 경우 예제 적용은 특정 개념에 대한 구체적 이해를 조사하는 데 있어 좋은 방법이 된다. 제한점은 예제는 용어가 많고 문장이 복잡한 상대적으로 긴 설문지에 적용하기 어렵다는 것이다. 즉 예제는 제한된 숫자의 용어나 이슈에 대한 이해를 확인하기에 적당한 방법이다.

Martin과 Plivka(1995)는 현장 연구에 예제를 적용하여 미국 인구조사에서 "일(work)"에 대한 용어 수정 여부 확인을 위해 현장에 적용하였다. 디브리핑에서 대상자들에게 예제에 대해 질문한 결과는 다음과 같다.

- 좀 전에 "일"에 대해 질문했습니다……. 이제 각 예제에서 나왔던 사람들에 대해서 대답해 주시기 바랍니다……. 샘은 지난 주 친구네 집 페인트칠을 2시간하고 20달러를 받았습니다.
- **통제 버전:** 당신은 샘이 지난주 일한 것으로 생각하십니까? 아니면 그런 일은 "일"이 아니라고 생각하십니까?
- **검증 버전:** 샘이 지난주 유급 "일"을 했다고 생각하십니까?
- 연구결과 "일"은 경우에 따라 각각 달라지는 것을 알게 되었다. 검증 버전으로부터 연구자들이 의도한 바 대로 "일"에 대한 응답을 보다 더 좁게 전달할 수 있었다. 이 방법으로 더 구체적으로 일관되고 더 타당한 보고를 가능하게 할 수 있다고 본다.

카드 분류

이 역시 주요 개념에 대한 응답자들의 생각에 대해 체계적으로 알아볼 수 있는 방법이다. 보다 구체적으로 카드 분류(card sorts)는 응답자들이 어떻게 개념을 분류하는지, 그리고 특히 그들이 어떻게 특정 개념을 포함하고 배제하는지를 알 수 있게 해준다. Brewer, Dull, Jobe(1989)는 대상자들의 특정 의학적 상태에 대한 지각을 확인하기 위하여 대상자들에게 유사하다고 생각하는 만성질환이 적힌 카드들을 모으도록 한 후 통계적으로 분석하였다. 연구 결과 응답자들은 의료 전문가의 견해와는 반대로 질병의 양상이 아니라 질병이 나타나는 신체부위나 증상을 가지고 분류하는 것을 확인하였다. 이 결과를 바탕으로 연구자들은 설문지 체크리스트에서의 질문 제시 방법을 작성하였다.

이 방법은 응답자들이 어떻게 복합적인 개념(예를 들어 "어떤 종류라도 성행위를 가진")에 대한 정의를 하는지 인지하는 데도 유용하다. 카드에 다양한 성행위 관련 행위에 대한 설명을 기록하고 응답자들로 하여금 각 카드를 읽고 "성행위다"와 "성행위가 아니다"로 분류하도록 하였다. 카드에는 명백히 "성행위"인 묘사 외에도 성행위가 아닐 것 같은(예, 성기를 만진다) 묘사도 포함하는 다양한 내용을 기술하도록 하였다.

카드 분류는 특히 설문지 사전 검증 방법으로는 상대적으로 덜 사용하는(특히 설문지 사전 검증에서는) 인지면담 기법이다. 이유는 비교적 간단한데 너무 복잡하고 시간이 많이 걸리며 한 번에 한 가지 주제만을 다룰 수 있기 때문이다. 더 나아가 일부 응답자들이 해당 용어를 어떻게 인식하는가를 아는 것은 매우 유용하지만 카드 분류만이 이를 알게 해주는 유일한 방법은 아니다. 실제로 적용할 때 카드 분류법은 모호하고 일반적 동의를 이끌어 내기 어려운 개념(예를 들어, "성행위"와 같은)을 다룰 때는 유용성이 별로 없다.

현장탐색

현장면담 도중에 질적인 탐색을 접목하는 혼합적 과정이다. 이는 훈련받지 않은 현장면담자가 현장에서 탐색하는 방법이다. 실험실 탐색과 같이 현장탐색(field-based probes)도 동시적 및 후향적으로 실행가능하다. Converse, Presser(1986)은 "정부가 너무 많은 일에 개입하며, 개인에게 여지를 주어야 하는 부분까지 다루려한다"와 같은 질문을 평가하기 위해 동시적 탐색을 활용하였다. 그들은 "개인에게 여지를 남겨두어야 하는 것에는 무엇이 있나요?"와 같은 탐색질문을 하였다(p. 43).

그 결과 연구자들은 처음 질문에 대해 "예"라고 응답한 응답자의 25%에서 탐색질문에 대해서는 응답할 수 없음을 확인하였다. 나머지 응답자들 역시 "세금이 너무 높아요"와 같이 상관없는 응답을 하였다. 이에 대해 연구자들은 질문원 안에 있는 "정부가 너무 많은 일에 개입하며"에 의해 응답자들이 강하게 영향을 받아 그냥 단순하게 응답한 것으로 결론짓고 있다. Schmann(1966)은 무작위 탐색(random probe) 기법을 소개하였다. 이는 "당신이 생각하는 것에 대해 조금 더 말씀해 주시겠습니까?"와 같이 일반적 탐색으로 말 그대로 무작위한 접근이다.

대안으로 DeMaio와 Rothgeb(1996)과 Hess(1995)는 후향적 탐색 또는 응답자 디브리핑을 소개하고 있다. 이 방법 역시 핵심개념에 대한 응답자의 대한 이해를 확인하고자 하는 것이 주목적이다. 상대적으로 소규모의 현장 사전검증의 테두리 안에서, 디브리핑은 개개 응답자를 대상으로 이루어지게 되고, 상대적으로 대규모 조사에서는 탐색목적에 입각하여 타겟 대상자들을 표집하게 된다. 디브리핑 기법은 설문지 질문과 같이 폐쇄적 방법(closed ended)이다(예, "별장에 대해 질문했습니다. 이 경우 자기 소유 또는 세 또는 양쪽 모두 중 어느 것을 떠올리셨습니까?"). 또는 개방적 질문일 수도 있다. 예를 들어 Fowler와 Roman(1992)이 소설을 읽었다고 보고한 사람들에게 그 내용을 설명하도록 한 결과 20%에 달하는 대상자들이 자기계발서와 같은 비소설류를 소설류로 잘못 보고하였다는 것을 확인하였다.

현장탐색은 일상적 인지면담에 비해 대규모 집단을 대상으로 한다. 본 기법은 절차상으로 보았을 때는 사전에 비해 늦은 인지면담 접근방법이며 따라서 이전에 실시한 탐색에 추가적으로 사용하는 것이 타당하다. 이러한 이유로 실험실과 현장탐색을 함께 사용하는 경우 설문지 질문에 대한 막강한 분석 기회를 제공하게 된다.

요약

- 인지면담의 두 가지 기법, 즉 사고구술과 구두탐색은 설문지 검증의 형태로 응용연구의 방법으로 CASM 영역 내에서 이루어진다.
- 1984년 Loftus의 논문에서 회상의 주요 기법으로 사고구술이 소개되었다. 이후 이 기법은 이론적 근거가 빈약함에도 불구하고 보다 널리 사용되고 있다.
- 구두탐색은 수십년 전에 소개되었고, Tourangeau(1984)가 인지모델의 4단계를 소개한 후 두 번째로 중요한 기법으로 대두되었다.
- 기본적으로 탐색은 동시에 그리고 후향적으로 수행된다. 동시적 탐색은 일상적 방법이라 할 수 있고 대상자의 기억에 많이 의존하지 않게 된다. 그러나 후향적 탐색은 자가보고를 할 때 또는 연구자가 실제 일어난 과정을 알고자 할 때 보통 사용하게 된다.
- 사고구술과 구두탐색은 각각 장단점이 있다. 사고구술의 주요 장점은 현재 진행

중인 인지과정을 알게 해주는 것이고, 구두탐색의 주요 장점은 면담에 대한 통제력을 부여하고 특정 인지과정에 집중하도록 해준다는 것이다.

PART II

구두탐색의 복잡성

The Intricacies of Verbal Probing

CHAPTER 05

표준 인지탐색 개발

Developing Standard Cognitive Probes

개요

1장에서 4장까지는 인지면담과 관련된 맥락, 배경, 이론이 제시되었다. 그러나 새롭게 인지면담을 수행하는 연구자들은 “설문조사 질문(survey questions)을 평가하기 위해서 정확히 어떻게 인지면담을 진행해야 하는가?”와 같이 테크닉을 배우는 것에 더 큰 관심을 두는 경향을 보인다. 이 질문에 대한 두 가지 관점이 있다. (1) 전술적인 것으로 “현장에서(in the trenches)” 인지면담의 세부사항을 다루는 방법, (2) 전략적인 것으로 설문지에 대한 인지검증의 전반적인 과정을 다루는 방법이다. 두 관점 모두 중요하나, 향후 몇 장에서 저자는 보다 협의의 해석인 전자의 입장을 취할 것이다. 그 이유는 세부사항을 평가하는 것이 나중에 이루어질 포괄적 관점의 논의를 보다 의미 있게 만들어주기 때문이다.

인지면담 접근법으로 사고구술과 구두탐색을 사용할 수 있다. 사고구술 면담법은 비교적 간단하다. 면담자가 “당신은 무슨 생각을 하고 있습니까?”를 언제 질문할 것인가에 대한 결정이나, 이면경로(back-channeling)를 통한, 또는 비지시적 피드백을 주는 것 이상의 행위를 별로 허용하지 않기 때문이다. 반면에 구두탐색은 훨씬 더 다양하고 복잡하다. 오늘날까지 인지면담 퍼즐에서 빠진 가장 큰 조각은 어떤 질문을 조사하고, 무엇을 조사할 것인지를 사람들이 얼마나 정확하게 결정하는가에 대한 합리적인 설명이다. 저자는 탐색(probing)이 인지면담을 여는 열쇠가 될 것으로 생각하기 때문에, 앞으로 여러 장에 걸쳐 탐색활동의 복잡한 세부사항을 설명할 것이며, 이 장에서는 아래와 같은 내용을 포함한 기본적인 탐색구조를 안내하고자 한다.

1. 문제 발견에 유용한 인지탐색 유형을 명확히 하기 위해 구두탐색으로 검증한 일련의 설문조사 질문의 구체적 사례, 인지적 이슈와 관련 결과, 수정질문 제안
2. 탐색을 통해 나타난 논리적이고 구조적인 문제에 대한 논의
3. 2장의 설문지 설계 원칙과 3장의 CASM 오리엔테이션을 병합한 탐색개발에 대한 체계적인 일반 접근방법의 소개

인지탐색의 예

이 부분에서는 인지탐색의 사용법을 설명한 저자의 초기 훈련 매뉴얼(Willis, 1999)에서 제시한 개별 사례연구를 활용하고자 한다. 테스트 질문은 전체 미국 국민의 가구 면접 건강조사인 NCHS 국제 보건법 조사(National Health Interview Survey, NHIS)에서 사용하기 위해 개발된 것이다. 각각의 사례는 다음과 같은 요소로 구성되어 있다.

1. 원래 형태의 질문(초안)
2. 탐색을 통한 조사로 확인된 잠재적인 인지적 이슈 목록: 이해, 검색, 결정[1] 또는 반응 과정
3. 확인된 인지적 이슈를 시험하기에 적절한 탐색 관련 제안: 이런 탐색은 보통 인지검증 프로토콜[2]에 포함되어 있고, 이는 테스트 설문지와 전략적인 탐색질문으로 구성되어 있다(부록 1 참조)
4. 질문에 대한 인지검증을 통해 발견된 문제와 제안 탐색 형태의 이용에 대한 간략한 설명
5. 검증 결과에 근거한 추천 문제 해결책

사례 1

1. 검증질문 초안 original version of the tested question

가족 중에서 국가 및 기타 직업(vocational) 재활 프로그램으로부터 직업 재 서비스를 받은 사람이 있습니까?

2. 조사할 이슈 issues to investigate

질문은 직업 또는 재활 같은 기술용어를 다수 포함하고 있다. 이런 용어가 얼마나 잘 이해될 것인가?

3. 적절한 탐색질문 appropriate probe questions

(a) 당신은 당신 자신의 용어로 질문을 반복할 수 있습니까?
(대상자가 질문을 얼마나 잘 이해하고 있는지 검증하기 위해)

(b) 당신에게 있어 "직업재활 프로그램"은 무엇을 말합니까?
(특별한 용어의 이해를 검증하기 위함)

(c) 당신이 말한 사람이 이런 종류의 서비스를 받았는지(혹은 받지 않았는지) 어떻게 확신합니까?
(자신 있게 정보를 회상할 수 있는 대상자의 능력을 알아내기 위해)

4. 검증결과 results of testing

이해 문제. 대상자는 질문의 길이와 기술적 특성 때문에 질문을 이해하기 어렵다는 것을 알았다. 나아가서, "직업재활"의 의미 또한 전혀 명확하지 않았다. 일부 대상자들은 이를 단순히 어떤 형태의 물리치료를 의미한다고 생각했다.

5. 개정제안 suggested revision

- 가족 중에서 일자리(job)를 위한 재활 서비스 즉, 장애인이 일할 수 있도록 돕는 서비스를 받은 사람이 있습니까?
- 만약 "예"라고 하면, "누구"인지 질문하라. 그리고
- [그 사람의] 직업재활은 정부로부터 받은 것입니까, 아니면 다른 직업재활 프로그램입니까?
- 요약하면 질문은 "분해" 또는 여러 개로 나누어졌고 정의는 보다 더 쉽게 이해할 수 있도록 제공되었다. "직업(vocational)"이라는 용어도 보다 쉽게 이해할 수 있는 "일자리(job)를 위한"으로 바꾸었다. 질문의 분해는 인

지검증의 결과인데 연구자들이 하나의 질문에 너무 많은 개념을 담으려고 하면 많은 문제들이 발생하므로 주의하도록 한다.

사례 2

1. 검증질문 초안

[지팡이, 휠체어, 보행기(walker) 등]을 [대상자]는 얼마나 오랫동안 사용해왔습니까?

2. 조사할 이슈

이는 장기간일 수 있다. 반응자가 얼마나 잘 기억할 수 있는가?

3. 적절한 탐색질문

당신은 어떻게 ○○년 동안이라는 대답을 하게 되었습니까?
(사용된 전반적 인지전략을 알아내기 위하여)

(a) [대상자]가 [도구]를 처음 사용한 것은 언제입니까?
(질문의 이해와 해석능력을 검증하기 위하여)

(b) 당신은 이것을 얼마나 잘 기억하십니까?
(관련 정보의 회상을 검증하기 위하여)

4. 검증결과

면담자가 목표로 하는 기억이 있음에도 불구하고, 이해력에 대한 심각한 문제가 발생하였다. 답변하는 데 오랜 시간이 소요된 사람들 집단에서 질문은 명확하게 다른 두 가지 방법으로 해석되었다.

(a) [대상자]가 그 [도구]를 처음으로 사용한지 얼마나 되었습니까? 예를 들면, 대상자는 “1960년부터, 약 30년 정도”라고 대답할 것이다.

(b) 처음으로 그 도구를 사용한 이래로, [대상자]가 [도구]를 실제적으로 사용한 적이 있습니까? 대상자가 사용기간을 생각하는 데 더 오랜 시간이 걸릴 것이고, 예를 들면, “1960년 이후 5년씩 두 번 사용했으니 10년”이라고 대답할 것이다.

이 문제는 이해의 문제로 생각될 수 있으나, 마지막 사례에서처럼 그것이 주요 용어에 대한 이해의 실패에 해당하지는 않는다. 이것은 주제가 단순 반복되는 만큼 용어의 애매모호함에서 오는 것이라기보다는 질문의 의도 해석이라고 보는 것이 합리적이다. 확인된 문제를 다루는 데 있어서 질문의 목적을 명확히 하기 위해서는 연구를 의뢰한 연구자와의 상담이 필요하다.

5. 개정제안

얼마나 오래 전에 [대상자]가 [도구]를 처음 사용하였습니까?

개정된 질문은 처음에 인지된 것보다 개념적으로 더 복잡한 이슈를 발견한 것을 기반으로 하여 대상에 대한 더 자세한 설명을 표현했다.

사례 3

1. 검증질문 초안

예전에 살던 집에서 지금 사는 집까지 대략 몇 킬로미터 가량 됩니까?
(응답의 범주는 질문지에 있으나, 읽지는 않았음)

___ 1km 미만
___ 1~50km
___ 50km 이상

2. 조사할 이슈: 지식

대상자는 답을 알고 있는가?

3. 적절한 탐색질문

(a) 당신의 대답에 대해 얼마나 확신하십니까?
(자신감에 대한 전반적인 정도를 확인하기 위해)

(b) 대답하는 것이 어느 정도 어려웠습니까?
(어려움의 정도와 추정 혹은 추측의 정도를 확인하기 위해)

4. 검증결과

질문을 이해하지 못하는 대상자들은 없었다. 그러나 일부는 답변을 하기 전에 상당히 긴 시간을 필요로 했다. 뿐만 아니라 대상자들은 구체성의 정도에 대해 불필요하게 힘들어하는 경향을 보였다. 예를 들어 면담자는 두 가지 경우 모두 "1~50km"에 표시하면 되므로 결과적으로 이 정보가 무관할 때에도 거리가 20km에 가까운지 혹은 25km에 더 가까운지를 정하는 데 있어 어려워했다. 이 문제는 이해력의 문제와는 반대로 회상과제의 어려움에 포함되거나, 어쩌면 반응(mapping) 과정에 포함되는 것으로 설명할 수 있을 것이다. 대상자들이 응답을 정확하게 할 수 있도록 질문 바꾸어 말하기가 필요하다.

5. 개정제안

예전에 살던 집에서 지금 사는 집까지 얼마나 멉니까? 1km 미만입니까, 1에서 50km 사이입니까, 혹은 50km 이상입니까?

일부 사람들은 '예', '아니오' 식의 폐쇄성 응답 범주(closed-ended response categories)를 제공하면 편견을 유발할 수도 있다고 하나, 우리가 반응 범주를 제시한다고 해서 특별히 사회적으로 바람직하게 생각하는 내용에 답하게 되는 현상(social desirability effects)이 쉽게 나타나지는 않으며, 이러한 위험은 우리가 원하는 회상의 정확성과 비교할 때 상대적으로 덜 중요하다.

사례 4

1. 검증질문 초안

우리는 당신의 일생 동안의 운동패턴에 관심이 있습니다.
먼저, 당신이 14~19세였을 때,
빠르게 걷기 운동은 일주일 동안 몇 시간 하였습니까?
달리기, 자전거 타기, 수영, 에어로빅과 같은 격렬한 운동은 일주일 동안 몇 시간 하였습니까?
(달리기나 걷기를 포함하여) 춤추기, 하이킹과 같이 일어서서 하는 활동은 일주일 동안 몇 시간 하였습니까?

2. 조사할 이슈: 기억, 이해

일생은 긴 시간이다. 대상자는 얼마나 이에 대해 기억하는가? 더 나아가 대상자는 주요 용어에 대해 어떻게 이해하는가?

3. 적절한 탐색질문

(a) 질문에 답변하는 것이 어려웠나요, 혹은 쉬웠나요?
(이해력과 전반적인 회상에 대한 능력을 확인하기 위함)

(b) 이것을 어떻게 기억하나요?
(회상전략을 연구하기 위함)

(c) 당신의 답변에 대해 얼마나 확신합니까?
(자신감 탐색)

(d) 당신에게 "격렬한 운동"은 무엇입니까?
(특정 용어에 대한 이해력과 해석)

4. 검증결과

몇몇 대상자는 어떤 특정한 기간의 자세한 내용을 세부적으로 기억하는 것을 극도로 어려워했다. 사실 어떤 대상자는 몇 년 전 행위는 차치하고 현재 행위와 관련한 질문에 대해서도 대답하지 못하는 것으로 보였다. 정보(애초에 "배운 적"이 없는 것으로 가정한)의 회상은 주된 문제점으로 보인다. 인지면담가는 질문의 목적을 명확히 하기 위해 연구 의뢰자와 상의하였고, 활동의 정도에 대한 개괄적인 범위를 정하고 과거와 현재의 행위를 비교하면 데이터의 목적을 충족할 수 있을 것이다.

5. 개정제안

우리는 당신의 일생 동안의 운동패턴에 관심이 있습니다. 14~19세였을 때 지금보다 더 활동적이었나요, 아니면 덜 활동적이었나요, 혹은 지금과 비슷한가요?

이후의 검증에서, 일부 대상자는 이것을 "바보 같은 질문"으로 여겼다(당연히 그들은 어렸을 때 더 활동적이었다). 엄밀한 의미에서 이것은 "좋은" 질문이라고 할 수는 없으나, 응답자들이 자신 있게 응답할 수 있었으며 분석가들이 정의한 측정 목표가 적절히 언급되는 것으로 볼 수 있었다.

사례 5

1. 검증질문 초안

한 [직업]의 [고용주]를 위해 일하는 보통의 날에, 들어 올리기, 밀기 혹은 당기기 등과 같은 격렬한 육체노동을 하는 시간은 얼마나 됩니까?(범주는 응답자에게 제시된 카드에 포함되어 있다)

___ 없음
___ 1시간 미만
___ 1~4시간
___ 4시간 이상

2. 조사할 이슈

사람들이 자신 있게 근로시간에 대하여 답을 할 수 있는가? 만약 그렇다면, 이 보고는 그들의 직업적 활동과 일치하는 것으로 볼 수 있는가?

3. 적절한 탐색질문

(a) 어떤 종류의 일을 하십니까? 보통 일하는 날을 말씀해 주십시오.

(b) 어떻게 ㅇㅇ시간이라는 답변을 하게 되셨습니까?
(이러한 탐색은 결정 및 판단과 관련된 과정의 범위를 목표로 한다.)

4. 검증결과

탐색을 통한 조사에서 1시간에서 4시간이라고 보고한 사람들은 거의 힘든 육체적 노동을 하지 않는 사무직 근로자인 것으로 나타났다. 이것은 질문 특유의 편견 때문인데, “없음”이라는 대답은 사회적으로 바람직하지 않은, 전혀 활동적이지 않은 사람처럼 보이기 때문이다. 이러한 문제는 이해력이나 회상에 대한 것이라기보다는 응답자의 결정과정과 관련이 있는 것이다. 따라서 질문은 육체적 노동과 관련이 적은 일을 하는 사람들에게 답변하기 쉽게 수정할 필요가 있었다.

5. 개정제안

다음 질문은(고용주)를 위해 하는 당신의 직업(직위)에 대한 질문입니다.

당신의 일은 무거운 물건을 들거나, 밀거나 혹은 당기는 등의 격렬한 육체노동을 요구하는 것입니까?

(그렇다면) 보통의 일하는 날에, 격렬한 육체노동을 하는 시간은 몇 분 혹은 몇 시간입니까?

13장에서 더 논의하겠지만, Willis와 Schechter(1997)가 진행한 현장 설문조사 결과 개정된 질문양식이 초안보다 더 나은 표현이라는 것이 밝혀졌다.

사례 6

1. 검증질문 초안

높은 수준의 라돈가스에 장기적으로 노출되는 것이 아래의 증상을 유발한다고 생각하십니까?

	예	아니오	모름
두통	_____	_____	_____
천식	_____	_____	_____
관절염	_____	_____	_____
폐암	_____	_____	_____
기타 암	_____	_____	_____

2. 조사할 이슈

태도에 대한 질문을 검증하면서 자세하게 질문했을 때 개개인의 신념을 숨기려하는지 여부를 확인하는 것이 일반적으로 유용하다. 만약 자신의 신념을 숨기는 경향을 보인다면, 그들이 면담자의 기분을 맞추려 노력하고 있다거나, 옳은 답이 무엇인지 추측한다는 것을 암시하는 표시가 있는가(즉 심리실험에서 흔히 나타나는 "요구효과(demand effect)" 또는 "사회적 바람직성 효과(social desirability effect)"를 관찰하고 있는 것은 아닌가?)?

3. 적절한 탐색질문

(a) 당신에게 "라돈가스"는 무엇인가요?

(b) 왜 이렇게 말씀하셨지요?

(c) 이것에 대해 어떻게 확신하십니까?

(d) 이것에 대해 어디서 들어보거나 읽어본 적이 있는지 기억하십니까?

(e) 이 질문들에 대답하는 것이 쉬웠습니까, 혹은 어려웠습니까?
(탐색은 인지과정의 모든 범위를 목표로 하는 것으로 여겨질 수 있다.)

4. 검증결과

탐색과는 별도로, 대상자를 단순히 관찰하는 것만으로도 이 질문이 대답하기 어렵다는 것을 알 수 있다. 한 항목에 대해 답하는 데 긴 시간이 걸리기도 하고, 몇몇 항목에 대해서는 확신하지 못하는 듯한 경향을 보인다. 그리고 "예"

혹은 "아니오"와는 달리 "아, 그건 말이 된다고 생각했어요"와 같은 답을 제시함으로써 얼버무리기도 한다. 더 나아가, 우리의 탐색은 실제로 정보를 검색(retrieval of information)하는 것보다 "추측"을 부추기는 구성을 드러내 보인다. 실례로 몇몇 대상자는 최소한 하나의 답은 "예"일 것으로 추정했다. 마지막으로 라돈에 노출되는 것이 위험하다고 믿지 않는 사람들에게 반복적으로 라돈의 유해한 영향에 대해 구체적으로 묻는 것은 지루하고 때때로 공격적이기까지 할 것이다. 이 경우 대상자의 판단과 반응과정은 제기된 질문에 의해 지나치게 부담을 받는 양상을 보였다.[3]

5. 개정제안

당신은 라돈에 장기적으로 노출되는 것이 건강에 해로운 것이라고 생각하십니까, 아니면 건강에 약간 혹은 전혀 영향을 미치지 않는다고 생각하십니까? [만약 라돈이 건강에 해로운 것으로 여겨진다면, **응답자에게 카드를 보여주시오**]

만약에 있다면, 어떤 증상이 라돈 노출에 의해 유발된다고 생각하십니까?

_____ 두통	_____ 폐암
_____ 천식	_____ 기타 암
_____ 관절염	_____ 모름

개정된 문구는 라돈이 해롭다고 믿지 않는 응답자에게 한 가지 방법으로 한 번만 보고하도록 한다. 그렇다면 다음 질문은 응답자에게 적절하다고 생각하는 항목을 간단히 "골라서 선택"하도록 해야 한다. 이러한 대안을 사용함으로써, 선택과정에서의 부담은 줄어들게 된다. 이에 대해 누군가는 질문이 완벽하지 않다고 주장할 수 있다. 특히 설문조사 응답자들은 우리가 라돈이 건강에 해롭다고 생각하지 않으면 질문하지 않았을 것이라고 추측할 수도 있을 것이다. 그러나 개정에서는 최소한 특정 항목에 긍정을 의미하는 반응을 보여 "응답자를 속이는" 것에 대한 죄책감은 덜 들 것으로 보인다. 덧붙여 연구자가 실시하고 기입하는 질문의 경우 이 질문 분해 방법이 유용한 해결방법이 될 수 있다.

사례 7

1. 검증질문 초안

당신의 집에 대해서 라돈 테스트를 하지 않은 주된 이유는 무엇입니까?

2. 조사할 이슈

주된 이유라는 것이 있기는 한가? 대상자의 입장에서 왜 이것을 하지 않았는지에 대해 말하는 것이 얼마나 어려운 것인가? 라돈 테스트와 다른 종류의 테스트를 혼돈하는 것으로 보이지는 않는가?

3. 적절한 탐색질문

(a) 주된 이유를 생각하는 것이 힘듭니까?
(b) 다른 이유는 생각할 수 있겠습니까?
(c) 당신의 집을 테스트하는 것에 대해 얼만큼 생각하셨습니까?

4. 검증결과

질문은 이해하기 쉬웠음에도 불구하고, 대상자들은 합리적인 답을 찾아내는 것을 매우 어려워했다. 특히 많은 생각이 필요한 주제를 접해보지 않았다면 더욱 그러했을 것이다. 단순히 "한 번도 생각해 본 적이 없다" 혹은 "그럴 짬이 없었다"고 말하는 대신, 그들은 좀 더 구체적 또는 방어적인 답을 생각해내려고 노력했다. 여기서 회상, 결정 그리고 반응과정의 일부 혹은 전부에 영향을 미친 잠재적 문제점에 대해 생각해 볼 수 있을 것이다.

5. 개정제안

질문을 삭제하라. 왜 이 활동을 수행하지 않았나에 대한 이유를 묻는 것이 특별히 유용하지 않다. 사람들은 자기가 무엇을 했는지 말하는 것에는 뛰어나지만, 왜 그것을 했는지 말하는 것에는 익숙하지 않으며, 특히 왜 그것을 하지 않았는지 밝히는 것은 최악의 연상과정이라 하겠다(Fowler, 1995).[4]

논리적, 구조적인 문제점

저자는 "이해탐색(comprehension probes)", "회상탐색(recall probes)" 등에 대해 언급했다. 그러나 앞서 제시한 일부 "좋지 않은 질문"의 예시에서 어떤 인지과정이 근본적으로 관여했는지 분명하지 않을 수 있다. 예를 들어 회상탐색을 요구하는 "지난 12개월 동안 일했던 직업(들)에 대해 얼마나 기억할 수 있습니까?" 라는 질문에서 의외로 "12개월이요? 저는 제 일생에 대해 물어보는 것으로 생각했습니다."와 같이 이해에서의 문제를 확인하게 될 수 있다. 그 결과 우리가 인지단계 모델과 인지탐색에 의존하고 있음에도 불구하고, 질문의 본질 자체가 명백한 이상 탐색(가령 "이해" 탐색 등과 같이) 또는 확인된 문제를 어떻게 정확히 구분할 것인가에 대해 지나치게 걱정하지 말 것을 권한다. 더 나아가 관찰한 문제점 중 그러한 인지표지(cognitive labeling)의 불일치를 넘어, 인지 "꼬리표(tag)"를 붙이는 것이 극도로 어려운 사례도 있다. 이 점에서 "인지면담"에 대한 저자의 설명은 일반적인 이해력, 회상, 결정 그리고 인지과정을 포함한 문제점에 초점을 둔 순수한 인지적 관점이 주도하고 있다. 질문 검증의 이득 중 다른 내용은 구조적 혹은 논리적 문제라고 일컬어지는 문제의 범주를 발견하는 것이다.

Royston(1989)과 Willis, Royston와 Bercini(1991)는 논리적 결함이 있는 것으로 보이는 질문지를 대상으로 한 인지면담으로부터 기본 인지모델(basic cognitive model)에 맞지 않는 몇 개의 문제점을 인식했다. 최근에는 몇몇 다른 저자들도 논리적인 문제의 범주 혹은 그 문제분류 계획에 상응하는 비슷한 결론에 도달하였다(Akkerboom & Dehue, 1997; Conrad, Blair, & Tracy, 2000; Fowler & Cosenza, 2002; Snijkers, 2002; van der Zouwen, 2002; Willis & Lessler, 1999). 패턴오류, 중복, 중의적인 또는 특별히 "인지"에서 기인하는 것은 아니나 응답자에게 인지문제를 유발하는 질문은 피하는 것이 좋다.[5] 예를 들어, "당신은 야채를 주로 어떻게 요리하십니까? 찌거나, 굽거나, 튀기거나 볶습니까?"라는 질문을 생각해보자. 이 질문은 1950년에는 괜찮은 질문이었으나, 현재에서는 "전자레인지에 요리하는 것"이 빠져 있다. 간단히 말해서 이 질문은 그대로의 현실을 적용하는 데 실패한 것이다.

다른 타입의 논리적 문제점으로, 특정한 상황에서는 미묘한 중복이 나타날 수 있다. 예를 들어 아래 나열된 질문을 포함하여 아이들의 건강에 대한 일련의 질문을 보자.

1. 지난 2주간 방문했던 의사의 수
2. 지난 2주간 감기 때문에 아이를 의사에게 데려갔는지 여부
3. 아이와 관련하여 가장 최근에 의사를 만난 때
4. 지난 12개월 동안 아이가 진료받은 적이 있는지 여부

이 질문들은 문장 자체로는 중복되지 않으나, "각기 다른 요리사의 각기 다른 요리법"일 뿐 결국 동일한 내용에 대해 질문하는 것일 수 있다(예, 지난 주에 소아과에 1회 방문한 경우 위 4가지 질문에 모두 답할 수 있다). 결론은 비슷한 질문들을 한 섹션에 모으고, 적절히 스킵아웃(skip-out)하고, 이를 논리적인 순서로 분류하자는 것이다(스킵아웃은 면담자들을 질문지의 다음 섹션으로 이동하도록 하는 설명이다).

마지막으로 태도 설문조사(attitudinal survey)에 대한 설명으로, 저자는 "당신은 직계 가족들로부터 충분히 지지를 받는다고 생각하십니까?"라는 질문이 논리적으로 결함이 있다는 것을 발견했다. 어떤 응답자에게는 "직계가족"이 없기 때문이다. 다시 말해 우리는 실제 사례에서 마주치는 문제점을 마주하기 전까지는 결함이 되는 요소를 생각하지 못한다. 이런 것을 찾아내는 것은 순수하게 인지면담을 수행하는 것과는 다른 기술을 요한다.

체계적 탐색개발: 함정질문 모델

앞 장에서 제시한 특정 사례들은 탐색개발에 유용하다. 처음으로 인지면담을 하고자 한다면 전형적으로 이러한 사례를 연구함으로써 기술을 학습할 수 있다. 탐색을 위해 면담자는 설문조사 반응 과정의 기본 4단계 모델(four-stage model)을 따를 수도 있다. 그러나 처음 인지면담을 하고자 하는 이들에게 어려운 점은 탐색개발은 습득되는 기술일 뿐이고, 주요 이슈는 탐색이 어떻게 작성되어야 하는지 명확하지 않다는 것이다. 이는 4단계 모델이 탐색의 비결이라는 점을 충분히 이해하지 못했기 때문일 수 있다. 모델의 원래 의도가 조사응답 과정을 기술하는 데 유용하다고 해도 중요한 것은 조사질문이 진행되는 과정의 구체적 사항뿐만 아니라 이것이 주로 인간 정보과정을 반영한다는 것이다. 최적의 탐색개발을 위해, 연구자는 인지를 고려해야 할 뿐만 아니라, 문제를 야기하는 응답자의 인지와 상호작용하는 설문조사 질문의 특성도 고려해야 한다.

실제 적용에서는 탐색이 너무 어려워지는 것을 방지하기 위해 특정한 유형의 질

문에 대해 특정한 유형의 탐색을 적용하는 선별적 적용이 필요하다. 각각의 질문 모두가 이해력과 회상, 결정, 판단, 그리고 반응문제를 드러내는지 아닌지를 각종 탐색의 형태로 철저히 기계적으로 규명하는 것은 면담자와 응답자 모두에게 힘들고 지루한 활동이 될 것이다. 그보다는 조심스럽게 그러나 질문의 결함 규명 가능성이 높은 종류의 탐색을 골라 적용할 필요가 있다. 체계적인 탐색개발은 질문의 속성을 인지적인 것으로 결부시키는 인지탐색 이론을 바탕으로 하는 것이 가장 적합할 것이다(Forsyth & Lessler, 1991). 그러나 그러한 모델은 존재하지 않으며 이로 인해 탐색개발은 면담자에 따라 달라지고, 견고한 이론이 아닌 직관과 상식에 의존하게 된다.

평가 기반 탐색

아직 정확한 이론적 뒷받침이 부족하지만, 인지면담은 타겟질문(target question)의 고유한 속성을 체계적으로 분석함으로써 4단계 모델로 확대시킬 수 있다. 예를 들어, "그 사람은 질문을 이해했을까요?"라고 단순히 묻는 것 대신, 탐색개발에서는 "그 질문에 포함된 항목에는 이해되지 못할 것으로 예상되는 특징이 있습니까?"와 같이 약간 다른 질문을 해 볼 수 있다. 그런 특징이 없으며 회상과 같은 다른 문제들이 더 연관되어 있다면 바로 그 문제를 대상으로 탐색해야 한다. 좀 더 명확하게 하자면, 만약 "평생 치과 엑스레이 검사를 몇 번 받았습니까?"라는 질문을 받게 되면, 응답자들은 아마도 "치과 엑스레이 검사"나 "평생"이라는 단어에 대한 이해보다 회상에 더 신경을 쓰게 될 것이다.

2장의 주제를 확대하자면, 탐색개발은 애초에 질문의 어느 부분에서 오류가 나타나는지에 대한 우리의 이해를 기반으로 한다(Blixt & Dykema, 1993). 2장에서 제시된 사례는 문제의 결함과 관련하여 탐색을 통해 예상되는 문제를 해결하게 된다. 그러나 확실치 않은 것은 '무엇이 그러한 예상을 하게 하는 것인가?' 하는 것이다. 이것을 규명하기 위해서, 저자는 간단한 접근법–이전의 질문지를 체크리스트를 이용하여 검토하는 것–을 제안한다. Wilson, Whitehead, Whitaker(2000)는 2장에서 언급했듯이 QAS 시스템을 지지한 바 있다. QAS는 질문평가를 위해 창안되었으나, 탐색개발을 위한 틀로 확장시킬 수 있다.

이 과정을 수행할 때 연구자들은 체계적으로 (a) QAS를 이용하여 질문이 가지고 있는 잠재적 결함을 평가하고, (b) 존재할 것이라고 예상되는 타입의 결함을 위한 적절한 탐색을 고안해야 한다. 제안된 여러 가지 다양한 잠재적인 문제점과 관련한 탐색을 포함한 QAS 버전은 **표 5–1**에서 제시하고 있다. 탐색을 필요로 하지 않는 문제유형도 있다. 예를 들어 면담자들이 가지고 있는 문제점은 각 면담자가 질문할 때 질문이 요구하는 내용을 다루는 방법에 따라 결정된다. 그러나 이렇듯 탐색이 필요하지 않은 유형의 문제에만 관심을 기울이다 보면 면담자들의 읽기 문제만을 확인하게 될 수 있다(Wilson et al., 2000). 이와는 반대로 Rothgeb, Willis와 Forsyth(2001)와 Von Thurn & Moore(1994)는 인지면담은 면담자로 인한 문제를 확인할 수 없다고 주장하고 있다. 마지막으로 QAS에는 상당수의 탐색범주가 존재한다는 것 역시 탐색은 산만하고 일반적일 때보다 구체적일 때 더 효과적이라는 Foddy(1998)의 의견을 지지한다. 비록 QAS가 포괄적이라고 할 수는 없으나 적어도 문제를 예상하고 조사하는 지침으로는 유용할 것이다.

표 5-1 설문조사 질문에서 오류의 원인과 문제점을 찾아내기 위한 적절한 탐색

1단계. 읽기: 면담자가 모든 응답자에게 같은 방식으로 질문을 읽는 것이 어려운지 아닌지 확인하라.	
1a. 무엇을 읽을 것인가: 면담자는 어떤 부분을 읽어야 하는지 결정하는 것이 어려울 수 있다.	탐색: 없음. 면담자는 이 잠재적인 어려움에 주의를 기울여야 하고 주목해야 한다.
1b. 정보 누락: 면담자가 질문을 하는 데 필요한 정보가 질문에 포함되어 있지 않다.	탐색: 없음. 면담자는 이 잠재적인 어려움에 주의를 기울여야 하고 주목해야 한다.
1c. 어떻게 읽을 것인가: 질문이 충분히 기술되어 있지 않아 읽는 데 어려움이 있다.	탐색: 없음. 면담자는 이 잠재적인 어려움에 주의를 기울여야 하고 주목해야 한다.
2단계. 안내: 응답자 관점에서 도입, 안내, 설명과 관련된 문제점을 찾아라.	
2a. 모순되는 혹은 부정확한 안내, 도입, 설명	탐색: [긴 도입부 말미에, 그러나 질문 이전에] 질문에 대한 응답 전에, 이 소개 내용이 당신에게 무엇을 말하고 있는지 말해 주십시오.
2b. 복잡한 안내, 도입, 설명	탐색: 위와 같음
3단계. 명확성: 질문의 의도 또는 의미 전달에서의 문제점을 확인하라.	
3a. 표현: 질문이 장황하거나, 어색하거나, 문법에 맞지 않거나 복잡한 구문을 포함하고 있다.	탐색: 질문이 무엇을 묻고 있었는지 당신 자신의 언어로 말해줄 수 있겠습니까?

(계속)

<table>
<tr><td>3b. 주요 용어가 정의되어 있지 않거나 명확하지 않거나 복잡하다.</td><td>탐색: 당신은 질문에서 사용된 그 단어 [용어]가 무엇을 의미하는 것으로 생각합니까?</td></tr>
<tr><td>3c. 모호함: 질문은 다양하게 해석될 수 있고 어떤 내용이 포함되어야 하는지 혹은 배제되어야 하는지 모호하다.</td><td>탐색: 내가 [주제]에 대해 질문했을 때 당신은 무엇을 생각하고 있었는지 말해 주십시오.</td></tr>
<tr><td>3d. 조사기간이 누락되거나, 제대로 명시되어 있지 않거나 모호하다.</td><td>탐색: (1) 이 질문이 어떤 기간(time period)에 대하여 묻고 있는지 기억할 수 있습니까? (2) [답을] 말했습니다. 어떤 기간에 포함됩니까?</td></tr>
<tr><td colspan="2">4단계. 가정: 질문의 가정 및 배경논리에 문제가 없는지 확인하라.</td></tr>
<tr><td>4a. 질문이 응답자나 응답자의 현재 상황에 대한 잘못된 가정을 하고 있다.</td><td>탐색: (1) 당신에게 이 질문이 잘 적용되는 내용입니까? (2) 그것에 대해 좀 더 말해줄 수 있겠습니까?</td></tr>
<tr><td>4b. 행동이 고정적일 것이라 가정: 행위나 경험이 다양할 수 있다.</td><td>탐색: 대부분 그대로인지 아니면 변화하는지, 혹은 다른 것에 좌우되는지 말해주시겠습니까?</td></tr>
<tr><td>4c. 중의: 하나의 질문에 두 가지 이상의 의미가 포함될 수 있다.</td><td>탐색: 그것에 대한 당신의 의견을 말해 주십시오.</td></tr>
<tr><td colspan="2">5단계. 지식/기억: 응답자가 잘 알지 못하는지, 혹은 정보를 기억하는 데 어려움이 있는지 체크하라.</td></tr>
<tr><td>5a. 지식 결여: 응답자들은 조사내용에 대한 지식이 없을 수 있다.</td><td>탐색: 당신이 [주제]에 대해 얼마나 알고 있다고 생각하십니까?</td></tr>
<tr><td>5b. 태도 문제: 응답자가 질문받을 준비가 되어 있지 않은 것 같다.</td><td>탐색: 당신은 [주제]에 대해 얼마나 많이 생각해 보았다고 할 수 있겠습니까?</td></tr>
<tr><td>5c. 회상 실패: 응답자가 요구한 정보를 기억하지 못하는 것 같다.</td><td>탐색: (1) [주제]를 기억하는 것이 얼마나 쉽습니까 혹은 어렵습니까? (2) [답]을말했습니다. 얼마나 확신하십니까?</td></tr>
<tr><td>5d. 계산 장애: 조사질문이 어려운 계산을 요구하고 있다.</td><td>탐색: 당신은 어떻게 답을 구했습니까?</td></tr>
<tr><td colspan="2">6단계. 민감성/성향: 질문의 민감성, 단어 선택, 편견에 대해 사정하라.</td></tr>
<tr><td>6a. 전반적 민감성: 질문이 당황스럽거나 지극히 사적이거나 불법행위에 대한 내용이다.</td><td>탐색: (1) 설문조사에서 말하기에 괜찮습니까, 혹은 불편합니까?
(2) 일반적으로 당신은 이 질문에 대해 어떻게 생각하십니까?</td></tr>
</table>

(계속)

6b. 민감한 표현(구체적): 질문이 민감한 내용이라면 단어는 이를 완화하는 방향으로 선택되어야 한다.	탐색: 당신에게 그 단어[용어]가 괜찮습니까 아니면 다른 것으로 대체하겠습니까?
6c. 사회적으로 수용되는 반응이 질문에 내포되어 있다.	탐색: (1) 당신은 답을 어떻게 생각해 냈습니까? (2) 가능한 답 전부가 괜찮은 것 같습니까, 아니면 옳다고 생각되는 다른 답이 있는 것 같습니까?
7단계. 응답범주: 응답범위의 적절성을 평가하라.	
7a. 부적절하거나 어려운 개방적 질문	탐색: 어떤 답을 할지 결정하는 것이 쉽습니까? 혹은 어렵습니까?
7b. 질문과 응답범주의 부조화	탐색: (1) 목록에서 답을 찾는 것이 쉬웠습니까? 혹은 어려웠습니까? (2) [답]을 말씀하셨습니다. 당신에게 그것이 얼마나 잘 적용되었습니까?
7c. 주요 용어가 정의되지 않았거나, 명확하지 않거나 복잡하다.	탐색: 이 목록에서 그 [용어]는 무엇을 의미한다고 생각하십니까?
7d. 응답범주가 모호하여 다양한 해석이 있을 수 있다.	탐색: 제가 [주제]에 대해 물었을 때, 무엇을 생각하고 있었는지 말해 주십시오.
7e. 중복되는 응답범주	탐색: (1) 그것을 답으로 선택하는 것이 얼마나 쉬웠습니까? 혹은 어려웠습니까? (2) 목록에 있는 다른 답 대신에 왜 [이 답]을 선택했는지 말해주십시오.
7f. 응답범주에서 있어야 할 응답의 누락	탐색: 그것을 답으로 선택하는 것이 얼마나 쉬웠습니까? 혹은 어려웠습니까?
7g. 응답범주의 비논리적인 순서	탐색: 당신에게 이 목록을 살펴보는 것은 어떠하였습니까? 어떤 어려움이 있었습니까?
8단계. 1~7단계에서 확인되지 않은 기타 문제점	
8. 사전에 다른 문제점은 발견되지 않았다	탐색: 그것에 대해 좀 더 자세하게 말해주시겠습니까?

요약

- 조사연구 질문의 문제점 중에는 인지적 속성을 지녔다는 것이 있다. 우리는 이해, 회상, 결정, 판단, 반응과정에 대한 탐색질문을 통해 이를 검증할 수 있다.
- 이외 문제점들은 논리적이거나 구조적 측면에서 나타나며 이러한 내용은 비교적 쉽게 관찰할 수 있다.
- 탐색방법을 정할 때는 평가할 질문이 가진 문제점과 관련된 틀(frame)을 보면 도움이 된다. 먼저 체크리스트를 이용하여 잠재적 문제점을 확인하고 이러한 문제점을 검증하는 탐색질문을 선택할 것을 권한다.

연습문제: QAS를 이용한 탐색질문 개발

잠재적 문제점을 찾기 위해 각각의 타겟질문(Q1~5)을 검토하고 어떤 타입의 탐색 기법이 적절한지 표시하라(제안이 제시됨).

Q1. 어떤 형태의 허혈성 심장질환이라도 앓아본 적이 있습니까?

문제점/탐색: QAS Step 3b: "당신에게 허혈성 심장질환이란 무엇입니까?"를 질문함으로써, 전문용어 "허혈성 심장질환"의 이해에 초점을 두라.

Q2. 25세 이후, 3개월 혹은 그 이상의 기간 동안 적어도 일주일에 10시간 이상 돈을 벌기 위한 일을 하지 않은 적이 있습니까?

문제점/탐색

(a) 어려움을 야기할 것으로 예상되는 특정한 용어가 있는 것으로 보이지 않는다. 그런데 QAS 3a에 의하면 이 질문은 장문이고, 계속 기억하기에는 어려울 것이다. 따라서 무엇을 진정 듣고자 하는지 확인하기 위해서는 "그 질문이 무엇을 묻는 것인지 기억할 수 있겠습니까?"라고 질문해야 한다.

(b) QAS 5c: 60대의 누군가에게 정확한 장기간 회상은 어려울 것이다. 그러므로 질문에 대해 "예"라는 답이 있은 직후 우리는 "더 자세하게 말씀해 주실 수 있겠습니까? 언제였고, 기간이 얼마였습니까?"라고 질문하여 기억을 시험할 수 있다. 그리고 나서 만약 그 사람이 직업이 없는 1년의 기간에 대해 설명한다면, 우리는 이 질문은 의도한 것과 일치하는 것으로 결론을 내릴 수 있고, 여기에 특별한 문제가 없다는 것이 분명해진다.

Q3. 전반적으로 당신이 보는 케이블 TV 서비스에 어느 정도로 만족하십니까?

항목을 보시오.

매우 만족함

다소 만족함

약간 만족함

전혀 만족하지 않음

만족하지도 않고 불만족스럽지도 않음

의견 없음

모름

문제점/탐색

(a) QAS 3a: 먼저 "케이블 TV 서비스"라는 용어가 여러 의미로 해석될 수 있다. 이것은 수신상태나 비용 혹은 심지어 케이블 시스템이 방송하는 프로그램의 질이 될 수도 있다. "어떤 종류의 케이블 TV 서비스를 생각하셨습니까?" 혹은 "케이블 TV 서비스에서 어떤 것을 좋아하고, 어떤 것을 좋아하지 않습니까?"라고 질문하여 확인하는 것이 필요하다.

(b) QAS 7e, 7f: 응답범주는 주의를 요한다. "매우"와 "다소" 사이에는 "대체로 만족함"과 같이 누락된 범주가 있는 것으로 보일 수 있다. 또한 "만족하지도 않고 불만족스럽지도 않음"은 목록에 적합하지 않고, "의견 없음"이 "모름"과 어떻게 다른지도 명확하지 않다. 이것은 "내가 읽은 범주 중에 하나를 선택하는 것이 쉽습니까, 아니면 어렵습니까?" 혹은 "당신이 쓰는 표현으로, 당신이 얼마나 만족하는지를 어떻게 말하시겠습니까?" 라고 질문하여 탐색할 수 있을 것이다.

Q4. 특정한 위험지역을 피해가기 위한 여행경로 계획을 얼마나 자주 합니까?

문제점/탐색

(a) QAS 4a: "Y를 하기 위해 X를 하느냐?"는 유형의 질문은 항상 잘 살펴보아야 한다. 왜냐하면 대부분 조건 Y는 사실이 아닌 경우에도 참이라고 가정하기 때문이다. 이 질문은 어떤 사람이 피해야 하는 위험한 장소가 있는 것으로 가정한다. 그러나 만약 설문조사가 그런 위험에 직면한 사람과 직면하지 않은 사람 모두를 대상으로 하고 있다면, "전혀 그렇지 않다"는 응답은 (a) 나는 위험한 장소에 직면하였지만, 전혀 그것을 피하지 않는다, 혹은 (b) 애초에 나는 그런 위험에 직면한 적이 없으므로 그런 계획을 한 적이 없다는 것을 의미할 수 있으므로 충분한 정보를 주지 않는 것이다. 이것은 전형적인 부적절한 가정이라고 할 수 있으며, "얼마나 자주 위험한 장소에 직면하십니까?"나 "왜 '전혀 그렇지 않다'라고 답했는지 말씀해 주십시오."로 탐색할 수 있을 것이다.

(b) QAS 3c: 질문은 나의 경로를 계획하는 것에 대해 물으나, 내가 계획을 따르는지 여부에 대해서는 묻지 않음으로 잠재적인 애매모호함을 보여준다. 질문에 대한 대상의 대답에 따라, 추가적인 탐색은 "당신에게 자신의 경로를 계획한다는 것에 대해 질문했을 때 그것은 무엇을 의미하는 것입니까?" 그리고 "당신이 그런 종류의 경로를 계획할 때, 얼마나 자주 그것에 전념

합니까?"라고 질문함으로써 완성될 수 있다.

(c) 마지막으로 우리는 위험한 장소에 대해 대상이 생각하고 있는 것과 우리가 의도하는 것이 일치하는지에 대해(잠재적인 표현의 모호함을 피하기 위해) 확실히 하고 싶을지도 모른다. "당신에게 "위험한 장소"는 무엇을 의미합니까?" 혹은 "어떤 장소를 피하는 것입니까?"과 같은 간단한 탐색은 이를테면, 범죄율이 높아서 위험한 장소와 지리적 장해물이 있어 위험한 장소를 구별하는 데 유용할 것이다(예, 나는 산비탈로 떨어질 위험이 있는 길을 피한다).

Q5. 당신은 이웃에 가까운 친구가 있습니까?

문제점/탐색: QAS 3c: 문제는 짧고 간단하지만 상당히 모호하다. "'가까운 친구'란 무엇을 의미합니까?", "당신의 이웃에 대해 어떻게 생각하십니까?", "누구를 생각하고 있고, 그 이유는 무엇입니까?"라는 질문으로 탐색할 수 있다. 사람들이 생각하는 '가까운'의 의미를 밝히는 질문을 하는 것은 상당히 중요하다. 사람들은 '가까운'을 우정의 정도로 추정하기보다 이동의 거리로 추정할 수 있기 때문이다.

참고

1. 저자는 "결정(decision)"이라는 용어를 다양한 인지모델에서 "판단(judgement)", "평가(estimation)", 그리고 "결정(decision)"이라고 불리는 과정을 통칭하기 위해 사용하였다.
2. "프로토콜(protocol)"이라는 용어는 사고구술 프로토콜(think-aloud protocol)과는 다소 의미가 다른데, 전자는 면담자가 면담을 하는 데 사용되는 자료로 구성되어 있는 것임에 반해 후자는 대상자의 구술을 말하는 것으로 분석할 주요 데이터로 구성된다.
3. 독자들은 왜 잠재적인 필수 이슈-"라돈"이라는 용어의 이해-가 언급되지 않았는지 궁금해할 수 있을 것이다. 이 경우에 있어 앞선 질문은 그 사람이 라돈에 대해 들어본 적이 있는지 여부에 대해 묻고 있고, 그래서 이 문제는 설문지에서 분명하게 다루어졌다.
4. 만약 이 "규칙(rule)"이 일관적이라는 것을 발견하였으면, 이것이 인지면담의 특정 질문에서 비롯된 유용한 발견의 좋은 예가 되어 설문지 설계에 있어 보편적 수준에 대한 피드백이 되었을 것이다.
5. 이러한 문제점이 인지문제를 일으키기 때문에 사실상 "인지문제"라는 주장이 있었다고 들었다. 그러나 이것은 주요 이슈가 아니다. 예를 들어 어떤 다리가 구조적인 결함으로 인해 사라졌다

면, 강을 건너기 위한 다른 방법을 찾아야 하는 운전자에게는 이것이 인지문제를 유발할 것이다. 하지만 다리의 결함(bridge failure)을 "인지문제"로 라벨링(labeling)하는 것은 하나의 비약이 될 수 있을 것이다.

CHAPTER 06

구두탐색 표준모델 확장

Beyond the Standard Model of Verbal Probing

개요

제시한 바와 같이 인지면담 내에서 탐색의 "표준모델"은 아래의 요소로 구성된다.

1. 예상되는 문제점을 확인하기 위한 설문지 검토
2. 이러한 문제점을 조사하기 위한 방법으로서 인터뷰에 앞서 탐색개발
3. 인지면담 내에서의 계획된 대로 탐색수행(동시 또는 후향적 진행)

이 순서는 여러 인지면담의 특징이며, 이미 이전에 설명된 바 있다(Willis, 1994, 1999). 그러나 특징이 전부는 아니며 탐색행위는 실제로는 훨씬 더 복잡하고 융통성이 있다. 이 장에서 저자는 탐색의 중요한 변화를 탐색이 개발되고 시행되는 방식의 측면에서 심도 있게 다루고 있다.

탐색유형의 분류

탐색에 집중적으로 의존하는 모든 인지면담에서, 두 가지 주요한 요소는 탐색의 개발과 사용이다. 먼저 살펴볼 내용은 탐색 구성의 본질로서 앞서 논한 것처럼 탐색은 일반적으로 표준화되어 있는지, 아니면 면담과정에서 즉석으로 만들어지는 지에 대한 것이다. 두 번째 내용은 탐색 시행의 조건으로, 탐색은 면담자의 계획을 기반으로 주도적으로 시행되는 것인가, 아니면 대상자의 행위에 의존하여 반응적으로 시행되는 것인가에 대한 것이다. 이 2가지 요소는 다양하게 조합되어 4종류의 탐색모델이 만들어지게 된다(**표 6-1**). 탐색 실행에 있어 주요 논란과 변형과 관련하여 저자는 주도적-반응적 관점에서 출발하여 각각의 상대적 가치를 논하고 있다.

표 6-1 인지면담에서 구두탐색의 모델

	주도적 탐색 (면담자/조사원에 의해 착수)	반응적 탐색 (대상자의 행위에 의해 촉발)
표준화된 구조 (면담 전에 구성됨)	(1) 예상탐색	(2) 조건적 탐색
표준화되지 않은 구조 (면담 중에 구성됨)	(3) 즉흥적 탐색	(4) 신생탐색

주도적 탐색

인지면담의 표준모델하에서 구두탐색은 본질적으로 주도적(proactive) 특성을 지닌다. 다시 말해 면담자는 문제점을 적극적으로 찾기 위해 탐색을 이용하며 조사적 입장을 취한다. 저자는 두 가지 주도적 탐색(proactive probes)을 예상탐색(anticipated probes)과 즉흥적 탐색(spontaneous probes)이라고 명명했다. 예상탐색은 5장의 예시에 잘 나타나 있으며, Cosenza(2002)가 "미리 알아보는 구체적인 관심"라고 불렀던 것이다. 이것은 정의상 (a) 면담 전에 개발되는(개인에 의한 것이든 혹은 팀에 의한 것이든), 그리고 (b) 주로 면담자가 표준화된 방법으로 사용하고자 의도한 것이다.[1] 만약 일반적으로 이해되지 않을지도 모르는 특정한 용어나 구절이 예상되면, 인지면담자는 특정 예상탐색을 적용할 수 있다(예, "결혼하지 않은 생물학적 부모는 당신에게 어떤 의미입니까?"). 이런 탐색은 설문지 초안 탐색에 적용될 수 있다(부록 1 참조). 예상탐색은 "계획된", "구성된", 또는 가장 자주 "대본화된" 탐색으로 언급된다.

두 번째 주도적 탐색의 변형인 즉흥적 탐색은 면담을 진행하는 동안 면담자에 의해 만들어진다. 그러므로 이 유형의 탐색에서는 예상탐색에서 적용한 것과 동일한(편향되지 않고 명확한) 용어를 사용하여 탐색함에도 불구하고 표준적인 것은 아니다. 즉흥적 탐색은 면담자가 면담 프로토콜에는 포함되어 있지 않으나 탐색이 필요하다고 판단할 때 주로 사용된다. 경험이 많은 면담자는 전적으로 즉흥적 탐색에 의존하기도 한다. 일례로 저자는 예상탐색을 개발할 시간도 없이 설문지 초안이 만들어진 직후 인지면담을 진행한 경험을 보고하고 있다. 동시에 저자는 즉흥적 탐색이 이상적인 것이라고 주장하지는 않는다.

반응적 탐색

반응적 탐색(reactive probes)은 주도적 탐색과는 근본적으로 반대 의미이다. 반응적 탐색은 "치명적인 애매모호함은 가장 기대하지 않았던 곳에 숨어있을지도 모른다."는 Oppenheim(1966)의 관찰과 관련되어 있다. 다시 말해 우리는 문제를 완벽하게 예상할 수 없다. 그러므로 반응적 탐색은 기대하지 않았던 것에 대해 수행된다. 즉 면담자에 의해 찾아지는 것이 아니라 응답자가 한 말이나 행동으로 표출된 문제들로 이루어지게 되는 것이다. 반응적 면담의 예로, 아래 납 페인트 노출을 주제로 한 면담에서 발췌한 내용을 살펴보자.

면담자: 당신의 집 안에 페인트칠이 벗겨진 벽이 있습니까?(타겟질문)

대상자: 벗겨진? 음…… 아뇨…… 어쨌든, 벽은 아니에요.

면담자: 집 안에 페인트가 벗겨진 데가 있어요?(탐색)

대상자: 네, 창틀이요…… 페인트가 벗겨지고 있어요. 내 생각에는 원래 페인트에요.

이 사례에서, 반응적 탐색("집 안에 페인트가 벗겨진 데가 있어요?")은 예측하지 않은 것이었고, 대상자의 벽은 벗겨지지 않았지만, 다른 데는 벗겨졌다는 것을 암시하는 언급을 유도한 것이다. 면담자는 대답 속에 더 많은 정보가 있다는 것을 탐색의 반응을 통해 알고 계속 진행하기로 결정한 것이다. 주도적 탐색이라면 집안이건 밖이건 페인트가 얼마나 벗겨졌는가에 대해 질문함으로써 문제에 초점을 두어 질문이 작성될 것이다. 그러나 이 경우 해당 질문이 페인트칠 된 다른 부분도 벗겨질 수 있고 그것이 잠재적으로 입주자에게 납 페인트의 위험이 있다는 것까지를 고려하지는 못했을 수 있다. 이 사례에서 반응적 탐색의 필요성이 분명해졌다.

주도적 탐색이 면담 전이나 도중에 구성되는 것처럼, 반응적 탐색도 두 가지의 시간대에 가능하다. (a) 조건적 탐색(conditional probes)은 준비하고 표준화된 공식의 세트에서 선정된 대상자의 행위에 의해 한 번에 시행되고, (b) 신생탐색(emergent probes)은 면담할 때 대상자의 어떤 행위를 기반으로 즉흥적이고 유연하게 만들어진다.[2]

조건적 탐색은 Conrad와 Blair(2001)가 제안하였으며 규칙은 **표 6-2**에 제시되어 있다. 반면에 신생탐색은 특별한 규칙이 있다기보다는 확장된 대화처럼 보인다. 위에 제시한 납 페인트 사례는 신생탐색을 포함하는 면담의 일부가 된다. 신생탐색은 표준 탐색모델과 가장 차이가 있는 방법으로 (a) 예상된 문제를 바탕으로 하지 않으며, (b) 탐색대화의 형식적 규칙을 거의 사용하지 않는다는 특징이 있다.

표 6-2 조건적 탐색 사용규칙

조건	조건적 탐색
1. 대상자가 대답을 못하거나 답을 모른다.	"당신이 답하려고 하는 동안 무엇을 생각하였습니까?
2. 대상자가 한동안 침묵 후 대답한다.	"답변하시는 데 시간이 좀 걸렸습니다. 무슨 생각을 하셨습니까?"
3. 대상자가 "음", "어"와 같은 노골적인 신호를 사용하고 답을 바꾸는 등 확신을 갖지 못한 채 대답한다.	"당신은 어느 정도 확신을 하지 못하는 것 같습니다. 왜 그런지 말해줄 수 있겠습니까?" "왜 대답을 바꾸셨습니까?"
4. 대답이 특정한 조건의 충족 여부에 따른다(예, "만약 아주 정확한 답이 필요하신 게 아니라면 스물 다섯 번이라도 말하겠습니다").	"당신은 확신하지 못하는 것으로 보이네요. 왜 그런지 말해줄 수 있겠습니까?
5. 잘못된 대답: 구두보고가 오해나 부적절한 반응과정을 암시한다.	과정이 진행되는 동안 특정 용어에 대한 응답자의 이해를 명확히 하라. 예를 들어 응답자가 "다루다"는 단어를 잘못 이해한 것으로 보이면, 그 용어를 탐색하라("그래서 당신은 어떤 일을 해내지 못했습니까?")
6. 대상자가 대답을 하는 대신 정보를 요청하다.	"만약 내가 답을 할 수 없으면, 그것의 의미를 무엇으로 정할 겁니까?" "그것이 의미할지도 모른다고 당신이 생각하는 다른 것이 있습니까? 어떤 종류입니까?"

출처: Conrad & Blair (2001). 의미를 명확히 하기 위하여 일부 수정하였음.

저자는 모든 종류의 탐색이 일반적으로 사용되기 때문에 **표 6-1**의 유형 분류체계를 상세하게 설명했다. 그러나 어떤 것이 더 나은지 명확하지 않고, 그중 하나를 결정하는 것은 간단하지 않기 때문에 이는 인지면담자들을 서로 다른 진영으로 나누는 다소 논쟁이 되는 지점이다. 다음으로 두 가지 주요 관점 (1) 주도적 탐색 대 반응적 탐색, (2) 표준화된 구조적 명담 대 자유로운 형식의 면담의 장단점에 대해 논의하고자 한다.

주도적 탐색과 반응적 탐색

이 관점은 실제로 인지면담 실행의 핵심이다. 탐색은 문제점을 활발히 찾기 위한 것인가? 아니면 면담 도중 드러나는 문제를 추적하기 위함인가? 각 탐색방법은 논리적인 영역에서 지지와 비판을 모두 받을 수 있다. 저자가 좋은 탐색방법으로 지지한 바 있는 주도적 탐색은 평가하고자 하는 질문지의 결점에 관한 가설을 기반으로 하기 때문에 실제로 보다 체계적이다. 또한 예상탐색과 같은 표준화된 형식만을 사용하는 경우 면담자 간의 차이를 줄여줄 수 있다. 그 결과 초보 면담자가 포함된 연구에서는 예상탐색을 포함하여 완전한 주도적 방법으로 탐색을 진행하게 된다(예, Willis, Al-Tayyib, & Rogers, 2001).

반면 Conrad와 Blair(1996, 2001)는 주도적 접근의 남용 가능성에 대하여 경고하면서 반대 주장을 하였다. 그들은 주도적 탐색으로 문제를 찾아내는 것은 실제로는 존재하지 않는 설문지 항목의 문제점을 만들어내는 측면이 있다고 주장하였다. Conrad와 Blair는 문제점을 찾는 대신, 개개인이 문제점이 있다는 암시를 주었을 때에만 반응적으로 탐색을 해야 한다고 주장한다.

이 반대 주장은 인지면담자들에게는 역설적이다. 우리는 한편으로는 예측되는 문제를 캐내기 위해 주도적으로 탐색하고 싶어 하면서, 다른 한편으로는 어떠한 상상의 결점을 규명해내기 위해 질문을 끝까지 파헤쳐 문제를 만들어내는 것은 원하지 않고 있다. Conrad와 동료들이 반응적 기술에 대해 실험을 했는데, 조건적 탐색은 연구원들 사이에서 주도적 접근과 비교하여 문제가 있는 질문을 확인하는 데 좋은 합의를 이끌어 낼 수 있었다.

하지만 이와 같은 연구결과가 최종 결론이라 할 수는 없다. 특히 반응적 탐색(예, 면담 도중 목격할 수 있는 것)을 통해 확인된 문제는 분명하기 때문에 쉽게 동의를 이끌어낼 수 있다. 즉, 만약 대상자가 혼란을 확실하게 표시하면, 관찰자 내 합의(inter-observer agreement)를 더 잘 이끌어낼 수 있게 된다. 반면 주도적 탐색을 통해서만(다시 말해, 조사를 통해서) 드러나는 문제는 더 감지하기 힘들고 복잡하며 가변적이어서, 합의 수준은 낮게 나타날 가능성이 많으나 이 문제들은 실제로 존재하는 것일 수 있다.

반응적 탐색만을 수행하는 경우 환상에 불과한 문제 생성을 제한한다는 장점이 있지만, 동시에 이런 제한이 면담을 방해하고 중요한 문제점을 놓치게 할 수 있다. 인지면담의 주목적이 불분명한 문제점을 규명하는 것이라 한다면, 표면에 드러나지 않은 문제점 찾기를 태만히 해서 DeMaio와 Rothgeb(1996)가 주장한 묵시적 오인(silent misinterpretation)을 야기해서는 안될 것이다.

이러한 주요 현상을 잘 나타내 주는 예로, 대상자들은 설문지가 의도한 대로 용어를 충분히 이해했다고 믿고 있으나, 사실은 그렇지 않음을 인지면담에서 일관되게 보여주고 있다(Schober & Conrad, 2003). 예를 들자면, NCHS 인지 실험실에서 여러 차례에 걸쳐 실험한 보건조사 질문 중 "당신 또는 당신 가족 중에 치아 씰란트를 한 사람이 있습니까?"(Lesser 외, 1989 참조)가 그것이다. 매번, "치아 씰란트"라는 용어의 해석이 문제가 되는 것으로 발견되었다. 대상자들은 이것을 "치아의 구멍을 메우는 것"으로 해석하는 경향을 보였다(치아를 봉한다는 의미에서는 논리적인 것으로 보인다). 그러나, 사실 치아 씰란트를 하는 것은 충치를 예방하기 위해 치아 위에 뿌리는 것으로 자신 있게 "예"라고 대답한 응답자는 틀린 것이다. 이 경우는, 개개인의 반응과 반응적 탐색에서 문제를 탐지할 만한 아무 내용이 없어 다음 질문으로 넘어가게 될 것이다. 즉 이 경우 타겟질문에 문제가 있다는 것을 알아낼 수 있는 방법은 오직 주도적(proactive) 기법을 사용한 적극적 탐색(예, "당신에게 치아 씰란트는 무엇을 말하는 것입니까?")을 통해서이다.

추가적인 사례로 "지난 30년 동안, 천식 증상으로 수면 유지(stay asleep)가 어려웠던 날은 며칠입니까?"라는 질문은 "천식이 당신의 수면에 어떤 영향을 미쳤습니까?"라는 탐색 전까지는 아무 문제가 없었다. 그러나 이 탐색질문 후에 대상자들은 "수면 유지(stay asleep)"라고 들은 것이 아니라 "수면 시작(fall asleep)"이라고 완전히 다르게 들었다는 것이 드러났다(Willis, Bornstein, Sand & Alakoye, 2000). 이와 유사하게, Beatty(2004)는 "지난 12개월 동안, 당신의 신체적, 감정적, 혹은 정신적 건강에 대해 주치의나 가정의와 몇 번이나 전화로 상담하였습니까?"라는 질문을 하였다. 신속하고 명확하게 대답한 대상자를 대상으로 탐색한 결과, 일부 대상자들이 '전화로' 라는 용어를 고려하지 않아서 잘못 응답하였다는 것을 알아냈다.

저자는 이런 묵시적 오인에 대한 발견이 인지면담의 핵심이며 이것이 단지 관찰에만 의존해서는 안 되는 이유라고 지적하고 있다. 2장에서 논했듯이, 이론적인 뒷받침으로 대화에 기반을 둔 심리언어학적 개념을 되새길 필요가 있다. 반응적 탐색의 신뢰성을 담보하기 위해서는 인지면담자들이 대상자들과의 상호이해에 실패했다는 명백한 단서에 의거하여야 한다. 이는 질문에 대한 이해에 어려움을 나타내는 대상자들은 상호이해가 이루어지기 전까지는 대화가 이어지기 힘들기 때문이다. 간단히 말해서 의사소통에 실패하는 경우 대상자들은 면담자들이 이에 대해 알 수 있게 해 준다는 것이다.

물론 이러한 조건이 인지면담은 물론이고 일상적 대화나 조사연구 과정에서 일반적으로 발생한다고 하기는 어렵다. 지난 관찰내용을 반복해 살피고 조사질문지를 표준화하는 경우 오해를 교정하는 기전이 종종 간과될 수 있다. 오해를 확인하기 위한 반응적 탐색에 의존하는 것은 상호교환 자체가 상호이해를 확보하지 못했다는 명백한 표시를 드러내지 않는 한 성공적일 수 없다. Van der Zouwen(2002)은 언어학자가 전형적 시퀀스(paradigmatic sequence)라고 부르는 또는 면담자와 대상자 간에 명백한 확인 없이 진행되는 상호작용에 의존하는 것의 위험에 대해 기술하고 있다.

전형적으로 진행되는 일련의 과정이 질문지의 자료의 질을 담보해주지는 않는다. 예를 들어, 응답자의 질문에 대한 오해는 응답자가 엉뚱한 반응을 보일 때까지 알 수 없다. 저자는 최종적으로 무언의 오해를 찾아내기 위해서는 인지면담이 반드시 사전에, 분명한 문제점이 있다는 표시가 없더라도 탐색을 해야 한다고 결론내리고 있다.

표준탐색과 자유탐색

표 6-1에는 인지면담자들에게 중요한 이슈와 관련된 관점이 소개되고 있다. 주도적 탐색이나 반응적 탐색 모두에서 탐색은 면담 이전에 구체적으로 구성되어야 하는가, 혹은 도중에 만드는 것이 용인되는가? 다시 말해 주도적이라는 전제하에서 비교적 표준화된 예상탐색과 면담 도중 면담자에게 떠오르는 즉흥적 탐색인가의 차이를 말하는 것이다. 반응적이라는 전제하에서라면, 표준화된 조건적 탐색인지 또는 표준화되지 않은 즉석의 신생탐색인지에 대한 이슈이다.

몇몇 연구자들(예, Conrad & Blair, 2001)이 면담 동안 만들어진 탐색을 의심의 눈으로 보는 것은 당연하다. 일반적으로 중요한 이슈는 면담자의 스타일–"전문적인" 혹은 "개인적인" 접근을 취하는 것이 더 나은지 아닌지에 집중되어 있다

(Dijkstra & van der Zouwen, 1988; Schaeffer, 1991). 즉흥적 탐색과 신생탐색의 사용은 명백히 개인적이고 연구자들의 일상적 면담절차에서 두드러지게 나타난다. 그때 그때 탐색문구를 만드는 것은 비과학적이고, 무계획적이며, 무엇보다도 잠재적으로 편향될 수 있다(Ericsson & Simon, 1980).

유연한 접근법을 유지하는 것은 탐색을 구성하는 데 특정한 이점도 있다. 실제로 저자는 가장 흥미롭고 생산적인 형태의 탐색은 면담과정 중에 개발된다는 것을 발견하였다. 이러한 경우 이미 사전에 대본화된 탐색은 이용할 수 없다. 시간이 흐르면서, 면담자들은 즉흥적 탐색과 신생탐색 개발에 매우 능숙해지는 경향을 보였다.

즉흥적 탐색은 특히 실험 주제로 제시된 "실제(real world)" 상황의 맥락에서, 면담자가 질문이 실패할 수 있는 잠재적 요소에 대한 직관(insight)을 개발할 때 유용하다.

면담자: 지난 12개월 넘게, 당신이 마가린을 사용할 때 얼마나 자주 저지방 마가린을 사용하였습니까?(타겟질문)

대상자: 사용한 적 없습니다.

면담자: 당신이 먹은 음식에 마가린이 들어있지 않다는 것을 알아차릴 수 있다고 말씀하시는 겁니까?(즉흥적 탐색)

대상자: 물론이죠 – 만약에 당신이 의미하는 게…… 테이블에서 내가 내 음식에 넣는 것이라면요. 하지만 내 아내가 요리를 해서 – 아내가 스토브에서 뭘 하는지 누가 알겠어요? 내 생각에 거기 마가린이 있으면…….

인지면담 프로토콜을 위한 탐색을 준비할 때, 저자들은 요리재료를 조절할 수 있는 사람들을 마음속에서 생각하였고, 몇몇 예상탐색을 개발하여 잠재적 결점을 짚어내기로 계획했다. 예상탐색은 12개월이 넘는 기간에 대한 회상과, 대상자가 "저지방" 마가린을 어떻게 생각하는지 등등에 대한 것이었다. 그러나, 위 대화에서의 대상자는 예상하지 못한 상황을 만들어냈다. 저자는 면담과정 중에 이미 그가 요리를 전혀 하지 않고 아내에게 전적으로 의존한다는 것을 알고 있었다. 주어진 맥락에서, 마가린 문제를 물어봄으로써 의미 있는 대답을 하는데 필요한 지식에 있어서의 결손을 포함하여 추가적 문제점의 가능성을 알게 되었다. 이러한 사실 확인을 통해 즉흥적 탐색으로 진행되었고 그 가치가 인정되었다.

이러한 유형의 추론과정을 통해, 매우 자유로운 형태의 신생탐색은 통제 불가능한 특성에도 불구하고 유익하게 사용될 수 있다. 저자는 현장에서 탐색하는 것이 표준화된 조건적 탐색 준비에 의존하는 것보다 유용하다는 것을 발견하였다. 대상자는 망설임, 반응 제한, 혹은 일관적이지 못한 반응과 같이 문제를 보일 수 있으며, 적절한 후속탐색의 속성은 즉석에서 나오는 질문이 구체적이어야 한다는 것이다. 한 도시의 성병 클리닉에서 시행한 HIV 위험요소에 대한 인지검증 대화를 살펴보자.[3]

면담자: 지난 12개월간 섹스 파트너가 몇 명이었습니까?(타겟질문)

대상자: 글쎄요……. 두 명이요. 두 명이 고정적이었고……. 나머지는 정확히 당신이 말한 파트너는 아니에요.

면담자: 나머지요? 좀 더 자세하게 말해주세요.(신생탐색)

대상자: 저기, 내가 클럽에서 만난 여자 두 명이요. 하룻밤 파티에서 만나는 거, 심각한 거 없이. 이름도 잊어버렸고요.

면담자: 그래서 당신은 그들을 섹스 파트너로 생각하시나요? 아닌가요?(신생탐색)

대상자: 글쎄요, 섹스 부분에 대해서는 "예"이지만, 그들이 내 파트너는 아니에요.

면담자: 내가 이렇게 질문하면 어때요? 지난 12개월 동안, 섹스한 사람이 몇 명이에요?(신생탐색)

대상자: 아, 그러면 네 명이 되겠네요. 두 명은 고정적이고, 두 명은 운 좋은 아가씨들……. (웃음)

대화는 대상자가 생각한 "파트너"로는 부적절했던 "섹스 파트너"라는 용어의 사용을 분명하게 한다. 이 부분의 다른 주목할 만한 요소는 아래와 같다.

1. 면담자는 질문에 대한 대상자의 첫 번째 대답에서 얻은 단서를 바탕으로 반응적 탐색을 사용하였다.
2. 새로운 탐색이 생겨났다 – 글로 작성되거나 구조화되지는 않았으며 오히려 질문에 대한 대화에 가까웠다.
3. 탐색은 복잡했고, 여러 가지가 고려되었고, 후속적(follow-on) 대화와 흡사하다. 즉 상호이해를 목적으로 하는 것으로 전통적 의미에서의 인지면담에서 추구하는 고립된 형태의 탐색과는 반대되는 개념이다.
4. 탐색의 한 가지 목적은 질문 초안에 대한 즉석의 진단에 의거하여 타겟질문을 다양한 형태로 시도해 보는 것이다. 이는 의심되는 문제의 속성을 규명하고, 잠재적인 대안을 검증하도록 해준다.

위와 같은 형태의 대화는 인지면담에서 매우 흔하며, 미리 결정된 순서에 따르고 순수하게 대본화된 예상탐색의 시행과는 완전히 다른 접근방법이다.

요약

- 주도적 탐색에는 필수적인 기능이 있다. 탐색을 명백한 어려움이 관찰되는 사례만으로 제한해서는 안 된다. 그렇게 하지 않으면 표면 아래에 존재하는 문제, 다시 말해 숨겨져 있거나, 무언의 오해를 반영하는 문제를 놓치게 될 것이다. 충분히 효율적이기 위해서, 탐색할 때는 주도적이어야 하고, 찾아야 하며, 조사해야 하고, 5장을 통해 밝힌 탐색의 유형을 적용해야 한다.
- 반응적인 형태의 탐색은 인지탐색의 근본이 된다. 만약 우리가 반응적 탐색의 사용을 완전히 배제하고, 프로그램된 주도적 접근법만을 고수한다면, 우리는 예상하지 못했던 여러 문제점을 놓치게 될 것이다. 왜냐하면 주도적 접근법은 증명하기만 하고 의심스러운 문제점을 발견하지 못하게 하기 때문이다.
- 일반적으로 예상탐색이 특히 실용적이고 유용한 때는 다음과 같다. (1) 면담을 준비하고 인지검증 프로토콜을 계획할 시간이 충분할 때, (2) 인지면담자가 비교적 경험이 없고, 구조적인 접근법의 지침을 받게 될 때(경험이 없는 면담자는 종종 완전히 구조화된 탐색을 원한다), (3) 질문지가 복잡하거나 따라 읽기 어려운 형식 또는 지나치게 많은 집중을 요구할 때 유용하다(이 경우 예상 탐색은 면담자를 그때그때 탐색질문을 만들어야 하는 부담으로부터 자유롭게 한다).
- 주도적이든 반응적이든, 탐색은 마치 어떤 특정 상황에 맞춰서 입는 옷처럼 선택될 수는 없다. 때로 적절한 탐색은 사실(fact)에 앞서 만들어질 수 없고, 즉흥적인 또는 새로운 형태로 만들어져야 한다.

연습문제: 신생탐색

아래 대화는 모두 신생탐색을 포함하고 있다. 탐색이 예상 또는 대본화되어 있지 않고, 대상자가 말하는 것만을 바탕으로 하고 있다. 이런 유형의 탐색이 가장 어려운데, 현장에서 매우 미묘한 문제들을 인지해내야(on-the-spot recognition) 하기 때문이다. 무엇이 문제인지 포착하기 위해서는 대상자가 타겟질문에 처음으로 반응하는 순간을 읽고, 그 지점에서 면담자가 어떻게 탐색할 것인가를 생각해야 한다. 그러면 제시된 탐색을 보자. 탐색에는 여러 가지 방법이 있는 만큼, "맞는" 대답은 없다. 탐색은 아래와 같다.

사례 1

대상자는 56세 여성이다.

면담자: 가장 체중이 많이 나갔던 게 몇이죠?

대상자: 아, 가장 많이요? 60kg 정도요, 그런데 그때뿐이고 꽤 빨리 회복했어요.

제안탐색

면담자: 아, 그게 언제였지요?

대상자: 내가 첫 아이를 임신했을 때에요.

면담자: 당신이 임신을 하지 않았을 때는요? 그때 가장 체중이 많이 나갔을 때는 얼마였어요?

대상자: 전 항상 마른 편이었어요, 50kg을 넘은 적이 없어요.

면담자는 질문이 여성이 임신했을 때를 포함할지 혹은 제외할지에 대해 명확히 하는 것에 실패했다는 것을 알 수 있다. 그리고 어느 쪽이든 이것은 질문에서 명시되어야 할 필요가 있다. 질문을 만들거나 탐색을 구성할 때 아무도 이것을 생각하지 못했다. 그러나 그것은 추가적인(새로 생겨난) 논의의 결과로서 면담과정 중 나타났다.

사례 2

대상자: 지난 30년 동안 천식 증상으로 잠드는 것(falling asleep)이 어려웠던 날이 며칠입니까?

대상자: 아뇨, 천식이 잠자는 걸 어렵게 하지는 않아요.

제안 탐색

면담자: 일단 당신이 잠들면, 잠자고 있는 동안(stay asleep)은 어떻습니까? 천식이 자는 걸 어렵게 하나요?

면담자는 질문이 "잠드는 것(falling asleep)"에 대해 묻는 것이 아니라는 것에 주목했다. 그러나 "수면 유지(stay asleep)"가 어렵든 아니든, 대상자는 그것을 잘못 해석한 것으로 보인다. 그러나 면담자가 주의를 기울여 질문과 응답 사이의 관계에 주목하지 않는 한 이러한 문제는 놓치기 쉽다.

사례 3

면담자: 경찰이 불법적인 행위를 했을 것으로 의심되는 운전자를 멈추게 하는 권리를 가져야 한다고 생각하세요?

대상자: 물론이죠(잠시 멈춤. 어리둥절한 표정을 지음). 물론이죠—어, 잠깐만요, 그 경우에는 절대 아니죠.

제안 탐색

면담자: 처음에는 "물론이다"라고 대답했다가 그 후에 "아니다"로 바꿨어요. 왜 그런 거죠?

대상자: 처음에는 당신이 경찰이 범죄를 저지르는 것을 봤을 때 어떤 사람을 멈추게 하는 것에 대해 묻는 거라고 생각했거든요. 그런데 그러고 나서 당신이 "의심하는"이라고 말했던 게 떠올랐어요. 그건 얘기가 다르죠.

처음에 면담자는 두 번째 질문으로 이동하는 데 서둘지 않았고(현장 면담자는 빈번하게 그러하다), 대상자가 잠깐 멈추고 나서 그의 마음을 바꿀 때까지 기다렸다. 이후 이 변화를 탐색하여 그 사람이 처음에는 질문의 의미에 대해 확신하지 못했다는 것을 밝힌다.

사례 4

면담자: 다음 중 어떤 것이 사망의 가장 큰 원인이라고 생각하세요? 암, 심장질환, 뇌졸중, 자동차 사고, 에이즈.

대상자: 어……. 음, 심장질환……. 그게 암이나 다른 것들보다 더 커요.

제안 탐색

면담자: 그 다른 것들이 뭐였는지 기억하시겠어요?

대상자: (웃음) 글쎄요, 아니, 사실은. 제가 암이랑 심장질환은 기억해요, 그런데 내가 놓친 몇 가지가 더 있네요.

"다른 것"은 무엇인지 – 면담자가 응답자가 다른 리스트의 항목을 실제로 들었는지, 고려할 수 있는지(이 사례에서는 아니다)를 밝혀내도록 한다.

사례 5

마지막으로 신생탐색의 여러 사이클(cycle)이 포함된 사례를 보자.

면담자: 당신은 몇 년도에 처음으로 풀타임으로 일을 했습니까?

대상자: 어디 봅시다…… 내 첫 번째 진짜 직업(real job)이…… 1972년이요.

제안 탐색

면담자: 진짜 직업(real job)이요? 그때 어떤 일을 했는지 좀 더 말해주세요.

대상자: 대학을 졸업한 직후 처음으로 은행에서 제대로 된 직업을 갖게 되었지요. 그 전에는 여름 일(summer jobs)만 했었거든요.

면담자: 여름 일은 어땠어요? 풀타임이었나요? 아님 파트타임이었나요? 아니면 또 다른 거?

대상자: 글쎄요, 여름 일은 일주일에 40시간 일하는 것이었어요, 하지만 두 달 정도 하는 것으로 정규직은 아니었지요.

면담자: 그러면, 제가 처음으로 풀타임으로 일을 한 것이 언제냐고 물었을 때, 여름 일을 생각하셨어요, 안 하셨어요?

대상자: 아뇨. 난 당신이 여름 일을 의도하고 물었다고 생각하지 않아요. 내가 처음으로 진짜 정기적인 풀타임 직업을 갖게 된 때를 의도한 거죠. 만약에 당신이 여름 일까지를 의도한 거라면, 고등학생인 때로 되돌아가게 됩니다 – 다른 이야기가 되는 거죠.

처음 응답에서 질문 자체에는 포함되지 않은 "진짜 직업"에 대한 대상자의 언급이 포함된다. 이것은 간단히 면담자가 추가적인 설명을 요청하도록 한다. 질문에 대한 추가적인 대화를 통해 면담자는 대상자의 첫 번째 풀타임 직업에 대한 해석과 질문이 찾고자 했던 것 사이의 불일치를 분명하게 한다.

참고

1. 탐색의 문제점은 각 면담자가 개별적으로 고안할 수 있으므로 완전히 표준화될 수 없는 것이다.
2. 정확하게 정의되지 않았을지도 모르지만, 신생탐색에 대한 관념은 Kristen Miller와 Paul Beatty가 NCHS에서 비공식적으로 논의한 바 있으며, Beatty(2003)에 의해 기록되었다.
3. 이전의 발표되지 않은 사례는 저자의 인지면담 결과 기록에서 발췌하였다.

CHAPTER 07

포괄적 면담으로서의 인지검증

A Further Perspective

Cognitive Testing as Expansive Interviewing

개요

이 책의 초반부에서는 인지면담의 역사, 발전 및 인지적 관점을 통한 실무를 살펴봄으로써 인지면담을 소개하였고, 마지막 몇 장에서는 인지적 오리엔테이션으로부터 상당히 거리를 두고 서술하고 있다. 먼저 저자는 앞서 소개한 문제점과 탐색의 본질이 인지가 아니라, 논리적 혹은 구조적으로 분류되는 편이 낫다는 주장을 소개하고 있다. 앞에서 저자는 몇 가지 탐색 접근법–특히 신생탐색 부류–을 소개하였는데, 이러한 접근법은 질문에 대한 평가를 위한 인지적 방법이라기보다는 개방적 대화로 보일 수 있다. 이번 장에서 저자는 인지면담의 기본 성격과 관련하여 근본적으로 다른 관점을 제안함으로써 이 개념의 맥락을 이어가고자 한다.

인지면담에 대한 거시적 관점

인지면담이 소개된 이후, CASM 운동의 확산에도 불구하고 가끔씩 인지모델은 충분하지 않다는 전문가들의 의견이 있었다. 인지모델에 반대하는 전문가들은 인지의 방향이 틀렸다고 주장하는 것이 아니라, 인지모델은 빙산의 일각이라고 주장했다. 몇 년 전 NCHS의 Trish Royston는 "인지면담(cognitive interview)"보다 "집중적 면담(intensive interview)"이라는 용어를 더 선호한다고 말했다. 몇몇 다른 연구자들도 많은 수의 인지면담이 특별히 인지적이 아니라는 주장을 제기하였다(Blair & Presser, 1993). 이러한 상대적 견해는 충분히 공론화되지는 못했으나 여전히 잠재적으로 남아있다. 인지면담을 설명하기 위해 다양한 용어와 개념이 적용되었으며 이는 논리적 문제점, 신생탐색, 정교한 탐색(elaborative probing), 문화인류학적 면담(ethnographic interview), 표준화되지 않은 인지면담, 그리고 Grand Tour 접근 등이다. 저자는 인지면담의 특징을 "인지적" 혹은 "집중적"보다는, Beatty, Schechter와 Whitaker(1996)에 의해 소개된 용어인 포괄적(expansive)이란 용어 사용을 제안하고자 한다. 다시 말해 면담은 현상의 이해를 확장시키는 수단으로써, 검증하고자 하는 설문조사 질문에서 그 현상을 설명하는 방법이라는 것이다. 비록 이러한 설명이 모호하기는 하나 몇몇 연구자들의 상당한 지지를 받았으므로, 저자는 어느 정도 일치된 결론을 향하는 현장의 동향에 대해 논하고자 한다.

논리적, 구조적 문제 범주의 적용

앞에서 이미 구조적 결함이 있는 사례를 설명함으로써 비인지적 관점을 소개한 바 있다. 원래 이런 문제점은 질문 안에 내재되어 있는 것이지 대상자들이 정신적으로 그것들을 어떻게 처리하는지 여부에 따라 달라지는 것이 아니다. 이는 응답오류의 일정 부분은 응답자와 설문조사 도구 때문이라는 견해(Groves, 1989)가 나타내는 바와 같이 논란의 여지가 없다고 할 수 있다. 면담을 하는 동안 이 문제점들은 우리가 대상자의 삶과 관련된 사실을 알게 되면서 분명해질 수도 있다. 아주 간단한 예로, "당신이 집을 소유한지 얼마나 되었습니까?"라는 질문은 응답자들 중 한 사람이라도 세입자가 있으면 결함이 있는 질문이 되는 것이다. 이론적으로는 논리적인 문제를 확인하기 위해 실시간으로 대상자 면담을 하는 것이 불필요하다. 다시 말해, 관련 있는 영역에 대한 숙지는 그 자체로 충분해야 한다. 예를 들자면, 우리는 앞의 예시를 통해 어떤 사람은 집을 소유하고 있고 어떤 사람은 임대를 하고 있다는 것을 알아내는 것이나, 음식은 전통적 방법이 아닌 전자레인지로도 조리할 수 있다는 것을 알아내는 것이다. 유사하게 우리는 중국에서 시행되는 중국인 응답자의 실제 먹는 음식의 범위에 대한 포괄적 관찰연구에서 어떤 음식을 식이요법 평가에 포함시킬 것인지에 대해 결정할 수도 있다.

하나의 대안으로서 인지면담은 적당히 풍부한 지식 근거의 대체물을 제공하고 논리적 결함을 찾을 수 있는 방법을 제공할 수 있다. 위에서 제시한 바와 같은 종류의 오류를 탐색하기 위해서는 보통의 인지탐색은 적절하지 않으며, 인지과정과 관련된 지식을 보충하고 또한 질문이 우리 응답자들의 삶의 상황과 일치하는지 결정할 필요가 있다. 우리는 말 그대로 "이 질문이 당신에게 얼마나 잘 적용되었습니까?"라고 묻는 공식에 의지할 수 있을 것이다.

그러나 일반적으로 인지면담자는 더 신중한 접근법을 적용하고 단순하게 대상자에게 그들이 자세한 상황에 대해 자세히 말하도록 "그것에 대해 더 말해주십시오" 라고 요청한다. 게다가 이런 형태의 탐색은 앞 장에서 소개된 바와 같이 특정 형태의 하위 범주로 표현될 수 있다는 점에서 포괄적이다(이것은 사실상 예상탐색, 즉흥적 탐색, 조건적 탐색, 또는 신생탐색이 될 수 있다). 사실상 우리는 해당 분야의 실질적인 전문가로서 우리의 대상자에 대하여 조사하였고, 설명의 범위 확장을 위해 탐색했다고 할 수 있다. 불법 약물을 복용하는 것과 관련된 세부사항에 대해 마약 복용자만큼 지식이 많은 사람은 없기 때문에, 이런 개별 대상자들로부터 얻어진 진술은 약 사용에 대한 질문 수정에 적절하게 적용될 수 있다.

정교한(포괄적) 탐색

NCHS의 Beatty와 동료들은 거의 동일한 주제-인지면담자들은 질문 자체를 향해 관심을 갖는 것 외에 종종 보다 넓은 관점에서 외부로도 초점을 맞춘다-를 지속적으로 다루고 있다. 두 가지 연구에서 그들은 경험이 많은 면담자들이 프로토콜에서 면담자들이 해야 한다고 제시한 내용과 대비하여 실제로 무엇을 하는지를 알아내고자 하였다. 이러한 관찰연구에서 Beatty, Willis, Schechter(1997)는 탐색범주를 두 가지 종류로 구분했다.

1. 재정향 탐색(Reorienting probes). 이것은 과거에 대해 답하는 것에 초점을 둔다. "지난 30일 동안 당신의 건강이 좋지 못했던 날은 며칠인지 숫자를 제시해 줄 수 있습니까?
2. 정교한 탐색(Elaborative probes). 이것은 설문조사 질문 평가를 위해 대상자의 생활에 대한 세부사항을 결정하기 위한 완전한 구술보고(verbal report)에 초점을 둔다(예, "그때 왜 일을 하지 않았는지 더 말해주세요").

재정향 탐색은 그 질문에 대한 대답을 추구하는 반면, 정교한 탐색은 질문 주제가 확장된 상태에서 질문의 곁길을 택한다. 흥미롭게도 Beatty, Willis 등은 사용된 탐색의 유형이 대상자의 그 다음의 행위에 주요한 영향을 미친다는 것을 발견했다. 재정향 탐색에 의한 응답의 경우 1/4이 정확했고, 타겟질문에 대해 부호화할 수 있는 답으로 이루어져 있었으나, 정교한 탐색에 의한 응답은 약 5%만이 같은 수준의 정확함을 보여주었다. 이러한 결과는 탐색의 본질이 대상자의 행위에 영향을 미친다는 것을 나타내는 것 외에, 어떻게 탐색의 목적에 기반해서 우리가 탐색의 유형을 선택하게 되는지 보여준다. 즉 우리는 (a) 모호하거나 부호화할 수 없는 답을 한 대상자들에게 다시 방향을 제시하거나(재정향 탐색), (b) 보다 넓은 범위에서 개개인의 반응의 근거를 조사하기 위해 더 자세하게 탐색하게 된다(정교한 탐색).

Beatty, Willis 등(1997)은 인지면담자들은 전체적으로 봤을 때 질문평가와 관련한 폭넓은 정보를 얻어내는 것에 비해 응답자들로부터 타겟질문에 대한 반응을 이끌어낼 수 있는지 아닌지를 밝히는 데에는 관심이 부족하다고 하였다. 즉 우리의 목적은 응답자들이 부호화할 수 있는 답을 하도록 사람들에게 질문을 마구 하는 것이 아니며(이는 실제 면담의 기능이기는 하다), 우리의 목적은 정확하고 부호화할 수 있는 답이 의미가 있는지, 없다면 왜 없는지를 알아내는 것이다. 저자들은 정교한 탐색, 심지어 매우 단순한 형태의 "그것에 대해 좀 더 말해주시겠습니까?"도 매우 유용할 수 있다고 주장한다. 왜냐하면 이것은 질문 자체의 엄격한 한계를 넘어 대화로 확장하기 때문이다.

Beatty 등(1996)은 NCHS 인지 실험실에서 시행된 면담의 검토를 바탕으로 하여 아래의 내용으로 탐색유형을 제시했다.

(a) 전통적인 인지탐색(Willis, 1994)

(b) **확인탐색:** "그래서 지난 30일 동안 당신이 건강하지 않았던 것은 오직 하루 동안입니까?

(c) 부가적인 서술적 정보를 얻을 수 있도록 설계된 포괄적 탐색: "당신의 관절염에 대해 더 말씀해 주세요."

(d) 대상자를 원래 질문으로 회귀시키는(재정향) 기능적인 언급은 포괄적 탐색과는 반대이다. "예, 나는 당신이 지난 30일 동안 어떻게 느꼈는지에 대해서 이야기하고 있습니다."

(e) **피드백 탐색:** "고맙습니다, 그게 바로 내가 찾고 있는 종류의 정보입니다."

흥미롭게도 Beatty 등(1996)은 전형적인 인지탐색은 상대적으로 드물고, 대안적이며 이전에 인지되지 못한 형태의 탐색이 관찰된다는 것을 발견했다. 피드백과 같이 어떤 형태는 심지어 정보를 탐색하지도 못한다. 그러나 사실상 말하는 것과 비슷한 자연스러운 대화가 질문지에 의해 주로 사용된다.

가장 의미 있는 것은 포괄적 탐색 범주(정교한 탐색의 다른 이름)인데, 이는 단순히 대상자에게 더 많은 정보제공을 요구하기 때문이다. 전통적 방식의 인지면담 방법을 별로 사용하지 않은 Beatty 등(1996)의 연구결과에서 포괄적 탐색이 계속 등장하는 것은 인지면담이 얻어낸 내용에 대한 재해석 요구라 하겠다. 특히 포괄적 탐색은 다음과 같은 이중확인 기능을 제공한다.

(a) 우리는 포괄적 탐색이 대상자로 하여금 타겟질문에 대한 응답을 유도하기 때문에 이를 시행한다. 이러한 탐색은 "상호이해 확인(grounding check)'을 가능케 해준다. 즉 우리가 의도한 대로 질문에 대해 생각했는지 여부를 알게 해준다.

(b) 다음으로 포괄적 탐색에 의해 도출된 정보는 질문에 대한 대상자의 응답이 사실인지 확인하기 위한 수단이 된다. 즉 포괄적 탐색은 "대답을 평가하는 것이 아니라 실제"에 대한 내용을 제공해준다(Cosenza & Fowler, 2000, p. 996).

간단히 말해, 가상의 사례를 들어, 우리가 "가정 쓰레기는 얼마나 자주 수거해 갑니까?"라고 물으면, 대상자는 "일주일에 두 번이요."라고 대답할 것이다. 우리가 포괄적 탐색에 의존하여 "쓰레기를 수거해 가는 것에 대해 더 얘기해 주세요."라고 물으면 "쓰레기는 월요일에 수거해 가고, 재활용은 수요일이에요."라고 답할 것이다. 만약 우리의 측정목적이 단지 쓰레기 수거를 측정하고 재활용을 배제하는 것이라면, 우리는 질문 해석에 문제가 있다는 것을 발견하게 된다. 이 사례에서 (a) 타겟질문은 대상자와 연구자 사이의 상호이해를 성취하는 데 실패했고, (b) 연구자의 의도를 고려해볼 때 원래의 답변은 사실이 아니기 때문에 대화를 확장하는 것이 필요하다.

이 질문평가 순서에 대한 논리는 몇 년 전 Converse와 Presser(1986)에 의해 알려졌고, 인지면담 문헌을 검토한 결과 동일한 철학이 반복적으로 나타나고 있다고 하였다(예, Rho & Sangster, 2003). 일부 연구자들은 이 논리적 접근을 수정하여 타겟질문에 앞서 포괄적 정보를 얻었다. Cosenza와 Fowler(2000)는 전향적 탐색이란 주의 깊게 구조화된 인지면담에 앞서 면담자가 대상자에게 설문지의 일반적인 주제에 대해 이야기해 보라고 요청하는 것이라고 기술하고 있다. 먼저 인지면담으로부터 이끌어내고자 하는 전향적 사건에 대한 내용부터 시작함으로써(예, 지난해 건강관리 활용과 관련하여), 저자는 설문조사 질문에 대답한 사람이 일관적이지 못한 대답을 하는지 알아내어 해결하고자 하였다. 또한, Wilson과 Peterson(1999)은 독립적으로 그들이 상징적으로 '대상자의 삶에 대한 Grand Tour approach'라고 명명한 전향적 접근을 시행하였다.

Groenvold, Klee, Sprangers와 Aaronson(1997)의 사례연구는 도구 개발에

대한 포괄적 방향을 반영하고 있다. 이들은 삶의 질 연구를 진행하면서, 환자들이 아무런 도움을 받지 않고 설문지에 답하도록 한 후 질문을 평가하고, 그런 다음 각 질문을 확장된 질적 면담을 사용하여 철저히 탐색하였다. 다시 말해 질적 면담을 통해 개인의 건강에 대해 더 잘 인식한 후, 이를 이용하여 이전에 답한 내용을 평가하였다. 그들은 이 두 자료 간의 상당한 일치를 확인하였고 모두 간결하고 효율적 접근법(설문지)이 개인의 실제 상황을 잘 반영해주는 자세한 면담의 한 방법이 될 수 있다고 결론지었다.

표준화되지 않은 예비 테스트 면담으로서의 포괄적 면담

저자가 강조한대로, 기술적인 관점에서 포괄적 탐색은 사실상 일반적 지칭이며, 다양한 방법으로 개발되거나 시행될 수 있다. 즉 포괄적 탐색은 주도적이거나 반응적일 수도 있고, 또는 표준적이거나 비표준적일 수 있다. 포괄적 탐색은 어느 정도 대화체로 보이는 면이 있어 2장에서 논의한 바에 따르면 표준화되지 않은 내용이다. 이것은 6장에서 사용된 용어처럼, 신생(emergent) 경향이 있다. 이런 형태에서는 적절한 자료수집을 위한 것이라기보다는 예비 검증을 목적으로 한, 단순히 표준화되지 않은 설문조사 면담으로 특징지어질 것이다. 즉 표준화된 타겟질문을 평가하는데 유용한 정보를 더 잘 얻기 위해 탐색을 진행할 때, 우리는 비표준화 접근법을 지지하고 실행하게 된다. 더 나아가 인지면담자는 암암리에 표준화되지 않은 태도를 취하는 측면이 있다. 이 방법이 표준화된 버전에 도움이 되리라는 믿음 때문이다. 즉 우리는 표준화되지 않은 포괄적 면담은 검증된 도구보다 더 나은 정보를 제공해줄 뿐 아니라, 이 정보를 이용하여 설문지를 개선할 수 있다고 믿는다는 것이다.

바꿔 말하면, 인지면담은 다음과 같은 가정을 바탕으로 한다. 포괄적 탐색을 통해 우리는 설문지를 전반적으로 더 나은 도구 형태(표준화되지 않은)로 바꾼다. 그런 후 연구자들이 의도하는 바인 더 간결하고 표준적 형태와 비교하게 된다. 이 과정에서 발견한 문제점에 의거하여 원래의 표준적 형태가 더 개선되기를 바라면서 다양한 형태로 변형하게 된다.

이러한 과정이 성공하게 되면 두 가지 결과를 성취하게 된다. (1) 표준적 설문지는 비표준적 형태의 기능을 닮게 된다. 그러나 (2) 동시에 표준화된 현장면담의 장점을 유지할 수 있게 된다. 따라서 우리의 전반적 목적인 상호이해와 다른 장점을 제공하는 도구를 생성하되 구조적인 접근을 포기하지 않는 두 가지 방법을 추구하는 것이다.

대안으로서의 문화인류학적 면담

이 장의 주제는 인지면담에 대한 대안으로 저자는 인지면담 분야에서의 다른 중요한 발달(엄격하게 인지적인 것과 반대로, 인류학의 활동으로서 이 활동의 개념화)을 서술하고 있다. 인지면담에 대한 문화인류학적 접근은 신념체계와 매일의 관습 등과 같이, 문화적 스펙트럼을 가로질러 응답자들에게 특정 질문이 말이 되는지 그렇지 않은지를 밝히고자 하는 것으로 문화적 변수를 강조한다(Gerer, 1999; Martin & Tucker, 1999; von Thurn & Moore, 1993).

예를 들어, 신체활동에 대한 설문조사는 주로 교육 수준이 높은 사무직 종사자들의 여가활동에 초점을 맞추었으며 다른 그룹을 염두에 두고 설계된 적은 드물다(Ainsworth, 2000). 그 결과 질문들은 응답자들이 관여하는 신체활동을 간과하는 경향을 보이게 되어 그들의 활동을 잘못 표현한다(예, Ainsworth는 수입이 낮고, 일반적으로 여가활동보다 집안일을 하는 히스패닉계 여성에 대해 언급한바 있다). 이 경우 질문지로 인한 문제가 있다 해도 인지과정 때문이 아니며(Warencke 등, 1997), 보다 정확히 말하면 대상자가 질문 자체를 충분히 이해하였다고 하더라도 질문내용이 응답자의 생활에 맞는 내용을 포함하지 않고 있다. 이러한 문화적인 문제점은 설문조사에서 반드시 고려해야 하는 요소가 된다. 이러한 문제점과 관련하여 Gerber(1999)와 Von Thurn와 Moore(1993)은 문화인류학적 면담을 지지했다. 문화인류학적 면담을 전통적 인지면담의 대안으로 제시할 때 두 가지 고려 사항이 있다. (1) 어느 범위까지의 인지면담을 문화인류학적이라고 할 것인가, (2) 우리는 문화인류학적 면담을 분명한 인지면담의 대안으로 볼 것인가, 아니면 확장으로 볼 것인가이다.

인지면담은 이미 문화인류학적인가

논쟁이 가열될수록 문화적 요소에 대한 관심은 필수적이며 인지면담가들은 이 사실을 알고 있다. Gerber(1999)는 문화인류학적 방법은 이미 인지면담 안에 스며들어 있다고 주장한다. 인지면담은 종종 문화인류학적 정보를 설문조사연구자에게 제공하는 기능을 한다. 이러한 관점으로부터, 최근 인지면담에서 제공된 기능 중 하나는 다른 곳에서 "지원 문화인류학(backup ethnography)"으로 불린다(p. 222).

인지면담 기술은 질문 설계에 영향을 미치는 문화적 변수를 설명하고, 문화적 변수를 고려하지 못한 질문을 규명해내는 데 매우 유용하다. 예를 들어 히스패닉

여성에게 그녀의 하루를 기술하라고 요청함으로써 탐색한 후, 그 내용을 바탕으로 에어로빅, 요가, 조깅과 같은 신체적 활동에 대해 질문하는 것은 부적절하다는 것을 알아낼 수 있다. 사실 인지면담 보고서는 문화의 차이를 검증하는 데 실패한 설문조사 항목을 비판하는 내용으로 나타난다. 예를 들어, "당신은 오토바이 소음, 락밴드 연주, 전기톱 소리와 같은 소리에 정기적으로 노출됩니까?"라는 질문을 한다고 하자. 이 질문은 "아니오, 난 그것들 중 아무 것도 하지 않아요"라고 답하는 대상자들에게는 부적합한 예시가 된다.

Wellens(1994)는 외국에서 출생한 미국 시민권자에 대한 정보를 얻는 데 기존의 인지면담 기술을 성공적으로 적용하였다. 예를 들어 인지면담 결과 '외국 출생(born abroad)'이라는 용어는 "배에서 태어난" 혹은 "미국에서 태어난 첫 번째 세대"로 해석되었다는 것을 알게 되었다. 더 나아가 "미국인 부모"라는 용어는 미국 어디에나 있는 부모를 나타낼 수 있어 결함이 있다는 것을 발견하였다.

우리에게 문화인류학적 면담이 필요한가

인지면담자들은 평상시 활동과정에서 이미 인류학적 수단을 사용하고 있을지도 모른다. 문제는 현재의 수행이 충분한가 아니면 문화를 더 고려해야 하는가 하는 것이다. 면담에 영향을 미치는 인류학적 방법이 있으며 여기에는 대상자 모집이 해당하는 데 그 이유는 적절한 범위의 대상자를 면담하는 것이 첫 번째 과제가 되기 때문이다(10장 참조).

대상자 모집에 덧붙여 면담 실행의 관점에서 Gerber(1999)는 연구자가 대상자의 문화적 배경에 대해 알고자 하며, 대상자의 삶에 부합하는 질문을 제시하는 인류학적 면담에 대해 옹호적 입장을 견지했다. 그는 인류학적 면담은 엄격한 인지면담과는 다르게 행해지고, 탐색방법도 다르다고 제안했다. "인지면담이 질문에 초점을 두고 있는 반면 문화인류학적 면담은 더 광범위한 도식으로 이끈다."(p. 232) 즉 문화인류학적 탐색은 대상자로 하여금 관련된 개념에 대해 더 자세하게 설명하도록 이끌어 질문이 "적합"하도록 해준다. Gerber는 문화인류학적인 면담이 타겟질문의 인지적 영역을 평가하기 이전에 수행되는 다단계 진행을 옹호한다.

포괄적 탐색에 대한 설명을 읽으면, Gerber의 문화인류학적 면담 개념이 매우 친숙하게 느껴질 것이다. 사실 이 두 가지는 본질적으로 동의어이며, 면담자에게 대상자의 배경과 맥락을 더 존중하도록 하기 위하여 더 자세하게 논의하는 과정이라 정의할 수 있다. 이 두 개념이 엄밀히 말해 동일하지는 않음에도 불구하고 같은 주제를 반영한다. 인지탐색은 "현실"에 대하여 문화와 관련된 정보를 포함한 추가적인 정보를 제공하기 때문에 유용하다. 게다가 포괄적 면담이 이미 문화인류학적인 탐색을 포함한다면, 면담은 충분히 포괄적 방법으로 진행되는 수준이 되고, 우리는 이미 문화적인 문제에 충분히 집중했다고 할 것이다.

문화인류학적, 포괄적 탐색을 어떻게 적용할 것인가

포괄적 면담이라고 부르든 문화인류학적 면담이라고 부르든 간에, 우리가 이미 도구를 가지고 있다는 것이 문화적 이슈가 어떻게 설문조사 질문의 발전과 검증에 영향을 미치는지 알아보기 위해 이 방법을 더 사용해야 한다는 것을 의미하는 것은 아니다(Gerber, 1999). Gerber는 우선 포괄적/문화인류학적인 탐색을 이용하는 일련의 초기 면담을 하고, 나중에 우리가 무엇을 질문해야 할지에 대해 확인한 후, 전통적 인지과정을 적용하여 어떻게 질문할지에 대해 탐색할 것을 제안한다. 자세히 말하자면 특히 우리에게 익숙하지 못한 인구집단에 대해 연구할 때, 혹은 문화적 또는 민족적 집단의 범위에 대해 연구할 때, 다음과 같은 문화인류학적인(포괄적인) 탐색을 포함하도록 노력해야 한다는 것이다.

1. 신체적으로 힘이 들거나 피곤하다고 느끼게 하는 활동에 대해 말씀해 주십시오.
2. 질문에는 음식 리스트가 포함되어 있습니다. 당신의 가족들은 이런 종류의 음식을 즐겨 먹습니까?
3. 당신이 "일"이라고 생각하는 것에는 어떤 것이 있습니까?
4. 당신은 일한 대가를 항상 현금으로 받습니까, 아니면 지불받는 다른 수단이 있습니까?

끝으로 문화적인 주제에는 인종, 민족성, 혹은 일반적으로 인류학이나 문화인류학과 관련된 다양한 변수 이상의 더 넓은 영역이 포함된다는 것을 잊지 말아야 한다. 게다가 면담자와 응답자 사이에는 같은 문화권 안에서도 직업과 같은 문화적 차이가 존재하게 된다. 예를 들어 교통 계획자와 일반적인 응답자는 "통근"이라는 개념과 관련하여 다른 경험과 관점을 가질 것이다(Tourangeau et al., 2000). 인지 탐색자는 조사 형식의 탐색을 통하여 이러한 간격을 좁혀주는 역할을 담당해야 한다.

인지면담과 포괄적 면담의 결합

인지 실험실에서 보면 포괄적 면담의 장점이 상당히 크며, 문화인류학적 접근법은 점점 더 중요해질 것이다. 이 말이 우리가 사용해 오던 인지면담 기법을 버리자는 것은 아니다. 우선 인지탐색과 인지적 문제를 구분하는 것이 중요하다. 즉 탐색은 인지적이라기보다는 포괄적이라 할 수 있겠으나 여전히 인지적인 문제점을 밝혀낼 것이다. 11장에서 설명하겠지만, 명확히 관찰되는 많은 문제점은 주로 이해의 어려움으로 인한 인지적 속성을 지닌다.

Loomis(2000)의 보고서에 매우 중요한 측면으로 반영되어 있듯이, 인지면담에 여러 관점을 접목하는 것이 최선일 수 있다. 이 인지면담 프로토콜에는 포괄적, 인지적 탐색이 결합되어 있다. 가장 자주 사용되는 유형의 탐색은 응답자에게 그들이 "예"라고 답하도록 한 이유를 설명하라고 요구한다. 그리고 질문을 그들 자신의 말로 바꾸어 다시 말하도록 한다. 그것은 문제에 대한 그들의 이해를 확인하고 질문 설계에 사용하기 위한 대안적 표현을 끌어내는 데 도움을 준다(p. 3).

Loomis(2000)는 응답자의 답을 확인할 때 포괄적 탐색을 사용하여 응답의 정확도를 평가할 수 있었다. 또한 다른 말로 바꾸어 재진술하는 인지적 탐색은 부정확한 대답을 하게끔 하는 오해의 원인을 찾는 데 사용되었다. 따라서 탐색 유형을 결합함으로써, 면담자는 오류와 그것의 인지적 원인 모두를 측정할 수 있게 된다(추가적 사례는 [Pascale, 2003]을 참조할 것). 응답자들이 개념(예, "복부의 통증")에 어떻게 반응하는지 완전히 이해하기 위해, 관련된 개념(예, "'복부'는 무엇을 뜻하는 겁니까?")에 대한 대상자들의 인지과정과 배경 맥락(예, "통증"에 대해 좀 더 말씀해주세요.") 역시 조사할 필요가 있다.

요약

- 비록 우리가 이론과 여러 탐색에서 인지적 오리엔테이션을 선택하지만, 면담자가 흔히 사용하는 여러 탐색들이 정확히 인지를 겨냥한 것처럼 보이지 않는다.
- 광범위한 분야의 여러 전문가들이 사용한 탐색은 간단하게 "그것에 대해 좀 더 말씀해주세요."와 같이 자세한 설명을 요구하는 것이다.
- 이러한 포괄적 탐색은 목표한 설문조사 질문에 대한 대답의 정확성을 체크하는 데 사용하는 정보를 제공한다.

- 포괄적 탐색은 대부분 표준화되지 않았고, 그런 점에서 시험 전 영역 내에서의 비표준 질문 접근법을 반영한다.
- 근본적인 수준에서 설명하자면, 포괄적 탐색은 훈련과 비용 없이 오류를 최소화하면서 표준화된 도구를 표준화되지 않은 접근법의 이득을 제공하는 형태로 만드는 것이라고 할 수 있다.
- 문화인류학적 면담은 인지면담의 대안적 관점이라 할 수 있다. 이런 형태의 탐색 또한 근본적으로는 포괄적 면담이다.
- 이러한 대안적인 개념은 인지적 관점을 가리는 것이 아니라 향상시킨다. 인지면담에서 가장 좋은 실천은 다양한 접근법을 인지하고 실행하는 것이다.

참고

1. CASM는 통계학적 의미에서, 도구와 응답자 사이의 상호작용에 관한 연구라고 볼 수 있다. 이것은 매우 흥미로운 논의이기는 하나 이 책의 영역을 넘어선다(Groves, 1989).

CHAPTER 08

탐색의 문제점

Avoiding Probing Pitfalls

적절한 단어와 거의 적절한 단어의 차이는
번개(lightning)와 개똥벌레(lightning bug)의 차이와 같다.

－Mark Twain－

개요

탐색은 질문에서 문제점을 찾는 열쇠이다. 그러나 잘못 사용하면 더 큰 문제를 만들 수 있다. 특히 우리는 (a) 대상자가 문제를 만들어내도록 유도하는 것과, (b) 우리 스스로 문제를 만들어내는 것을 피해야 한다. 편향된 탐색을 피하고, 비효과적인 탐색을 수정하며, 과잉탐색 또는 지나친 해석에 대한 경향을 확인하도록 도와주는 몇 가지 방법이 있다.

존재하지 않는 문제를 찾는 위험에 빠져 있지는 않은가

지금까지는 효과적인 탐색 개발을 강조해 왔다. 그러나 Conrad와 Blair(1996, 2001)가 지적한 중요한 요점을 상기해보면, 설문조사 질문 안에 존재하지 않는 문제를 만들어내는 부적절한 탐색기법을 피하는 것 역시 중요하다. 그러한 실수는 두 가지 때문에 발생한다. (1) 국소반응 효과(local reactivity effects)는 질문 탐색 활동 자체가 사실이 아닌 문제점의 근거를 만들어 낸다는 것이고, (2) 확장반응 효과

(extended reactivity effects)는 탐색의 누적효과가 유도되는, 즉 탐색이 없을 경우에는 존재하지 않는 문제가 나타나는 것이다.

먼저 국소반응 효과에 대하여, Beatty(2004)는 "지난 30일 중, 당신의(육체적 혹은 정신적) 건강이 좋지 않았던 날은 며칠입니까?"라고 묻는 질문을 평가하기 위한 그의 시도를 순서대로 기록하였다. NCHS에 근거한 인지면담은 대상자들이 날짜의 수와 관련한 대답에 상당한 어려움을 보인다고 밝혔다. 설문조사 주관 기관은 현장면담(field interview)에서는 몇 가지 중요한 문제점을 야기하는 경향이 있으며, 이는 탐색활동 자체가 문제가 있는 것처럼 보일 수 있다고 주장했다. 이러한 가능성에 대해 Beatty, Willis 등(1997)은 면담자들에게 재정향 탐색교육을 하여 응답자들로 하여금 질문에 대한 답을 하도록 유도하는 방식으로 이 가설을 검증하였다. 기관에서 예상했듯이 응답자들은 대답을 할 수 있었다. 그러나 응답자들의 후향적 디브리핑 결과 전혀 다른 결론이 도출되었다. 응답자들은 그들이 정확하다고 생각하는 답을 하는 것이 상당히 어렵다고 하였다. 응답자들은 그 이유를 설명하지는 못했으나 아마도 그 이유는 면담자들이 문제에 대해 보고하도록 요구하지 않고, 코드화할 수 있는 반응을 제공하도록 강요했기 때문일 것이다.

그 결과 연구자들은 인지탐색을 통해 발견한 문제점은 존재하지 않는 인공적인 문제라기보다는 정상적으로 억눌려 있던 실제적인 이슈일 가능성이 더 많다는 결론을 내렸다. 이러한 해석은 Viterna와 Maynard(2002)의 관찰 결과 현장 설문조사 환경에서, 면담자의 탐색은 강하게 재정향 성향을 보이며, 이는 탐색이 코드화할 수 있는 답변을 유도하는 것에 절대적으로 집중되었기 때문인 것으로 보고된 결과에 의해 더욱 확실해졌다.

문제를 방지하는 방법

문제를 발견하는 것과는 반대로 문제 만들기를 피하는 것은 인지면담자들에게 매우 힘든 도전이다. 특히 지극히 주도적으로 "문제점을 찾으러 가자"는 식의 탐색적 접근법 옹호자들에게는 더욱 어려운 작업일 수 있다. 이런 현상을 최소화하기 위한 몇 가지 방법을 제안한다.

편견과 전통적인 설문지 설계에서의 문제를 방지하라

탐색질문은 설문조사 문제와 비슷하기 때문에(대상자는 종종 뭐가 뭔지 모르는 것처럼 보인다), 면담자는 인지탐색 질문의 문제가 설문지의 질문설계와 동일한 결함을 가질 수 있다는 것을 인식해야 한다. Schaeffer(1991)는 보통 대화는 화자들 간의 합의를 촉진하기 위해 이루어지고, 응답자들은 우리의 탐색이 요구하는 것이 무엇이든 간에 단순히 따르는 것일지도 모른다고 지적했다. 4장의 요점을 상기하자면 이 문제점에 대한 한 가지 접근방법은 균형 잡힌, 즉 특정 결과를 제시하지 않는 탐색질문으로 주의 깊게 묻는 것이다.

- 단순히 "당신은 자원봉사 활동을 일이라 생각하십니까?"라고 질문하는 것 대신에 "혹은 다른 어떤 것이라고 생각하십니까?"를 추가하여 탐색을 균형 있게 하라.
- "그 질문은 답하기 어려운 질문이었습니까?"라고 묻는 것 보다, "그 질문은 답하기 어려웠습니까, 아니면 쉬웠습니까?"라고 물어라.
- 암암리에 응답자를 탓하기보다("당신은 이 지시사항을 이해하십니까?") 책임의 소지를 자료에 두어라("이 지시사항이 명확합니까, 아니면 혼란스럽습니까?").

바꾸어 말하기를 할 때에는 특히 주의하라

이는 우리가 응답자에게 질문을 자신의 단어로 다시 말해 달라고 요청하는 것으로, 전통적인 인지 탐색방법 중에서 상당히 유용한 방법으로 자주 사용되어 왔다(예, Hess, 1999; Jenkins & Von Thurn, 1996; Pascale & Mayer, 2002; Rothgeb, 2001; Schechter & Beatty, 1994). 그러나 이 방법의 유용성에 대한 논란이 발생하였는데, 특히 몇몇 저자들은 바꾸어 말하기(paraphrasing)는 인지실험 대상자들, 특히 자신의 생각을 분명히 말하지 못하는 사람이나 교육을 제대로 받지 않은 사람들에게는 어렵다는 점을 지적하였다. 그러므로 질문을 다시 말하지 못한다고 해서 이것이 반드시 그 사람이 질문을 이해하지 못한 것이라고 할 수는 없을 것이다(저녁 뉴스와 같이 우리가 이해할 수는 있으나, 반복해서 말하기에는 쉽지 않은 경우). 이로 인해 바꾸어 말하기 탐색은 우리로 하여금 질문 이해의 어려움을 과대평가하도록 한다(Prufer & Rexroth, 2004; Rho & Sangster, 2003). 특히, de Leeuw, Borgers와 Strijbos-Smits(2002)는 어린 아동들의 면담에 바꾸어 말하기 탐색 사용을 반대하는 입장이다.

저자는 어떻게 바꾸어 말하기를 사용하고, 기준을 세우는가가 중요하다고 생각한다. 만약 우리가 실제로 응답자에게 질문을 글자 그대로 반복하라고 요구한다면, 이것은 너무 어렵고 무리한 과제가 될 것이다. 반면 다른 말로 바꾸어 말하기를 어휘가 아니라 이야기하는 관점에서 해보는 것은 권할 만하다. 즉 만약 질문이 네 가지의 중요한 요소를 포함한다면, 대상자가 그 질문을 적절하게 이해하였다는 판단을 내리기 위해서는 대상자의 바꾸어 말하기에 그 네 가지 요소가 포함되면 되는 것이다.

Hess(1999)는 바꾸어 말하기 탐색을 자기 타당화 메커니즘이라고 설명했다. 타겟질문 "[아이]가 그의 친부와 같이 살지 않았을 때, 그 기간이 3개월 혹은 그 이상이었습니까?"에 대해 여러 응답자들은 부정확한 답을 주었고, 몇몇 케이스는 완전히 말을 바꾸었고, "그들이 친부와 살았었는지를 알고 싶어 한다."와 같이 다른 말로 바꾸어 말했다. 이 대상자들은 다른 말로 바꾸어 말하기 전에 이미 질문에 대해 "아니오"라고 대답했다. 그러나 더 포괄적인 탐색을 통해, Hess는 물었던 질문에 대한 진짜 대답은 "예"라고 결정할 수 있었다. 초기의 부정확한 답은 바꾸어 말하기가 반영된 초기의, 부정확한 부호화와 직결된다. 이런 경우 면담자는 확장된 면담하기(expanded interviewing)의 논리를 이용하여, (a) 추가적인 검토 결과 처음의 반응은 틀린 것이고, (b) 바꾸어 말하기의 사용에 의하면 그 이유는 이해력 문제와 관련이 있는 것으로 나타났다고 결론을 내리게 된다. 탐색방법을 결합함으로서(예, 포괄적 탐색과 바꾸어 말하기 탐색의 결합), 우리는 각각의 사용에 대한 논리적 지지를 제공하는 풍부한 해설을 얻게 된다. 전반적으로 바꾸어 말하기는 다른 관련 정보 요소와 어떻게 연결이 되어있느냐에 따라 위험한 방법일 수도 있고, 문제점을 잘 감지해내는 기법이 될 수도 있다.

탐색이 잘 진행되지 않으면 줄이라

이것은 다소 역설적인데, 탐색은-근원이나 범주가 무엇이든 간에-그 자체가 잘못 해석될 수 있다(Belson, 1981). 따라서 궁극적으로는 우리의 탐색이 이해되는지, 끝없는 반복을 유도하는지를 파악하기 위해 우리의 탐색에 대한 인지적 검증이 필요하다. 불명확한 탐색을 피하기 위해, 인지면담자는 절대 복잡한 어휘의 새로운 형태를 소개하지 않으며, 응답자의 단기 기억에 대한 요구를 최소화하기 위해 탐색의 길이를 엄격하게 제한해야 한다. 그러나 이러한 문제를 해결하기 위한 가장 좋은 방법은 그들에게 요구하는 것, 그리고 표준화되지 않은 방법을 통해 융통성 있게 조정하는 것이다. 다음은 Wellens(1994)에 의해 보고된 인지면담 대화이다.

면담자: 당신은 미국 시민입니까?(타겟질문)

응답자: 아닙니다.

면담자: 당신의 말로 하면, "시민"이라는 용어는 당신에게 어떤 의미입니까?(탐색)

응답자: 나는…… 이해가 되지 않습니다.

면담자: 나는 단지 당신이 "시민"이라는 단어의 정의를 무엇이라고 생각하는지 알고 싶은 것입니다.

응답자: 시민은 이 나라에 속해 있는 사람입니다. 그 사람은 투표할 권리 혹은 정부에 가입할 권리가 있습니다.

면담자: 당신이 왜 이 나라의 시민이 아닌지에 대해 좀 더 말해주시겠습니까?(탐색)

응답자: 5년 이상 이 나라에 거주하고, 시험을 치고, 역사 수업을 수강하고, 그러고 나면 그 사람은 시민이 될 수 있습니다.

이 사례에서 원래의 타겟질문은 충분히 명확했고, 대상자가 시민권에 대한 개념을 갖고 있기 때문에 궁극적으로 제기할 특별한 문제도 찾지 못했다. 분명하게는 아니지만 타겟질문을 검증하는 데 탐색이 사용되었고 특별한 문제가 없음이 분명해져 인지면담자는 단순하게 바꾸어 말하기를 적용했으며, 이 수정된 탐색은 잘 작동하여 목표하는 결정을 하기 위한 근거를 제공되는 것으로 보인다.

추측에 근거한 탐색은 제한하라

우리는 탐색이 응답자에게 추측을 유도하거나 설문조사 문제와 밀접한 관련이 없는 주제에 집중하는 정도를 고려함으로써, 문제를 생성해내는 위험을 피할 수 있다. 예를 들어 Miller(2002a)는 "만약에 당신이 암에 걸렸으면, 이 질문에 대해 '예'라고 대답하셨겠습니까?"와 같은 탐색질문은 피해야 한다고 제안했다. 좀 더 교묘한 예를 든다면, "지난해 당신은 의사나 간호사 또는 다른 의료전문가를 몇 번 만났습니까?"와 같은 질문을 검증하는 데 있어, '다른 의료 전문가'와 같이 이것이 그들에게 무엇을 의미하는지 대상자에게 간단하게 물어봄으로써 애매모호한 용어해석을 탐색하는 것은 흔하다. 이 경우 질문이 실제로 의도한 것이 아닐 수도 있는 모든 종류의 비주류 의료 제공자 – 침술사(acupuncturist), 약초의(herbalist) 등 – 를 포함한 답변이 나올 가능성이 매우 클 수 있다. 그러나 이것이 질문에 문제가 있다는 것을 나타내는가?

저자는 위와 같은 이슈를 지닌 한 연구(Willis, Bornstein, et al., 2000)의 경우 질문에 문제가 있다는 결론을 내리지 않았는데 그 이유는 저자가 제시한 설명과 본 연구 대상자들의 응답이 별 연관성이 없기 때문이다. 즉 이 연구의 경우 대부분의 대상자에게 "의사와 간호사", "다른 의료제공자"에 대해 질문하는 것은 별 의미가 없다. 의미가 있다면, "다른 의료전문가"라는 용어의 개념화에 대한 요구는 아마도 학문적인 관심이거나 현 과제의 범위를 넘어선 조사범위의 확장이라 할 수 있다.

탐색하는 것은 수용되지만, 탐색에 대한 반응을 바탕으로 타겟질문이 타당하지 않다고 판단하는 것은 경계할 필요가 있다. 추가적인 탐색을 통해 우리의 판단을 더욱 확고히 하는 방법도 있다. "다른 의료계 전문가들"의 해석에 대해 물었을 때, 만약 대상자가 약초치료사를 언급했으면, 연구자는 고심하여 탐색하고, 지난 12개월 동안 대상자가 약초치료사를 만난 적이 있는지를 물었을 것이다. 만약 그 대답이 "아니오"이고, 단순히 그 범주의 여러 사례 중 하나였다면, 연구자가 여전히 "다른 의료전문인"이 애매모호한 용어라고 믿는다고 하더라도 이 면담을 통해 문제가 발견되었다는 근거는 없다고 할 수 있다.

질문 횟수를 보수적으로 조절하라

이는 다루기 힘든 주관적인 이슈이다. 인지면담자들은 그들이 시행하는 탐색질문의 횟수만큼이나 매우 다양하다(DeMaio & Landreth, 2004). 많은 탐색질문을 던지는 활동 그 자체가 문제점을 유발하지는 않는지 – 특히 탐색이 주도적이고 특별한 어려움이 관찰되지 않을 때 – 를 파악하는 것은 어렵다. Conrad와 그의 동료들(Conrad & Blair, 1996, 2001; Conrad, Blair, & Tracy, 2000)이 제시한 염려를 근거로 저자의 개인적 관점이 발전되어 왔다. 반면 저자는 한때 모든 질문에 대해 탐색할 수 없으면 탐색이 불충분한 것처럼 느꼈으나 이제는 좀 더 선택적으로 수행한다고 기술하고 있다. 즉 어떤 문제의 근거도 없고, 더 조사할 명백한 이슈가 없다고 생각할 때는 고의적으로 일부 질문에 대한 탐색을 피한다. 만약 일부 질문을 탐색하지 않은 채 둔다면, 응답자가 모든 항목에 대해 탐색을 기대하도록 길들여지는 것을 피할 수 있을 것이다. 특정 사례에서는, 문제에 대한 증거 부족은 문제가 없다는 것을 의미한다. 그러므로 무차별하게 탐색하기보다는 현명하게 탐색을 적용하는 것이 바람직하다.

대상자를 설문지 설계 비평가로 보지 말라

조사연구 설문지의 문제를 발견하는 데 초점을 두고 대상자를 모집하는 경우 연구자들은 대상자들이 문제를 찾아내는 데 도움이 되도록 유도함으로써 문제를 부풀릴 위험성을 안게 된다. 이 경우 인지면담은 너무나 강력한 도구가 되어 실제보다 과장되게 설문지의 문제점이 부각될 수 있다. 특히 확장된 반응적 탐색의 경우 이 위험성이 더 문제가 될 수 있는데 그 이유는 이 유형의 탐색은 대상자들에게 온갖 종류의 단점에 대해 집중하도록 요구하기 때문이다. Converse와 Presser(1986)는 이미 면담을 끝낸 개인들은 질문지 비평에 참여하려 하지 않고, 그들의 반응이 명확하게 응답오류를 반영할 때조차도 질문의 결점을 완전히 인지하지 못할 것이라는 증거를 제시했다. 예를 들어 Hunt, Sparkman과 Wilcox(1986)는 심각한 오류가 의도적으로 질문 안에 삽입되었을 때조차도 응답자들은 이를 눈치채는 데 실패한다는 것을 발견했다. 사실 대상자에게 질문에 대한 의견을 갖도록 유도하는 시도는 때때로 효과적이지 않은 것으로 보인다. 일례로 Sangster와 Fox(2000)의 주택임대 비용에 관한 질문의 대체 버전에 대한 대상자들의 선호도는 응답의 정확도와 거의 관련이 없다고 보고했다.

대상자들에게 적용하는 전형적인 도입부의 지시사항–특히 우리의 일이 문제점을 찾는 것이라는 전면적인 진술–으로 인해 대상자들로 하여금 폭넓은 의견을 개진토록 유도하게 된다고 생각할 수 있다. 그러나 이러한 결과가 모두 적용되는 것은 아니며 저자의 경우 대상자들에게 질문에 문제가 있는 경우에 지적을 요구하였으며 이는 연구자의 마음을 상하게 하는 것이 아님을 알려주는 것이 필요하였다(10장 참조). 다음의 예를 보자.

(1) 면담자: 다음 질문은 당신이 어제 저녁식사에서 먹은 모든 종류의 과일과 야채에 관한 것입니다. 우선 어떤 야채를 먹었습니까?(타겟질문)

(2) 응답자: 오, 세상에, 어디 봅시다……. 쌀과 약간의 강낭콩이랑, 그리고–아, 오렌지를 하나 먹었어요.

(3) 면담자: 당신은 쌀을 과일이라 생각하세요? 야채라고 생각하세요? 아니면 그 밖의 다른 거라고 생각하세요?(탐색)

(4) 응답자: 쌀이요? 예, 어, 그것이 내가 먹은 유일한 야채에요.

(5) 면담자: 그러면 오렌지는요–과일? 야채? 아니면 다른 거?(탐색)

(6) 응답자: [잠시 멈춤] 어, 오렌지요? 당신이 말하는 게…… [손을 써서 거의 오렌지 크기에 가깝게 원을 그린다. 그리고 잠시 멈춤] 과일, 맞죠? 당신이 먹은 오렌지 같은?

(7) 면담자: 네, 좋습니다. 전 그냥 당신의 생각을 확인해 봤어요.

이 대화에 대한 해석을 구체적으로 설명하면, (2)에서 응답자의 반응은 면담자에게 다음과 같은 사실을 알려준다. (a) 연구자들이 쌀은 곡물이므로 응답의 범주에 속하지 않는다고 생각하는 반면, 응답자는 쌀을 야채라고 생각한다. 그리고 (b) 대상자가 오렌지를 야채라고 생각하지 않는다고 하면, 그는 애당초 질문에서 두 가지 모두에 대해 질문했기 때문에 과일과 야채 모두를 보고한 것이며 질문에서의 제한점(야채만을 언급하라는)을 정확하게 숙지하지 못 한 것이다, 이것을 조사하기 위해서, 면담자는 각각의 음식에 대한 대상자의 분류를 (3)과 (5)에서 묻고 있다. (6)에서 대상자의 어리둥절해하는 반응은 그가 오렌지가 과일인지 묻는 것에 대해 이상하다고 믿는 것을 나타낸다. 그러나 면담자가 이 "멍청한" 질문을 한 것은 잘한 일로, 이 질문에 대한 답변으로 인해 오렌지가 잘못 포함된 요인을 명확히 알 수 있게 되었기 때문이다. 대상자는 오렌지를 과일로 분류했으나, 어쨌든 질문을 잘못 알아들은 후에 답변했다. 반면에 그는 (영양학자나 건강 연구자가 아닌 많은 사람들이 그렇듯이) 쌀을 야채라고 생각했기 때문에 쌀을 언급했다. 저자는 몇 가지 요점을 아래와 같이 지적하고자 이 분석을 상세하게 제시하였다.

대상자들은 비평가가 아니다. 대상자는 처음 질문에서나, 면담자가 탐색을 통해 어떤 문제가 있을 수 있다는 암시를 제공하였음에도 불구하고 아무런 문제도 알아채지 못했다. 이는 탐색이 편향적인지를 고려할 때 특히 중요하다. 즉 탐색이 대상자로 하여금 이전 탐색경험을 바탕으로 자신들의 행위를 바꾸고 보다 신중하게 그다음 문제를 진행하도록 하는가? 물론 이것이 가능하지만, 위에 예시된 타입의 대화는 매우 전형적이다. 심지어 아주 분명한 오해를 탐색한 이후에도, 대상자는 왜 우리가 탐색을 했는지, 혹은 설문지 설계와 무슨 상관이 있는지 알지 못한다. 잘못된 뭔가가 있을 수 있다는 것을 알지 못하는 사람들에게 다음 단계의 질문을 주게 되면 말 그대로 똑같은 문제점을 발견하게 될 것이다. 이는 Hunt 등(1982)의 연구결과와 일치한다. 이는 무지의 한 측면을 나타내지만 확장된 반응적 효과(extended reactivity effects)를 감소시켜 도움이 되게 된다.

대상자들의 설문지 문제점에 대한 인식 결여의 근본적인 원인은 대상자가 응답오류가 발생할 수 있는 원인에 명확하게 집중하지 않기 때문이며, 우리의 측정대상에 대해서도 눈치를 채지 못하기 때문인 것으로 보인다. 대신 그들은 이 과정을 대화로 여겨 면담자가 묻는 질문에 대답하는 경향을 보인다. 대상자들이 가능한 도움이 되려고 노력함에도 불구하고, 그들은 오래된 다리를 언뜻 보고 표면의 녹과 깊은 구조적 부패의 차이점을 구별할 수 있는 정도 이상의 문제 파악 능력을 위한 훈련을 받은 것은 아님을 유념해야 한다.

두 번째로 면담자는 대상자에게 관련된 이슈에 대해서 설명하지 않기로 선택했다는 것에 주시하라. 상기 대화에 의하면, 면담자는 다음과 같은 결론을 내릴 수 있다. (a) 그 질문은 쌀을 야채로 잘못 보고하는 것을 피할 수 있는 방법으로 다시 기술되어야 한다. (b) 보다 심각한 것은 원래 질문은 그 자체로 혼돈을 주고 있다는 것이며 애당초 "과일과 야채"를 언급함으로써 두 가지 보고를 이끌어 낼 가능성을 내포하고 있는 것이다. 따라서 처음에 야채만을 언급하고, 과일은 나중 질문에서 연속적으로 나오는 것이 바람직할 것이다. 그러나 면담자는 이런 이슈에 대해서는 대상자와는 전혀 논의하지 않는 것을 선택했다. 면담자는 조사하고 있는 것이 무엇인지에 대한 상세한 논의 없이, 면담자가 적절한 결론을 도출하는데 필요한 만큼만 탐색했다. 대상자를 너무 많이 비평에 끌어들이지 않도록 말을 아끼는 것이 면담자의 적절한 대처이다. 또 한 가지는 대상자가 관심을 가지고 있지 않은 설문지 설계에 대한 이슈를 논의하는 것에 시간을 할애하지 않는 것을 권유한다. 또한 대상자를 교육하여 오류의 위험을 알릴 이유는 없다. 마지막으로 대상자가 질문을 잘못 이해할 때마다 지적하는 것은 역효과를 낳는다. 왜냐하면 대상자들은 구속당하는 느낌이나 실패에 대하여 감시당하는 느낌을 갖고 싶어 하지 않기 때문이다(다시 말해 반응성을 유도하기 위해 지나치게 노력하고자 할 필요는 없다).

물론 극단적인 입장을 취하지 않을 이유는 없다. 연구자는 어떤 특정한 측면에서 대상자의 의견을 물어볼 수 있다(예, "만약 내가 '복부' 라는 용어보다 '위'나 '몸통'이라는 용어를 쓰는 것은 어떻습니까?). 만약, 대상자가 설문지 질문에 대해 말하였다면-"뭐라고요? 그 질문은 전부 연설문 같군요!"-우리는 물론 대상자의 말을 듣고, 반응에 주목할 것이다. 중요한 점은, 면담자로서, 우리는 대상자와 설문지 설계와 관련된 논의를 너무 깊이 하지는 말아야 한다는 것이다. 면담자가 오렌지가 과일인지 아닌지를 묻는 것에 대한 대상자의 반응이 면담자를 바보 같다고 생각하는 것으로 나타난 위의 예와 같이, 이는 견디기 어렵고 특히 초보 면담자에게는 도전이 될 수 있다. 그러나 자세한 설명은 복잡하고 불필요하며, 우리는 단지 다양한 주제에 대한 대상자의 생각에 대해 물어보는 것뿐이라는 것을 한 번 더 표현하면서, 중립적인 태도로 간단히 반응하는 것이 훨씬 좋다.

결론

우리는 우리의 예상이 틀릴 수도 있다는 것을 받아들임으로써 문제가 발생하는 것을 피할 수 있다. Garas, Blair와 Conrad(2003)는 과잉탐색하는 연구자들은 문제점을 찾으려고 노력하기 때문에 결국 문제점을 찾기는 하나, 그러한 주도적인 형태의 탐색은 자기만족적인 예언에 이르게 되기 쉽다고 하였다. 저자는 절대적이지는 않으나 간단한 다음의 해결책을 제시하고 있다. 인지면담자들은 탐색을 그저 있을지도 모르고 없을지도 모르는 잠재적인 문제점을 탐색한다는 의도로 간주하여야 한다. 만약 연구자가 탐색하고 문제점을 찾는 데 실패한다면, 그 결과 또한 수용할 준비를 하여야 한다.

인지면담 보고서를 검토하는 것이 우리에게 도움이 된다. 만약 지나치게 비평적이거나 설문지를 난도질하고자 하는 의도가 읽힌다면, 우리는 인지면담이 단지 편리한 무기 역할을 하지는 않았는지 의심할 필요가 있다. 미국 인구조사국, 노동통계국과 NCHS의 다수의 면담결과 보고서는, 인지 실험실 요원 모두가 그들의 논평 대상이라고 제시한다. Loomis(2000)는 가계보조 조사연구(Income Supplement to the Current Population Survey)로부터 나온 인지검증 결과를 자세히 기술하면서, 도구 변경의 어려움 때문에 "설문지 수정에 대한 권고는 보수적인 접근방식으로 이루어졌다"라고 밝혔다. 매우 전형적인 탐색을 기반으로, 연구자들은 설문지 중 7개 하부 영역을 조사하고, 그중 6개에 대해 수정하지 않을 것을 권했으며, "대부분의 경우 이 설문은 잘 이해되었다"고 논평했다. 몇몇 다른 보고서는 상대적으로 보다 많은 문제를 확인하였다(Hess, 1999; Hughes & DeMaio, 2003; Goldenberg & Phillips, 2000; Miller 2002b; Pascale, 2003; Rothgeb, 2001). 전체적으로 이 보고서들의 결론은 다음과 같은 뉘앙스를 준다-질문이 치명적인 결함을 가지고 있지는 않으나, 특정한(표시된) 상황에서 제대로 역할하지 않는다면 그 질문은 말을 바꿀 필요가 있거나, 보다 심층적 검토가 필요하다.

네 명의 친한 친구 중 몇 명이 담배를 피웁니까?

a. 없음　b. 한 명　c. 두 명　d. 세 명　d. 네 명　e. 모르겠다

결과: 우리는 문제에 대해 누군가는 네 명의 친구가 없거나, 혹은 어떤 네 명이 친한지 결정하는 데 어려움이 있을 것이라고 예상했다. 그러나 이는 대체적으로 잘 이해되었다. 응답자들은 이 질문에 대해 잘 반응하는 것으로 보였고, 어느 정도 생각에 잠긴 것으로 보였으며, 친구들에 대하여 우리의 탐색에 잘 대답할 수 있었던 것으로 보였다.

그림 8-1 10대 흡연자의 인지실험에 기초한 타겟질문과 결과

마지막으로, **그림 8-1**은 탐색면담의 전형적인 결과를 보여 준다. 면담팀은 질문지 항목에 문제가 있음을 증명하는 대신 예상한 문제점들이 발견되지 않는 것을 긍정적인 것으로 간주하였다. 만약 연구자들의 역치가 상당히 높고, 문제가 있을 것이라고 '예상한 문제가 실제로 존재한다'라는 것을 입증하기 보다는 실제로 존재하는 문제를 찾아내는 것에 더 관심을 가진다면, 문제 위조의 유혹에 저항하기가 특별히 어렵지 않을 것이다.

요약

우리는 어떻게 편향된 탐색을 피할 수 있는가? 다음 사항에 주의하라.

- 우리의 탐색은 편향될 수도 있다. 따라서 우리는 '이것이 바로 그 사례'라는 근거에 민감해질 필요가 있다.
- 편견을 피하기 위하여 우리는 균형 있는 형태의 탐색을 시행할 수 있는데, 이는 주로 좋은 설문지 설계 원칙을 탐색설계에 적용하는 것이다.
- 대상자는 여전히 우리의 탐색을 이해하지 못 할 수도 있다. 그래서 우리는 즉석에서 바로 그것을 해결할 수 있어야 한다.
- 우리는 문제와 탐색을 예견할 수도 있지만, 잘못된 것이 무엇인지 전혀 찾지 못할 수도 있다.
- 우리가 흥미로운 탐색결과를 얻더라도, 우리는 이것이 검증된 설문조사의 문제점에 해당되는지를 결정해야 한다.

PART III

인지검증의 과정

The Cognitive Testing Process

CHAPTER 09

인지면담자의 선택과 훈련

Selection and Training of Cognitive Interviewers

개요

앞서 몇 장에 걸쳐 탄력적인 탐색과정(probing procedures) 사용의 강점에 대해 살펴보았다. 효율적 탐색과정 적용을 위해서는 배경에 대한 인식, 훈련, 연습이 필요하다. 이 장에서는 특별히 면담자(interviewers)에 초점을 두어 아래와 같은 내용을 다룰 것이다.

이슈 1: 어떤 개인적 특성이 효과적인 인지적 면담자를 만드는가?

이슈 2: 어떤 교육과 경험이 필요한가?

이슈 3: 어떤 훈련과정이 능숙한 면담자를 키워낼 것인가?

이슈 4: 어떻게 면담자들이 쉬운 접근법을 사용하면서 나쁜 습관을 배제하기 위해 연속적으로 훈련에 임할 수 있을 것인가?

처음의 두 가지 이슈는 면담자 선정과 관련되어 있으며 스스로 인지면담에 대한 준비가 되어 있고 발전 가능성이 있는 사람에게 해당된다. 이슈 3과 4는 훈련에 적용되며 전반적인 면담상황에 적용시킬 수 있다.

면담자의 성격: 누가 바람직한 인지면담자인가

이 질문은 다시 말해 "면담할 때 고유한 성격이 어느 정도 표현될 수 있는가?" 로 수정될 수 있다. 면담자로 하여금 인지적 면담과 직접 관련 있는 행동만 하도록 단순화시킴으로써 면담자의 각기 다른 성격으로부터 발생할 수 있는 문제점을 피해가도록 해준다. 실험실과 같은 통제된 환경에서 면담을 진행하거나 대상자와의 접촉, 탐색, 추후활동과 같은 모든 상호작용을 표준화함으로써 면담자의 차이로 인한 영향을 최소화할 수 있다. 이러한 과정은 Ericsson과 Simon(1980)이 제시한 심리학에서의 실험실 기반으로 수행되는 사고구술(think-aloud)뿐 아니라 표준화된 현장면담을 연상시킨다.

설문조사를 위한 면담이 모두 위에서 설명한 바와 같이 잘 표준화된 방법이라고 생각하기는 어렵다. 나아가 현장에서의 면담은 실제로 사회적 만남(encounter)이 흔히 발생하고 인지면담의 경우도 마찬가지이다. 이로 인해 인지면담자에게 요구되는 두 가지 측면 즉, (a) 기술적인 능력과 (b) 대인관계 기술이 있는데, 효과의 극대화를 위해서는 이 두 가지 요소의 균형과 조화가 반드시 필요하다. 앞 장에서 주로 탐색기술(probing technique)과 관련하여 기술적 능력에 대해 설명했지만 특히 면담 초기에 대인관계 기술은 필수적 자질이다. 다양한 대상자들을 편안하게 해주고, 일상적이고 사회적인 대화(대상자를 반겨주는 것 등)와 더불어 인지면담을 위한 상호작용을 적절히 수행해내는 능력은 중요하다.

면담을 잘하는 사람은 숙련된 기술뿐 아니라 유연한 사고와 자연스러움을 갖추고, 스트레스 상황에서도 차분함을 유지할 수 있어야 한다. 언제 대상자가 면담에 늦게 나타나 산만하게 할지, 혹은 도착해서 기분이 좋지 않을 가능성이 있는지를 미리 알 수는 없다. 또한 대상자가 제시간에 참석했지만 날짜를 착각할 가능성이 있는데, 면담자는 이러한 경우 대상자를 돌려보낼지 혹은 재빨리 즉석면담을 준비할지를 결정해야 한다. 이러한 측면에서 외부에서의 면담은 매우 어려울 수 있다. 면담자는 적절한 대상자를 만나기 위해 익숙하지 않고 위험성이 있는 장소(예, 노숙자 쉼터나 약물 재활클리닉)를 방문해야 할 수도 있고, 예상치 않은 상호작용에 대해서도 대비해야 한다. 실례로 건강 클리닉에서 면담 중 한 어머니가 '잠시만 아이 좀 돌보아주세요'라고 한 후 1시간 넘게 사라진 경우도 있었다(아마도 아이 어머니는 면담자가 탐색질문에 대한 보상으로 아이를 보아주는 것이라고 생각한 것일 수 있다). 때로는 면담 자체가 강력한 감정적 반응을 촉발할 수 있다. 이러한 경우 경직되고 인간미 없으며 예상 밖의 상황을 받아들이지 못하는 화려한 연구경력의 박사급 면담자보다는 민감성이 있고 쉽게 동요하지 않는 갓 대학을 졸업한 면담자가 오히려 적임자일 수 있다. 요약하면 면담자는 실제적이면서도 숙련된 기술을 보여주어야 한다는 것이다.

인지면담자의 기술적 배경

특정 형태의 기술적 배경 혹은 훈련배경은 도움이 되는데, 바람직한 인지면담자는 다음과 같은 특성을 가진 사람들이다.

(a) 사회과학 전공자로 편견(bias), 맥락효과(context effect), 묵인효과(acquiescence effects)와 같은 현상을 경험해 봄

(b) 설문지 연구 설계 경험과 기본지식 있음

(c) 설문지 연구에서 대상자 관련 업무에 종사한 경험(예, 노동통계국 조사, 건강조사, 인구조사 등)이 있음

(d) 최고의 면담자는 인지면담을 많이 해 본 면담자이며 단시간에 능숙하게 되기 위한 문헌이나 비법은 없다.

어떻게 인지면담자를 훈련해야 하는가

새로운 인지면담자를 위한 훈련은 중요하다. 실제로 인지면담을 사용하였다고 보고한 많은 연구자들의 연구 중 누가 면담을 하였고, 어떻게 면담을 하였고 누구에게서 어떻게 훈련받았는지에 대한 내용이 없는 경우가 많다. 인지면담에 수반된 활동의 다양성을 고려해 볼 때 면담자간의 기술적 동질성에 대한 우려가 있을 수 있다(Willis et al., 1999). 언급한 대로 인지면담은 다면적 기술이다. 좋은 면담자는 기술자로서 프로토콜을 적용하고, 형사처럼 설문지의 질문의 문제점을 찾아내고, 엔지니어처럼 찾아낸 문제점을 해결할 방법을 모색하게 된다. 따라서 숙달된 면담자가 되는 것은 점진적인 과정이다. 면담자는 점차 단계적으로 다음의 단계를 따라 학습할 수 있다.

(a) **설문지 문제점과 친숙해지기:** 피훈련자는 잠재적 문제점을 규명하기 위해 여러 가지 설문지에 대한 평가를 해야 한다(2장에서 기술되었던 체크리스트 시스템 등).

(b) **CASM(Cognitive Aspects of Survey Methodology) 접근에 대한 지식:** 피훈련자는 CASM과 관련된 일반적인 철학과 목표에 대해 익숙해질 수 있다.

(c) **탐색기술(probing techniques) 훈련:** 사고구술이 아닌 구두탐색을 적용한다고 하면, 문서화되거나 강의훈련 형태(설문조사연구방법 컨퍼런스 등 단기과정)로 학습할 수 있다. 그러나 이러한 훈련은 추상적이거나 이론적인 논의가 아니라 구체적인 예를 강조해야 한다(5장 참조). 탐색기법은 특히 오디오 녹음이나 동영상 녹화를 통해 교육할 수 있다.

(d) **인지면담에 대한 노출:** 피훈련자는 경험 있는 면담자의 면담진행을 관찰한다. 주제가 매우 민감한 경우만 아니면 일반적으로 대상자는 좁은 공간에서 '훈련 중'인 사람과 함께 있는 것에 대해서는 거부감이 적다(실험실에서는 원격으로 시청이 가능하다).

(e) **현장면담에의 노출:** 새로운 인지면담자가 현장면담에 노출되는 것은 특히 가치 있는 일이다. 어떻게 면담이 현장에서 엉망이 되는지(전화면담을 관찰하거나 가정방문 동행을 통해), 현장면담자들이 실제로 어떤 환경하에서 일하게 되는지를 경험하는 일은 매우 의미 있다.

(f) **실습:** 피훈련자는 기존 면담자가 관찰하는 동안 1개 이상 면담을 실행해보거나, 다른 직원이 검토할 수 있도록 자신의 진행상황을 녹화하여 편집할 수 있다. 그런 후 피훈련자는 적절한 피드백을 받을 수 있다. 특히 유용한 실습은 모의면담인데 경험이 많은 면담자가 대상자를 가장하여 여러 상황을 재현하며 실시하는 방법이 있을 수 있다.

(g) **문제해결:** 피훈련자는 면담 이후 이어지는 설문지 검토 모임에 참석하고 관찰된 문제점을 해결하기 위한 구체적인 방법을 제안할 수 있다.

현장면담자들이 인지면담자가 될 수 있는가

가장 흔한 질문 중 하나는 경험이 많은 현장면담자가 인지면담을 배울 수 있는지의 여부이다. DeMaio와 Landreth(2004)의 연구결과에 의하면, 2년의 인지면담 경험이 있는 현장면담 팀이 전문 조사연구원으로 이루어진 팀보다 효과적이라는 결과를 얻었다. 현장면담자가 빨리 "재프로그램화"되어 인지면담을 수행할 수 있는지에 대한 기본적 논점을 고려할 때 현장면담자의 축적된 면담경험이 장점이 될 수 있으나 또한 이 점이 인지면담에서 역효과를 야기할 수 있다. 특히 고도의 현장경험을 가진 대상자는 다음과 같은 내용을 고려해야 한다.

(a) **문제점 찾기:** 현장면담자는 전형적으로 "질문이 잘 작동하도록"하는 것에 익숙하다. 예를

들어 혼돈스러운 용어가 있다면 다시 말해줌으로써 대상자가 응답을 하도록 하는 것이다. 인지면담에서는 다른 접근이 필요한데, 질문의 문제점을 조정하고 보완하는 것이 아니라 찾아내는 것이 목적이다.

(b) **느긋해지기:** 면담자는 대상자가 비협조적이 되기 전에 면담을 마치기 위해 현장에서 가능한 빨리 진행하려는 경향이 있다. 그러나 인지면담에서는 반드시 느긋한 속도로 임해야 한다는 사실을 기억해야 한다.

(c) **정형화된 문제점에 대한 관대하고 유연해지기:** 현장면담자는 흔히 질문의 틀이나 구조와 같은 정형화되고 구조적인 것에 중점을 둔다. 이런 것들이 인지면담의 필수 목표가 아닌 이상, 면담자는 질문의 이러한 형식은 내용과 비교하여 최대한 개략적으로 다룰 필요가 있다. 또한 현장면담자는 지침에서 가능하면 벗어나지 않도록 교육받는다. 반대로 인지면담자는 질문지 초안이 부정확한 지침을 포함하고 있을 수 있다는 상황을 받아들이는 것에 익숙해져야 한다.

현장면담자가 인지면담을 효과적으로 수행할 수 있는 경우라 하더라도 인지면담 활동의 특정 단계에서 부분적으로 능숙하지 않을 수 있다. Cosenza(2001)는 최소한의 인지면담 훈련을 받은 전문 조사요원이 표준화된 탐색질문을 다루고 문제점들을 규명할 수는 있으나 왜 이러한 문제가 발생했는지 규명하고, 어떻게 이 문제점을 다룰지에 대해서는 비효율적이라고 하였다.

인지면담의 계속교육

인지면담을 사용하는 기관은 대상자를 훈련하기 위한 노력에 비해 향후 모니터링이나 재훈련에는 소홀한 경향이 있다. 이러한 접근의 궁극적 효과는 알려져 있지 않다. 시간이 지남에 따라 면담자들이 해이해지고 기이한 기술을 사용하며 나쁜 습관을 키울 수도 있다. 사실 같은 실험실에서조차 접근법을 완전히 통제하는데 실패하게 되는데 이는 인지면담 방법이 철저하게 과학적이지 않기 때문일 수 있다(Conrad & Blair; 1996, 2001, Tucker; 1997).

과학자들에게 실험실에서 수행되는 특정 절차에 대한 일정 범위의 동의가 필요한 것과 마찬가지로, 인지면담자는 각 다른 면담자의 결과를 검토하고(예, 비디오테이프 검토), 주기적으로 교류하며, 인지면담을 방해하는 경향을 찾고, 인지면담 방법을 수정해야 하는 현장상황을 고려하는 등의 방법을 통해 서로 납득할 만한 표준을 만들기 위해 노력해야 한다. 예를 들어 최근의 정보에 의하면 2명의 면담자가 인지면담을 공동으로 다루는 절차를 시험해 보았는데, 한 명은 서면화된 목표질문으로 조사하였고 한 명은 탐색질문으로 물어보았다. 이러한 과정은 이 두 가지 다른 질문 방식의 차이를 분명히 알도록 해줄 수 있다. 인지면담의 융통성은 강점이지만 면담자가 스스로 비평할 능력이 없거나, 개방적이지 않거나, 개인 위주의 접근이 항상 바람직한 것은 아니라는 사실에 민감하지 않다면 잠재적 위험이 될 수 있다.

요약

- 효과적인 인지면담은 학문적 자격이 아니라 대인관계 기술의 기능이다. 최고의 면담자는 대상자가 자유롭게 이야기할 수 있도록 유도하기 위해 예상치 못한 환경에서 유연하게 적응하고 자연스럽게 대상자를 편안하게 해줄 수 있다.
- 면담자는 전반적으로 조사에 익숙해야 하며 질문지 설계에 대한 기술적 지식이 필요하다. 또한 CASM 접근에 대한 지식이 있고 조사 주제에 익숙해야 한다.
- 훈련은 현장면담과 인지면담 모두에 대한 관찰, 인지검증 과정에서 각 단계의 체계적 유도, 모의면담과 실제 인지면담에 대한 적극적인 참여에 중점을 둔 여러 단계의 접근을 통해 이루어진다.
- 경험 많은 인지면담자인 경우에도 나쁜 습관을 확실히 방지하기 위해 훈련이 지속되어야 하며 합의된 접근법은 면담요원들 모두가 적용해야 한다.

CHAPTER 10

인지면담의 계획과 시작

Planning and Conducting Cognitive Interviews

개요

탐색은 공백상태에서 이루어지지 않으며, 계획, 대상자 모집, 다양한 이슈와 관련된 보다 넓은 인지검증(cognitive testing)과정의 일부분으로 존재하게 된다. 따라서 이 장에서는 제한된 자원의 효과적 이용, 협조적 활동, 마감시한 등의 현실적 맥락에서 행해지는 활동으로서 인지면담에 대한 보다 실무적인 태도와 시각에 대해 다룰 것이다.

전체적 과정으로서의 인지검증

인지면담은 보다 일반적인 개발과정에 더 부합한다. 다시 말해 질문을 검증하기 위해 실험실로 뛰어들기 전에 적절한 '첫 단계' 테스트를 통과하기 위해 작업 시안을 주의 깊게 작성할 필요가 있다(Adey, 1996, 2장 참조). **표 10-1**은 이러한 검증작업 이후에 발생할 수 있는 활동과 관련 맥락에서 이루어지는 인지면담을 나타낸 것이다.

인지면담은 10개의 단계 중 하나이며, 각 단계의 시간대가 매우 중요하다. 특히 검증시점이 너무 빠르거나 너무 느리지 않도록 하는 것이 중요하다. 너무 빨리 시행된 경우, 다른 영향요인(목표에 대한 사고, 선행연구 파악 등)이 순조로운 검증과정을 방해할 수 있다. 너무 늦은 경우에는 면담결과를 기초로 질문을 수정할 충분한 시간이 없게 된다.

표 10-1 질문지 개발 과정의 절차

(1) 연구에서 분석할 목표를 정한다.
(2) 면담 전문가 또는 "정보 제공자"는 목표와 필요한 접근법을 재차 확인하고, 다루게 될 개념의 목록을 작성한다.
(3) 향후 핵심개념 도출을 위해 필요한 경우 포커스그룹 방법을 수행한다.
(4) 도출된 개념을 조사질문의 개요로 변환한다.
(5) 질문과 목표(순서 등) 간의 적합성을 점검한다.
(6) 질문에서 나타날 수 있는 일상적 문제점에 대해 전문가 평가를 받는다.
(7) 인지면담을 통해 질문을 실증적으로 평가한다.
(8) 현장검증을 거쳐 설문지 버전을 마련한다.
(9) 가능하다면 행위코딩(behavior coding)*과 같은 현장기반의 사전검증 절차를 시행한다.
(10) 질문을 마무리하고 현장에서 적용한다.

*14장 참조

맥락에서의 인지검증: 정밀검증

그림 10-1은 위 표의 7단계를 더 자세하게 제시하고 있으며, 인지검증 과정에 동반되는 구체적 활동의 개요를 나타낸 것이다. 이 흐름도는 다양한 내용을 담고 있으며 실제에서는 조금씩 변형이 가능하다.

면담 준비: 대상자 모집

면담 전 먼저 설문지를 개발한 후 탐색질문을 포함하는 인지검증 프로토콜을 개발한다. 인지탐색 질문을 개발하고 이를 설문지에 적용하는 활동에 대해서는 부록 1에서 더 자세히 설명하고 있다. 그러나 가장 중요한 것은 자료를 검증하기 위해 적절한 대상자를 찾아내고 모집하는 것이다. 보다 실무적인 측면에서 대상자 모집은 인지면담의 가능성을 결정할 때 가장 중요한 요소라고 할 수 있다. 현재 설문지가 있고, 고도의 훈련과 동기부여가 된 면담자가 확보되어 있으며, 프로토콜이 마련되어 있다고 해도, 적절하고 참여하고자 하는 의지가 있으며 참여가 가능한 대상자를 찾아야만 한다.

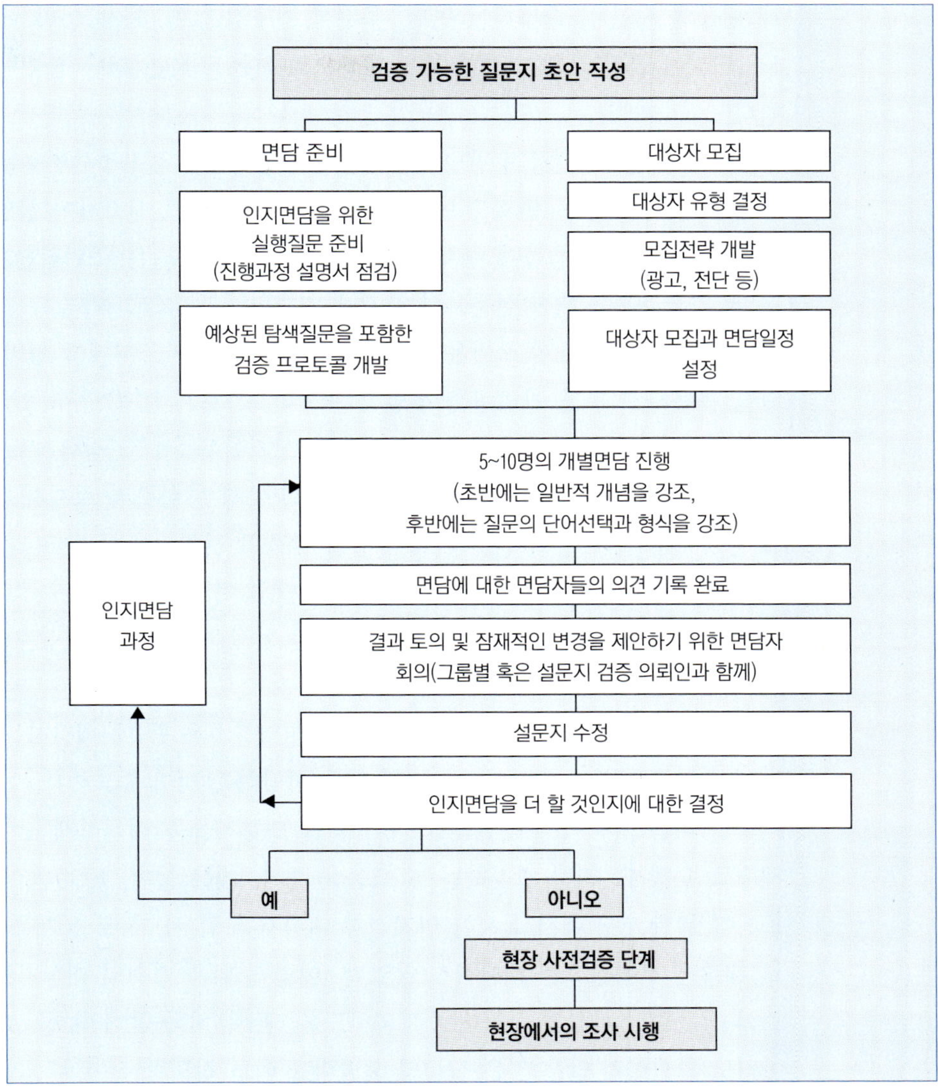

그림 10-1 질문지 개발 맥락에서의 인지검증

대상자를 정확하게 정의하고 모집하기

일부 조사 질문지는 전체 인구집단이 대상이지만(예, 인구 센서스) 이외에는 한정된 인구집단을 중심으로 진행된다(예, 어린이, 불법 약물 사용자). 인지검증을 위해 모집된 대상자는 의도적 조사연구 집단과 동일하게 인구학적 또는 기타 특성을 최적으로 나타낼 수 있어야 한다. 일반적 조사연구 대상은 대략적 모집방법(예, 18

세 이상의 성인)을 요구하는 반면, 특수한 인구집단(예, 19세 이하 아동을 가진 부모, 드라이 클리닝 설치 경영자)을 대상으로 하는 조사는 보다 집중적인 모집을 요한다.

그러나 이러한 집중적 방법에는 문제점도 있다. 즉 설문조사연구는 종종 여과기능을 제공하게 된다. 먼저 전반적 인구집단을 대상으로 시작하여 선별, 여과, 관문이 되는 질문을 이용하여 구체적으로 관심의 대상이 되는 하위집단을 찾아내기도 한다. 약물사용에 대한 설문조사는 지난 12개월간의 다양한 약물복용(마리화나, 코카인, 처방약물에 대한 오남용 등)에 대한 질문을 통해 조사대상 성인집단으로부터 약물 복용자 여부를 가려내는 선별적 체크리스트로서 이용될 수 있다. 우리는 중요한 관문 역할을 하는 질문에 반응하는 대상자들을 (사건) 경험자로 간주하고, 보통 더 구체적인 질문을 적용하게 된다.[1] 이러한 경우 설문지 설계자들은 관문 역할을 담당하는 질문이 얼마나 잘 그 역할을 수행할 것인지에 대해 고려해야 한다. 관문 역할을 하는 질문의 속성이 지나치게 응답의 여지가 많은 경우, 너무 많은 대상자가 포함되게 되고 너무 보수적인 경우에는 실제로는 적절한 대상자임에도 놓치게 될 수 있다.

관문질문을 평가하기 위해서는 핵심주제(약물사용 등)에 해당하는 대상자와 해당되지 않는 대상자 모두에게 사전조사를 시행하는 것이 중요하다. 이 과정은 관문역할을 하는 질문이 후속질문을 하여야 할 대상자들을 적절하게 찾아내는 기능을 제대로 수행하는지를 결정하는 데 도움을 준다. 예를 들어, 1990년 '국립 족부치료 조사를 위한 면담'에서 실시한 인지검증 대상자 모집 시 "족부 문제를 가진 대상자"로 대상자 모집광고를 제한하지 않았다. 이렇듯 넓은 범위의 대상자들을 면담함으로써 질문들이 사실을 사실대로 보고하도록 해주는지를 알게 해 줄 것이다. 그러나 아직도 확실하지 않은 것은 질문의 선별력을 어느 정도로 잡아야 실제 대상이 아닌 자들을 대상자로 잡게 되는 오류를 피하느냐 하는 것이다.

대상자 모집을 위한 적당한 장소 찾기

대상자들은 대부분 신문, 전단지, 전문업체, 지지그룹 등을 통해 모집된다. 사례를 지불하는 경우는 전단지와 신문광고 등에서 이를 강조하는 것이 중요하다(금전적 혜택이 가장 효과적이다). **그림 10-2**는 모의 신문광고를 예시로 제시하고 있다(이와 같은 광고에서 필요한 정보는 International Review Board, 즉 IRB 등에서 주로 결정된다).

일부 예외는 있으나, 통계적 표본추출 방법은 인지면담 대상자 모집에서는 일

> **유급 자원자 모집**
>
> 설문지 질문 검증
>
> Rockvill MD의 인지면담 연구원이 1시간 가량 여러 가지 건강주제와 관련된 설문지 질문에 답해줄 수 있는 자원자를 모집합니다.
>
> 이 연구에서는 적어도 1명 이상의 자녀를 둔 18~44세의 여성이면서 특히 3세 이하의 자녀가 있는 여성 지원자가 필요합니다.
>
> 모든 정보는 비밀이 보장되며 40달러의 사례비가 지급됩니다.
>
> 보다 구체적인 정보가 필요한 경우 아래의 연락처로 전화주십시오.
>
> ☎ (301) 555-1234

그림 10-2 대상자 모집을 위한 신문광고의 예

반적으로 사용되지 않는다. Casper와 Biemer(1999)는 대상자를 선택하기 위해 지리적 구획방법을 사용하였고, Willis 등(2000)은 콜센터에서 무작위 다이얼링을 통해 예비 면담자들과 통화하여 비용지불을 제시한 후, 허락하는 사람들과 인지면담 일시를 정하고 이후 정한 시간에 다시 전화통화 방법으로 인지면담을 수행하였다. Willis 등은 이러한 방법으로 면담한 개인들은 인지면담 조사에서 전형적으로 모집된 대상자들보다 교육수준이 낮은 것으로 나타났음에도 불구하고 유사한 결과를 보이는 것을 확인하였다.

대부분 대상자 모집은 연령, 성별, 사회경제적 수준의 범위 또는 각 주제의 주요 그룹(이혼가정에서 아동의 양육권이 아버지에게 있는 어머니, 양육권이 어머니에게 있는 아버지 등)에서 선택되어 계층적으로 모집되는 할당 표본추출로 이루어진다. 전반적으로 우리의 관심은 통계적 대표성과는 달리 각 특성의 범위를 아우르는 대상자의 다양성에 집중해야 한다. 이는 인지면담에서는 통계적 표본추출로 진행되어서는 안되며, 그보다는 광범위한 문제를 확인하기 위해 가능한 최대의 횡단적 인구집단 면담이 필요하다는 것을 의미한다.

올바른 대상자의 모집: 범문화적 시각

7장에서는 문화적 다양성 주제에 민감성을 지닌 방법으로, 문화인류학적 면담의 개념을 소개하였다. 이와 같은 검증을 성공적으로 수행하기 위해, 연구자들은 모집단계에서부터 문화적 다양성을 고려해야 한다. 이는 단순히 질문의 주제와 관련한 집단(취업그룹과 미취업그룹)을 모집하는 것을 넘어, 모집단이 원래 가지고 있는 문화적 및 인구학적 다양성을 고려해야 한다는 것이다.

우리가 면담하는 대상이 누구인지에 대한 중요성을 나타내는 중요한 예시가 되는 Miller(2002c)의 연구에서는 미시시피(Mississippi) 도시 외곽의 극빈층에게 인지면담을 시행하였는데, 건강 관련 시스템의 배경과 문화적 신념의 다양성이 암 선별검진(유방촬영 및 자궁경부암 검진 등)과 같은 적절한 건강관련 설문조사에 영향을 미치는 방법에 대한 연구였다. Miller는 면담에서 관찰된 문제가 워싱턴 DC 지역에서 선행된 연구결과와 질적으로 유사한 결과를 얻었는데 보다 강도가 심해진 결과였다. Miller는 지리적 지역이나 동질성으로 대상자를 제한하는 경우 인지면담 결과를 왜곡할 수 있다고 지적한다. 이러한 문제점을 해결하는 일은 매우 어려우며 특히 우리는 관심을 가지고 있는 가장 핵심적인 대상자들을 모집해야 하기 때문에 더욱 어려워진다. 대상자가 편안해하는 환경, 즉 병원이나 교회, 도서관, 심지어 대상자의 집에서와 같이 사생활을 보호할 수 있는 장소에서 면담하는 것이 대상자로 하여금 면담에 잘 참가하도록 하는 데 도움이 된다. 면담장소를 결정할 때는 "우리가 원하는 면담을 하기 위해 해야 할 것이 무엇인가"를 중요하게 생각해야 한다.

면담과정

일단 면담 대상자가 실험실이나 다른 면담장소에 도착하면 연구자는 연구목적과 절차에 대해 이야기해야 한다. 이어 대상자는 IRB에서 승인한 전반적 면담과정이 설명되어 있는 서식을 읽고 사인하도록 요청받는다. 면담을 시작할 때 중요한 몇몇 측면에 대해 알려야 하는데, 아래 내용은 이에 대한 일반적 내용을 포함하고 있으므로 참고하기 바란다[2](약간 다른 방법의 접근은 부록 1 참고).

> 저희 설문지 질문을 검증하는 데 도움을 주시기 위해 오늘 이 자리에 와주셔서 감사합니다. 여기서 중요한 점은 저희는 여러분에 관한 정보를 수집하지 않는다는 것입니다. 대신에 여러분과 같은 분들께 우리의 질문을 처음으로 적용시킴으로써 설문조사의 수준을 향상시킬 수 있습니다. 저는 여러분에게 질문을 읽어드릴 것이며 이에 대한 대답을 해주시기를 바랍니다. 그러

나 여러분의 생각 또한 듣고자 합니다. 가능한 생각한 대로 말씀하도록 노력해 주십시오. 중요하든 그렇지 않든 관계없이 생각나는 것 모두를 제게 말씀해 주십시오. 또한 어떻게 여러분이 그 대답을 하시게 되었는지, 어떤 점이 대답을 하는데 방해가 되셨는지 질문할 것이며 많은 양의 기록을 할 것입니다. 어떤 질문이라도 불명확하거나 답하기 어렵거나 말이 안 되는 경우에는 주저하지 마시고 말씀해주시기 바랍니다. 시작하기 전 질문이 있으십니까?

자, 그럼 시작하겠습니다. [첫 번째 질문을 읽는다]

면담 동안 강조되는 몇 가지 주제는 다음과 같다.

(a) **대답이 아닌 질문에 집중하기.** 질문검증 면담에서 면담자는 대상자들에게 설문조사 자료를 수집하는 것이 아니라 질문을 검증하는 것임을 강조한다.

(b) **우리의 목적이 문제점 발견임을 강조하기.** 가능한 주의를 기울여 설문조사 질문들에 대한 대답을 대상자로부터 얻는다고 할지라도 우리의 주 관심사는 어떻게 그 답에 도달하게 되었으며, 그 답을 생각하기까지 맞닥뜨린 문제점은 무엇인가 하는 것임을 명심하도록 한다. 따라서 관련 없고 사소해 보이는 것이라 해도 대상자들이 나타내는 모든 행동이 모두 구체적 도움이 될 수 있다. 다시 말해 8장에서 언급된 바와 같이 질문과 응답에서 나타난 모든 문제점은 대상자가 아니라 질문 자체 측면에서 다루어야 한다. 즉 "이 질문을 이해하십니까?" 대신에 "이 질문이 명확한가요?"로 질문하도록 한다.

(c) **사고구술법 소개하기.** 만약 사고구술을 강조하고자 한다면 대상자에게 적어도 다음과 같이 말해주어야 한다. "생각한 것을 가능한 한 많이 말해주시기 바랍니다, 그래서 우리가 당신이 무슨 생각으로 그런 대답을 하였는지 이해할 수 있도록요." 많은 경우에서 이러한 도입방법은 아주 많은 양의 연속적 사고구술을 만들어 내지는 못할지도 모른다. 그러나 DeMaio와 Landreth(2004)가 지적한 바와 같이 일부 대상자들에게는 도움이 되게 된다.

(d) **대상자가 어려움을 표현하는 데 아무 제약이 없도록 느끼게 도와주기.** 대상자들이 질문에 대해 비평하지 않는 이유 중 일부는 질문의 문제점을 눈치채지 못했기 때문일 수 있다. 또 다른 이유는 우리가 일상적으로 하는 대화에서는 상대에 대한 지적하지 않는 것을 예의 바르다고 생각하기 때문에 질문에 대해서도 "이 질문은 문제가 많아요."라고 말하는 데 익

숙하지 않기 때문이다. 연구자들은 이런 비평을 듣기를 원하기 때문에 "이 질문들은 제가 만든 것이 아니기 때문에 제 감정에 대해 걱정하실 필요없어요. 제 일은 질문들 중에 무엇이 잘못된 것인지를 찾는 것이에요"와 같은 말을 할 필요가 있다. 이렇게 함으로써 대상자들은 면담자들을 곤란하게 할 수도 있다는 염려로부터 자유롭게 될 수 있다.

12가지의 실행주제와 고려점

주제 1: 얼마 동안 면담이 진행되어야 하는가

인지면담은 15분에서 2시간 동안 지속될 수 있으나(Hunter & Hughs, 2003), 보통은 1시간 정도가 적당하다. 대부분의 대상자는 1시간 정도는 면담 참여가 가능하나 더 길어지면 대상자는 물론 면담자에게도 집중력과 동기 형성에 지장이 있을 수 있다. 일반적으로 면담과정은 융통성이 있어야 하며, 일정 기간에 검증하기에 너무 긴 질문들은 때로는 몇 세션으로 분리하여 실행하는 것이 좋다.

주제 2: 한 시간의 인지면담에서 얼마나 긴 질문지가 검증될 수 있는가

이것은 결정하기 어렵다. 질문지의 길이에 대한 개념은 질문의 개수, 페이지 수, 적용시간으로 다양하게 표현되는 막연한 표현이다. 주어진 1시간의 제한 속에서, 시간은 당연히 고려의 대상이며, 다음과 같은 질문을 해 보아야 한다. 1시간이라는 기간은 실제 현장에서 설문지가 실시되는 경우 소요되는 시간이 "현장면담 시간(field-minutes)"과 동일한가? 일반적으로 "인지면담 시간"과 "현장면담 시간"은 2:1의 비율을 제안하고 있기 때문에 질문을 검증하는 데 60분이 사용되었다면 실제 현장에서 대상자들에게 적용하는데는 30분이 걸리는 설문지가 된다. 인지면담의 실증적 연구결과 DeMaio와 Landreth(2004)는 인지면담과 현장면담 간에 약 3:1의 시간 비율을 제시하고 있다.

그러나 이 시간은 탐색 수와 대상자의 특성에 따라 달라지게 된다. 예를 들어 담배 관련 질문에 대한 인지검증은 일반적으로 흡연 대상자의 비율이 높을 것이며, 그로 인해 비흡연자가 포함된 현장에서의 설문지 적용 시간보다 상대적으로 훨씬 더 시간이 많이 걸릴 것이다(비흡연자들은 질문 중 건너뛰는 항목이 많다). 한 사람이 주어진 시간 동안 인지면담을 통해 얼마나 많은 양의 질문을 다룰 수 있는가를 예측하는 것은 어려운데, 그 이유는 질문이 때때로 건너뛰는 패턴을 보이고 대상자들이 질문에 대하여 반응을 보이는 속도와 대답의 구체성이 모두 다르기 때문이다.

주제 3: 한 사람의 면담자가 하루에 얼마나 많은 면담을 해야 하는가

인지면담은 응답자의 말을 적극적으로 경청하고 새로운 탐색과정을 수행하는 힘든 활동이다. 따라서 하루에 3회 이상의 면담을 하지 않도록 권고하고 있지만, 항상 예외는 있다. 예를 들어 매우 집약된 활동으로써 약물치료 클리닉에서 면담하기 위해 멀리 나간 경우 하루에 6개의 면담을 한 경우도 있으며, 이는 확실히 생산적이며 효과적인 것이다. 그러나 매일 하는 것은 불가능할 수 있다.

주제 4: 대상자에게 얼마의 지불(보상)이 적절한가

이는 면담의 난이도에 따라 달라지는데 2004년 기준으로는 한 시간의 면담에 일반적으로 25~50달러가 적절한 액수였다. "짚단 속 바늘"과 같은 정말 필요한 대상자라면 더 지불할 수도 있다. 지불 액수는 대상자의 이동시간과 같은 변수에 따라서도 영향을 받는다. 보상은 단순히 차비를 내주는 것만 아니라면 그 자체로 충분하다. 그렇지 않으면 연구 참여를 일로 하는 사람이나 학문적 이유로 연구에 참여하게 되어 일반적 집단과는 다른 사람들을 대상으로 질문을 검증하게 될 위험이 있을 수 있다. 금전적 보상이 항상 적절한 동기가 되지는 않는다는 것을 명심할 필요가 있다. 동료로부터 요청을 받은 경제적 능력이 높은 전문직이 금전적 보상으로 좌우되는 모집자보다 응답을 잘 할 수 있다.[3]

주제 5: 몇 개의 면담이 시행되어야 하는가

이 질문은 (a) 검증기간 내에 몇 그룹의 면담이 시행되어야 하는가, (b) 전체적으로 총 몇 단계가 시행되어야 하는가에 대한 내용이다. 전자에서 고려할 점은 아래와 같다.

(a) **문제의 심각성.** 면담 후 문제가 분명해진다면, 질문에 대한 수정이 이루어지기 전에 면담을 지속하여 얻게 되는 이익은 적다. 특히 설문지 개발 초기 단계에서는 2회 정도의 면담이면 중단하기 충분하다(Hess, 1999).

(b) **"죽은 말에 채찍질하기" 자제.** 많은 면담이 필요한 것처럼 보여도 실제로는 12~15회의 면담이면 충분하다. 아주 미묘한 문제점이 존재하는 경우, 많은 면담을 시행할 수 있으나 실제로 얻게 되는 정보는 미미하다.

(c) **제한 두기.** 연방정부 차원에서 실시한 자료수집과 관련된 연구는 재정관리국에서 제한을

> 두고 있는데, 특수 형태의 포괄적 면담이 필요한 경우가 아니면 한 개의 세트에서 9명의 대상자의 자료를 분석한다. 질문이 변경되면, 다른 그룹의 9명의 대상자로 시행되는 새로운 단계로 나아간다.

다음으로 두 번째 이슈 즉, 몇 번의 단계가 시행되어야 하는가 하는 것으로, 인지면담의 가장 큰 강점은 첫 번째 검증단계 후 수정된 질문을 재검증할 수 있다는 것이다. 그러므로 항상 두 번의 단계는 거치는 것이 좋다. 저자는 인지면담의 목적이 정지된 도구를 평가하는 것이 아니라 설문지를 개선하는 것이라면, 27명의 대상자에게 한 단계(1회기)의 인지면담을 시행하는 것보다 각 9명의 대상자에게 총 3단계(3회기)의 인지면담을 시행할 것을 권하고 있다. 인지면담 후의 결과와 설문지를 사용하게 될 기관 또는 설문지 개선을 의뢰한 고객과의 회의를 통해 설문지를 개정한 후에 개정판을 가지고 다시 인지면담을 한 단계(1회기) 더 시행하여 마무리 검증을 하게 된다. 회가 거듭되면서 설문지가 다듬어지게 되는데 초기에는 구체적 단어 선택보다는 측정 스케일이나 다루고자 하는 주요 주제와 같은 전체적인 이슈와 관련된 결과를 얻을 수 있다. 후반부에는 주로 용어 사용과 같은 구체적인 내용에 초점을 두게 된다.

그럼 어떻게 검증이 끝나게 되는지 알 수 있는가? 질문은 아마도 영원히 검증될 여지가 있을 것이며 여전히 문제점을 가지고 있을 것이다. 최선책으로 우리는 모든 주요 문제들을 감지하고 성공적으로 해결할 때까지 검증하게 된다. 그러나 일반적으로 이러한 종결 논쟁은 의미가 없다. 설문조사는 대상자를 시간적 틀 안에서 관리해야 하고 사전조사를 할 수 있는 시간은 정해져 있다. 따라서 일반적 접근방법은 실제로 여러 단계를 반복함으로써(보편적으로 3회기까지) 이루어진다. 제한적인 실험실 검증으로 완벽한 설문지를 만들어내지는 못해도 최종 결과물은 검증을 거치지 않은 설문지보다 현저하게 나을 것이다.

주제 6: 어느 정도의 시간이 필요한가

몇 가지 중요한 시기가 있다. 인지면담을 시행하는 데 필요한 시간의 양은 중요하지만, 검증 프로토콜 개발을 위한 시간, 검증결과를 작성할 시간, 다른 면담자에게 의뢰하는 시간, 매 단계 간 그리고 최종 단계에 이르는 질문을 수정하기 위한 시간 역시 매우 중요하다. 일반적으로 이러한 시간은 적어도 1주일이 소요되며 신문광고에 실리는 것 등을 고려하면 대상자를 모집하는 데 종종 수주일이 소요되기도 한다. 9명의 대상자 면담 시행단계에서는 1~2주일이 필요하며, 결과를 모으고 작성하는 데는 하루에서 수주가 필요하고, 새로운 버전을 위한 수정을 고려하고 수정안을 작성할 때는 보다 많은 시간이 필요하다. 보통 단계의 간격은 한 달 정도가 좋으며 이 기간은 짧아질 수 있으니 주의를 요한다.

생각보다 시간을 더 요구하는 것은 면담 그 자체이다. 각 면담이 한 시간가량이지만 전체 과정을 들여다보면 그보다 긴 것을 알 수 있다. 준비하고, 면담하며, 기록하는 데 걸리는 시간은 적어도 3시간이 소요되며 더 길어질 수도 있다. 이 기간은 면담자에 따라 달라지고 녹음이나 동영상 촬영을 하는 경우 이를 필사하는 데 드는 시간이 더 고려되어야 한다.

주제 7: 인지검증을 진행하는 데는 어떤 유형의 직원이 필요한가

면담 시행 외에도 인지 실험실 운영에 관심이 있는 사람들이 있다. 요원 중심의 기관(연방정부)과 프로젝트 중심의 집단(연구기관)과 함께 일해본 경험에 비추어 볼 때, 인지면담을 지원하기에 적당한 하나의 조직은 없다. 이직으로 인한 계속적인 재훈련을 피하기 위해서는 인지면담 경험이 있는 직원들의 핵심그룹을 만드는 것이 도움이 된다. 특히 광고 배치, 전단지 개발, 전화, 계획, 일반적 면담운영 모니터링 경험 등 대상자 모집에 책임있는 실험실 관리자라면 큰 도움이 될 것이다. 직원 중 적어도 한 명은 설문지 검증을 의뢰한 기관과의 의사소통의 경험이 있는 사람이어야 한다.

주제 8: 여러 명의 면담자가 필요한가

여러 연구에서 한 명의 인지면담자가 성공적으로 인지면담을 수행한 결과가 보고되고 있다(Hess, 1999 등). 그러나 실무에서는 대상자가 9명 또는 그 이하로 적은 경우에도 여러 명의 면담자가 기여하는 것이 유용하다고 본다. 이는 한 명의 면담자가 8개의 면담을 진행하는 것보다 2명의 면담자가 각각 4개의 면담을 진행하는 것이 이득이라는 것이다. 이것은 면담으로 인해 발생하는 변수를 제한함으로써 오류를 줄이도록 하는 과학적 원칙에 위배될 수 있어 논란의 여지가 될 수 있다. 그러나 이는 오류라기보다는 설문지의 질문을 평가하고 개선하는데 필요한 정보라 하겠다. 이러한 견해는 다양한 면담자 개개인이 각각 보여주는 대응의 수준과 각기 다른 다양한 견해를 얻을 때(또는 단순히 업무를 나누는 데서 오는 행복감!) 더욱 힘을 갖게 된다. 면담자당 적절한 면담 수에 대한 직접적 자료는 없으며 이는 인지면담 영역에서 앞으로 알아내야 할 이슈이다. 실무에서는 실제적 이슈(다른 면담자 확보와 같은)에 의해 면담자 수가 정해질 수도 있다.

주제 9: 제한적인 인지면담 노력은 어떠한 의미가 있는가

인지면담 실험실의 정규요원이나 멀티플레이어 요원이 있는 경우는 혼자 면담을 수행하는 사람들과 차이가 날 수 있으며, 혹자는 혼자 감당하는 경우 인지면담을 위한 자원이 부족한 것이다. 단 한 명의 면담자가 즉석검증 등의 규모가 작은 일을 시행하는 데도 의미가 있다. 인지실험의 전 과정에서 발생하는 이득이 있으니 이것이 전부가 아니며, 친구, 동료, 가족들의 작은 규모의 비형식적인 인지면담도 설계자들이 간과한 문제를 규명하는 데 충분히 효과적일 수 있다. 물론 2~3명을 대상으로 한 인지면담 결과는 오해의 소지가 있을 수 있다. 그러나 오류의 가능성을 인식하고 있다면 특정 인지면담 방식이 다른 방식에 비해 특히 더 나쁜 결과를 나을 것이라는 추측은 근거가 없다.

주제 10: 인지 실험실에서 필요로 하는 것은 무엇인가

인구 조사국, 통계청 등 인지면담이 비교적 많이 이루어지는 기관에는 여러 개의 면담실, 비디오와 음향장비, 무선조종 및 관찰기능 등이 갖추어진 실험실이 있다. 한쪽에서만 보이는 유리가 사용되기도 하지만 1개 이상의 관찰실에서 실시간 비디오 촬영이 사용될 수도 있다. 이러한 장비는 전문 인지 실험실에서는 중요하지만 대부분의 인지면담에서는 특정 환경이나 복잡한 녹화장비가 반드시 필요한 것은 아니다. 앞서 언급한 바와 같이 많은 면담이 가정이나 사무실 등 인지 실험실 밖에서 시행되고 있다. 회의실이나 빈 사무실과 같은 조용하고 독립된 공간이라면 실험실로 사용할 수 있다. 장비도 최소화할 수 있는데, 휴대용 캠코더는 면담을 녹화하기에 유용하며 대부분의 대상자는 사생활과 비밀이 유지되는 한 거부하지 않을 것이다.

주제 11: 어떻게 사생활과 비밀을 유지해야 하는가

면담을 녹화하려고 할 때 다음의 중요한 점을 기억해야 한다. 연구자들은 개인적이고 민감한 정보, 특히 사생활과 비밀에 대한 주제를 주의 깊게 다루어야 한다. 만일 면담을 녹화한다면 대상자에게 동의서를 받은 경우라도 카메라를 숨기거나 방해되지 않는 곳에 놓는 것이 도움이 된다. 녹화 혹은 녹음 각각에 대한 동의서를 받을 수 있으며 대상자는 면담에 대해서만 동의할 수도 있다. 테이프 형태로 저장된 면담은 주의 깊게 다루어야 하며 대상자의 이름보다는 아이디(ID)를 라벨로 붙여 잠금장치가 있는 장소에 보관해야 하며 검토 후에는 일정 시간이 지나면 폐기해야 한다. 대상자가 전화나 우편으로만 접촉 가능한 경우가 아니면 동의서는 일반적으로 서면으로 받는다.

테이프 내용을 동료와 공유하는 경우 이를 동의서에 명시해야 하고, 강의나 학회 등에서 내용을 공개해서는 절대로 안된다. IRB 기준에 의거하여 인지면담을 적용하도록 하고 IRB 기준이 없는 경우라 하더라도 가장 보수적인 방법으로 자료를 다루도록 해야 한다.

주제 12: 어떻게 조직환경에서 설문지 검증 의뢰자(후원자 또는 고객)를 면담과정에 통합할 수 있는가

설문지 검증 의뢰자와는 주로 면담결과에 대하여 의사소통하며 이는 다음 장에서 다룰 것이다. 그러나 설문지 검증 의뢰자가 도움이 되는 경우라면 인지면담에 관찰자로 참여할 수 있다. 질문이 너무 혼돈스럽거나 복잡하여 그 영향력을 무시하기 어려운 경우, 직접적인 근거 제시를 위해 고객이나 후원자는 면담을 관찰하거나 녹화(녹음)를 시청(청취)할 수 있다.

요약

- 인지면담은 초기 질문 개발과 현장실무 간 중간지점에 위치하는 것이 가장 최선이다.
- 대상자 모집은 광고와 지역사회와의 접촉, 적절한 보상 등의 실제적 단계로 대상자를 참여시킬 동기부여를 하고 적합한 대상자를 찾는 인지검증의 핵심과정이다.
- 인지 면담과정의 결과는 목표를 소개하는 방법에 영향을 받는다. 연구자는 목적을 분명하게 하고 목적을 성취하기 위한 대상자의 역할을 정립해야 한다.
- 실행주제의 범위에 대해, 사례에 근거하여 결정이 이루어져야 하지만 몇 가지 추천방법을 제시하였다. 가장 중요한 것은 (a) 1시간 정도의 인지면담이 효과적이며, (b) 검증단계 내에서는 일반적으로 8~12개의 면담이면 충분하다. (c) 여러번의 반복 단계를 통해 시행하고 3번 정도 후에 중단하는 것이 유용하다. (d) 면담환경을 조성할 때 직원은 대상자 모집과 운영을 할 수 있는 실험실 관리자가 포함되어 있어야 하지만 (e) 공식적 실험실 마련은 필수적이지 않다. 한 명의 현장실무자의 노력으로 충분히 질 높은 질문을 얻을 수 있다.

참고

1. 이 접근법을 충분히 논의하는 것은 이 책의 범위를 벗어나지만 언급된 질문은 대상자(예, 마약 사용자)를 규명하기 위한 지식 또는 실제 대상자를 적절히 진단하기 위한(예, 심각한 정신질환으로 고통받는 대상자) 초기 관문으로의 점검을 결정하는 데 사용할 수 있다.
2. 회고적인 탐색만 수행한다면 실제 자료수집을 통한 '정확한' 면담 진행이 보다 적절하며 문제 발견의 중요성 도입은 것은 회고적 탐색 이전에 진행된다.
3. 다른 측면에서, 저자는 수백번의 면담 중 1~2회만 금전적 보수에 대한 거절을 경험하였다. 대답이 의심스러우면, 대가를 지불하라!

CHAPTER 11

인지면담 결과의 분석과 문서화

Analyzing and Documenting Cognitive Interview Results

개요

독자는 이 장을 통해 결과 분석과 문서화에 대해 공부하고 적용하여 능숙하게 인지면담을 진행할 수 있으며 전문 탐색자가 될 수도 있을 것이다. 심포니 오케스트라 지휘와는 다르게 면담은 그 자체가 목적이 아니라 추후 활동의 근거가 되는 결과와 근거를 일목요연하게 제시하는 방법이라 하겠다. 인지면담 결과의 분석과 문서화를 효과적이고 효율적으로 진행하기 위해서는 다음과 같은 과정이 필요하다.

(1) 면담에서 얻은 결과를 시간대별로 제시

(2) 결과를 간략히 요약할 수 있는 데이터 정리 시행

(3) 공동 연구자와 의사 결정자에게 정보전달

인지면담 최종 결과가 보고서가 되기까지 어떠한 정도의 판단과 분석을 수행해야 한다는 공식은 없다. 달리 말해 인지면담을 적용하는 것이 질문 설계의 정확한 방향을 제시하는 것은 아니다. Conrad 등(2000)은 "구두보고가 바로 자료이다"라는 말로 구두보고가 의사결정의 중요한 기반임을 암시하고 있으나 구두보고 자체가 우리가 찾는 답을 제공해 주지는 않는다. 인지면담가가 자료수집으로부터 의사결정

에 이르게 되기까지의 단계는 잘 알려져 있지 않으므로 이 장에서는 분석, 문서화, 의사소통에 대한 주제를 다루고자 한다.

인지면담 결과의 특징 잡기

앞 장에서 "우리가 찾는 것이 무엇인가?", "어떻게 찾을 수 있을 것인가?"라는 질문을 다루었고 여기에서는 "무엇을 찾을 것인가?", "이 결과를 가지고 무엇을 할 것인가?"에 대해 논의하고자 한다. 다음은 결과를 어떻게 다루어야 하는지를 고려할 때, 인지검증으로 도출된 결과로부터 추출된 주요 범주에 대한 초기단계 검토에 유용한 내용이다.

항목별 권고

일반적으로 가장 흔하게 접하게 되는 방법으로, 인지면담의 결과는 질문의 수정에 대한 권고(추천)를 할 때 근거를 제공하며, 이 단계에서 질문에 포함되는 단어 선택의 변화가 이루어진다. 예를 들어 "종양 전문의(oncologist)"라는 단어 대신에 "암 전문 의사(doctor who treats cancer)"라고 바꿀 수 있다.

목표에 대한 세부적 설명

인지면담 질문의 목표가 불분명한 경우 이에 대한 자세한 설명이 필요하게 되고 아래와 같은 논평을 초래하게 된다.

질문[ASK IF 12–17]: 당신은 혼자(alone) 또는 스스로(by yourself) 담배를 피운 적이 있습니까?

논평(면담자 #2): 의도가 불명확함. (a) 대상자가 담배를 "혼자" 피운다는 것은 집안의 창고에 숨어 피우거나 혼자 운전할 때 등 아무도 없는 것을 의미하는지, (b) 타인과 함께 있지만 혼자만 담배를 피우는 것을 의미하는지에 대해 관심을 가져야 함. 만약 대상자가 비흡연자 친구와 같이 있을 때 혼자만 흡연한다면 "유일하게(only)" 흡연하는 것이지만 이 상황은 "혼자(alone)"있는 상황이 아니기 때문에 어떤 대답을 해야 할지 모르게 됨.

위 예는 현장에서 실제로 부딪혀 얻을 수 있는 통찰력의 고전적인 예이다. 대상자는 본인의 삶의 경험에 기초하여 유용한 정보를 제공할 수 있다. 그 결과 설문지 설계자는 목표를 재평가하고 질문의 의도를 보다 구체화하게 된다. 이러한 내용을 포함하는 인지면담 논평은 (a) 개념의 미묘한 차이 또는 다양한 양상을 어떻게 정확히 전달할 것인지 (b) 어떻게 특정 질문의 단어가 각각의 목표와 연결될 수 있는지를 제안해 줄 때 가장 도움이 된다. 그러나 질문을 위한 완벽한 해결책을 제시해 주기는 어려운데, 측정목표 수립 및 달성과 관련한 어려움으로 인해 인지면담 팀외 다른 요원의 투입이 필요해지기도 한다. 결과적으로 검증결과는 제안이 되기보다는 질문이 되기도 한다. Rothgeb(2001)는 "명백한 것은 목표 없이는 질문이 분석을 위한 필수적 정보를 얻을 수 있을 것인지 아닌지 알기 어렵다는 것이다."고 하였다.

이 주제의 다른 이름은 "잘못된 질문 효과(wrong question effect)"이다. 목표들은 충분히 명백하지만 측정도구로서의 질문이 단순히 잘못 언급하고 있을 수 있다. 예로 질문을 통해 생계수단을 측정하기 위해서는, 개인에게 형식적이고 합법적인 취업형태를 질문하게 된다. 그러나 이 경우 실제로 수입이 존재하는 비형식적, 불법적 또는 물물거래 등과 같은 경제활동으로 인한 수입은 조사할 수 없게 된다.

질문 순서 및 기타 상호작용 효과

탐색이 개인적 질문에 중점을 두고 있지만 인지면담의 결과는 종종 질문 수준을 초월하여 항목 간의 상호작용과 관련되어 있는 여러 문제를 명쾌하게 다룬다. 질문순서 효과를 보여주는 인지면담의 결과는 CASM 문헌에 나온 내용과 잘 부합한다. 즉 Schwarz, Strack과 Mai(1991)의 자료와 일관되게 인지면담 결과는 구체성의 수준이 아니라 개념별로 항목을 배열할 것을 제안한다. 예를 들어 보완 대체의학 분야 설문지에 대해서 인지면담을 진행하는 경우, 대상자들은 (1) 침술사(acupuncturist)와 (2) 중국 치료사(Chinese healer)에 대해 각각 질문받게 된다. 이때 설문지에서는 보다 일반적 내용인 '중국 치료사'라는 용어를 먼저 제시한 후 일반적 용어의 범주에 속하는 보다 구체적 내용인 '침술사'(대상자들에게 가장 덜 알려진)라는 용어를 뒤에 배치하는 것이 보통이다. 그러나, 이와 같은 상황에서는 보다 구체적인 용어를 앞에 두도록 순서를 뒤바꾸라고 권고한다. 순서를 바꾸면, 대상자는 구체적 내용에 더 잘 응답하게 되고 이어 일반적 내용이 제시될 때 이를 더 잘 배제할 수 있게 된다(실제 상황에서는 후자, 즉 '중국 치료사'를 '침술사'를 제외한 '기타 중국 치료사'로 생각하게 하는 효과를 주게 된다).

인지면담으로 알아낼 수 있는 교차항목 효과의 문제점은 고질적인 반복의 문제이다. Wilson 등(2000)은 총 16개의 다른 기준 기간이 포함된 임신 관련 설문지를 검증하였는데, 결과적으로 대상자를 혼돈에 빠지게 하였다. 보다 포괄적 수준을 위해, 질문의 순서를 변경할 때 앞선 질문의 효과로 인해 나중 순서 질문에 오류 영향을 주지 않게 하기 위해 하위영역을 만들어 주제와 주제 사이를 건너뛰게 하는 것이 필요하다. 건강 관련 연구자들은 흔히 질병진단과 같은 주제에 대한 태도와 행동을 측정하는데, 일련의 질문이 다른 질문에 영향을 미칠 수 있다. 예를 들어 "내가 무엇을 해야 한다고 생각하는지?"에 대한 응답은 이어 "내가 무엇을 했는지"에 대한 답에 영향을 미칠 수가 있다는 것이다. 이러한 경우 연구자들은 가장 중요하다고 생각하는 일련의 질문을 먼저 배치하는 것이 중요하다. 또는 인지면담을 거쳐 이월 효과의 방향성을 확인하고 재배치할 수도 있다.

부담 관련 이슈

다음 영역은 도구 자체 또는 부분적 영역 또는 질문과 관련한 전반적인 부담이다 (Caspar & Biemer, 1999). 50여개의 다양한 신체적 활동 체크리스트의 응답을 편안히 앉아 검토한다면 과도한 업무라고 할 수 없겠지만 대상자에게 리스트를 통해 무언가를 얻어야 한다면 이야기는 달라질 수 있다. 인지 실험실에서 전반적 현장부담을 이해하는 것은 어려우며, 인지면담의 경우 한편으로는 많은 양의 탐색이 진행되므로 탐색이 없는 현장에서의 설문조사와 비교하여 상대적으로 부담이 증가할 수 있다. 또 다른 측면으로는, 인지면담 대상자들은 (특히 대상자들에게 금전적 보상을 하는) 현장에서의 설문조사와 비교하여 더 주의 깊고 인내하는 경향이 있으며, 주관적으로 인지하는 부담이 적을 수도 있다.

설문지가 완료되는 데 필요한 시간을 분석 및 평가할 때와 같이 탐색 없이 곧장 설문지를 대상자에게 시행할 때도 있다. 그러나 이 방법은 우리가 인지면담 자체가 현장면담을 잘 대변한다는, 즉 면담자의 행동(질문하는 속도), 대상자 행동(반응 속도), 부담과 관련한 대상자 특성과 같은 것을 아울러 실제 상황을 대변한다는 것을 의미하지 않는 한 매우 위험한 방법이다. 인지면담이 설문지의 적용시간을 평가하기 위한 목적으로 사용될 수는 있으나 이는 인지면담의 주요 강점은 아니다.

조사설문 연구의 한계

조사환경에서 측정하려는 시도 전부가 측정가능한 것은 아니다. "우물에서 숭늉 찾기"와 같이 연구자의 측정목표를 성공시킬 수 있는 질문을 바로 실행가능하게 수정할 수 있는 방식은 없다. 대신 내재된 제한점에 직면하게 되는데 (a) 연구자 한계를 넘어서는 많은 질문이 요구되는 복잡한 주제 또는 (b) 코딩에 실패하거나(즉 잘 모르거나) 연구자들이 요구한 시간대에 대한 기억 회상에 실패하여 정보를 제공하지 못하는 응답자의 경우 해당된다.

예를 들어 Hunter와 Hughes(2003)는 연금과 은퇴 후 수당에 대한 연구에서 단순히 대상자들이 이에 대한 지식이 부족하여 정확한 조사를 할 수 없음을 보고하였다. Akkerboom과 Luiten(1996)은 이에 대해 "정보 제공과 수요와의 균형"이라는 적절한 주제로 정확히 요약하고 있다. 따라서 인지면담에서는 응답자들의 생각 속에 무엇이 있고 없는지, 응답가능한 시간 범위는 어디까지인지, 그 내용이 보고 가능한지, 즉각적 회상이 가능한지를 평가하여야 한다.

요약하면 인지면담은 다양한 범주의 결과물을 만들어낼 수 있는데 그것은 질문에 대해서일 수도, 설문지 자체에 대해서일 수도 있으며, 더 넓게는 조사 그 자체에 대해서일 수도 있다. 부록 2에서는 인지 실험실에서 시행된 질문의 문제점을 제시하고 있다.

사고구술 결과 분석

사고구술 진행이 비교적 분명하고 단순한 반면 사고구술 프로토콜 분석(protocol analysis)은 복잡하고 두서없는 언어정보의 흐름을 분석해야 하고, 언어정보 중 어느 부분이 질문을 평가하고 수정하는 데 적절한지 결정해야 하기 때문에 단순하지 않다.

사고구술 프로토콜의 비형식적 분석

사고구술 프로토콜의 분석을 간단히 설명하자면 면담 동안 중요한 주제를 기록하기 위해 대상자들이 생각하며 말하는 것을 (매우 빠르게) 적는 것이 될 것이다. 이는 매우 주의 깊은 경청을 하고 이 중 무엇이 관련 있는지 집어내고, 다음 주제질문에 대한 준비와 동시에 생각하며 말하는 동안 연속적으로 경청하며 기록할 수 있는 상당히 높은 인지수준이 필요하기 때문에 이상적인 방법은 아니다. 조금 더 나은 방법은 타인이 실시간으로 면담을 평가할 수 있도록 하는 것이다. Bolton(1993)은 면담자들이 함께 사고구술을 시행하면서 동시에 관찰하는 방법을 제안하였다. 이보다 더 나은 방법은 녹화나 녹음 후 필사를 통해 후에 다시 검토하는 방법이다.

이 비형식적 검토방법을 따라, 분석자(인지면담자 혹은 다른 연구자)는 잠재된 문제들의 모든 유형(인지적 혹은 다른 측면에서)에 집중할 수 있다. 다음 사고구술의 예는 수입 관련 정보에서 필요한 질문에 반응하는 한 대상자의 최초 데이터를 포함하고 있다.

질문은 "지난 달의 세전 가족 수입"에 관한 것인데, 대답하기 좀 어려움이 있어요. 내 아들은 일을 하고 있는데…… 지난 달 아들의 수입은 몰라요. 게다가 제 경우에도…… 세전의 제 월 수입은 모르겠는데요. 세금을 제한 후에 다달이 통장에 찍히는 금액이 얼마인지에 대해서는 말씀드릴 수 있어요. 그리고 세전의 한 해 연봉도 알 수 있어요……. 그리고 12로 나누면 음…… 계산해볼 수 있어요. 하지만 현실적으로 다른 것이…… 보너스도 있고…… 음…… 만약 이 질문에 답을 원하는 것이라면 쉽지 않겠어요……. 다음 단계의 계산이나 생각이나…… 뭐…… 다른 것이 필요할 것 같아요.

분석자는 이와 같은 질문별 사고구술 프로토콜의 부분을 검토하고 서술적 및 개방 형태로 해석노트를 작성한다. 문제들이 기술 가능하고, 평가하고자 하는 질문과 구체적으로 연관될 수 있다면 이 정보는 유용한 것이다. 대상자가 명백히 질문에 대해 오해하고 있거나 확신이 없는 대답을 하는 등의 단서가 보이면 질문을 던지는 보다 나은 방법이 있는지 고려해 보아야 한다.

앞서 기록된 대본을 검토한 후 분석자는 "대상자는 질문이 요구하는 구체적인 월 수입에 대한 정보를 제공할 수 없음-다른 가족 구성원의 결과도 표현하기 어려우며 자신의 세전 월 수입에 대해서도 보고할 수 없는 것으로 보임"이라고 메모할 것이다. 일단 일정 숫자의 대상자들에 대한 면담이 이루어지면, 이러한 종류의 요약이 나오게 되고 일관된 주제가 추출될 수 있다(대상자들은 본 질문에 대하여 응답하는 데 어려움이 있었다). 문제를 요약해내는 것은 분석가의 체계적이고 객관적인 능력에 어느 정도 의존하게 된다. 분석자는 또한 응답자의 지식수준에 맞춘 질문 변경과 같은 서면권고를 하게 된다. 예를 들어 응답자가 구체적 수치로 고민하지 않게 하기 위해 세전 수입보다는 세후 수입 또는 수입의 범위를 제시해주고 선택하는 방법을 고려해 볼 수 있다.

사고구술 분석을 위한 코딩

비형식적 사고구술 프로토콜 분석은 주관적이고, 부정확하며 전반적인 인상을 보여 주는 것으로 보일 수 있다. 보다 명확하게 사고구술을 분석하기 위한 방법은 언어 프로토콜의 분절을 형식적으로 코딩하는 전략을 적용하는 것이다. Bickarth와 Felcher(1996)는 이러한 전략을 검토하고 여러 코딩분류를 제시하였다.

(1) 응답자들이 자신의 지식에 맞추어 질문 변경

(2) 자신에 대한 사건 회상

(3) 자신에 대한 긍정적이고 질적인 빈도 사정

(4) 자신이 일반적으로 무엇을 하는지에 대한 진술

(5) 자신에 대한 특성 지식(trait knowledge)

이러한 코딩은 언어적 프로토콜이 구체적인 행동이나 전략을 대변해 주는 것과는 달리 질문이 가지고 있는 문제점이 얼마나 많은지에 대해 말해주지는 못한다. 마찬가지로 이러한 유형의 시스템은 설문조사에 대한 응답과정에 관심을 가지는 CASM 연구(예, Bickart와 Felcher는 특정 행위의 빈도에 대한 답을 하는 전략에 대해 검증했다)에 주로 유용하다. 이러한 접근은 질문에 대한 사전검증 영역에서는 제한적인데, 이 검증단계에서는 우리의 관심이 인지과정 그 자체가 아니라 질문이 가지고 있는 문제에 집중되게 된다. 사고구술 코딩의 변형으로 Bolton과 Bronkhorst(1996)가 제시한 컴퓨터 기반으로 자동 코딩 방법이 있다. 이 과정은 이론적으로 질문평가에 유용할 수 있다. 요약하면 이러한 체계는 다음과 같은 단계를 따른다.

(a) **사고구술 면담 녹음과 필사**

(b) **필사준비.** 조사자(일반적으로 연구 보조원)는 초안을 각각의 질문별 및 개인별로 시작과 끝을 표시하여 분할하도록 한다.

(c) **코딩의 구체화.** 질문별로 조사자는 인지적 과정과 관련 있다고 생각하는 언어적, 비언어적 코드의 목록과, 각 코드와 연관 있는 행동 목록을 배정한다(전화면담 결과에 대하여 Bolton과 Bronkhorst는 "잊기"를 하나의 코드로 정하고, 그 아래 목록에 "잊기", "기억하지 않기", "생각 불가능", "생각하려고 노력하고 있음"을 배정하였다).

(d) **컴퓨터 기반의 코딩.** 각 기록된 부분의 필사를 컴퓨터에 입력하여 각 부분의 행동을 적합한 코드별로 배정한다.

이러한 상당히 정교한 시스템을 이용하면 평가하고자 하는 질문에 대한 사고구술로 작성된 언어적 프로토콜에 얼마나 많은 코드가('잊음'과 같은) 나타나는지를 알 수 있다. 만약 2개 버전의 질문지를 검증했다면, 각 버전 중 어느 버전에서 코드가 더 많이 나타나는지 비교가 가능해진다. 컴퓨터를 이용하는 경우 장점은 객관적이고 편파적이지 않다는 것이다. 단점은 코딩에 많은 노력이 들고 복잡하기 때문에 신속하게 진행될 수 없어서 실행이 어렵다는 점이다. 인지면담자가 일반적으로 한 번에 수십 개의 질문을 평가해야 하는 반면, 1996년에 Bolton과 Bronkhorst는 3개의 타겟질문 검증에 중점을 두어 코드화를 적용하여 실행한 적이 있다. 그 결과 출판된 내용을 보면 비형식적 방법에 비해 더 형식적이고 수준도 더 높다고 하겠으나, 실제에서 얼마나 실현가능할지에 대해서는 의문이 들지 않을 수 없다. 마지막으로 Bolton(1993)은 자동코딩의 한계는 잘못된 질문순서와 같은 전문적인 판단이 필요한 문제를 진단하는 데는 비효과적이라고 지적하였다. 어느 정도는 주관적인 해석이 분석에 반드시 필요하다.

전반적으로 사고구술 면담이 비교적 실행하기 쉽지만 분석, 특히 어떤 유형의 발언이 "질문의 문제점"을 나타내는지 구체적으로 잘 정립되지 않았다. 대부분의 인지면담자가 비형식적 방법으로 프로토콜을 분석하고 있음에도, 코딩을 사용한 형식적인 방법의 효과를 검증한 연구는 거의 없다. 앞으로 더 찾아내야 할 의문점은 아래와 같다.

(a) 실시간 혹은 녹화된 면담에 비해 사고구술 면담의 필사는 얼마나 유용할 것인가?

(b) 형식적 코딩 작업에 자원을 투입하는 것은 가치 있는 일인가? 아니면 비형식적 방법만으로도 충분한가?

(c) 누가 프로토콜을 분석해야 하는가, 그리고 어떠한 훈련과정과 전문성이 요구되는가?

탐색결과 분석

자료수집: 탐색반응은 어떻게 수집되는가

사고구술과 탐색면담의 중요한 차이는 자료의 기초적 본질에 관련되어 있다. 사고구술의 경우 자료는 언어의 흐름으로 구성된 대상자의 반응이다. 탐색면담은 (a) 대상자의 탐색에 대한 반응 또는 (b) 면담자 혹은 분석자의 대상자 반응에 대한 해석으로 구성된 자료를 분석하는 것이기 때문에 보다 복잡하다. 간단한 예로 "대상자는 질문을 이해하지 못한다"라는 면담자의 견해와 "난 무슨 질문인지 모르겠어요"라는 대상자의 진술은 모두 자료이다. 그러나 연구자들은 인지면담 자료가 정확히 의미하는 바에 대해 이견을 보일 수 있다. Tourangeau, Rips 등(2000)은 " 인지면담에서 나온 결론은 대상자가 생성해낸 실제 자료로만 제한된다"라고 하였고 Conrad와 동료들은(Conrad & Blair, 1996; Conrad et al., 2000) 면담자는 면담자의 견해보다 면담자의 생각으로 걸러지지 않은 관찰된 자료와 대상자 반응에 보다 중점을 두어야 한다고 하였다. Beatty(2003, 2004)는 인지면담자를 두 부류-수동적 자료 수집자와 보다 능동적인 조사자로 구분하기도 하였다.

실무에서 인지면담자는 직접 관찰한 정보와 추론적 정보를 혼합하려는 경향이 있다. 전형적으로 질문지 평가에 대한 자료에는 인지면담자의 논평이 포함되는데, 이때 면담자는 대상자의 질문에 대한 반응을 기록할 뿐만 아니라 더 중요하게는 대상자가 탐색에 대해 응답하는 자체를 자유롭게 기록하게 된다. 그리고 어떻게든 분석되는 것은 바로 이 자료이다. 그러나 인지면담에서 또 다른 블랙박스는 실무자가 어떻게 탐색하였는지, 탐색 결과 중 신뢰할 만한 내용은 무엇인지는 나타나지만 어떠한 과정으로 이러한 결과에 도달하게 되었는지가 불명확한 것이다(Cosenza, 2001). 이는 다음 주제에서 다룰 것이다.

면담결과의 비형식적 분석

사고구술과 마찬가지로 탐색결과를 엮고 편집하는 방법은 다양하며, 유일한 최선의 방법은 없다. 일부 기관에서는 각 면담의 온전한 상태["사례역사(case history)"] 유지를 위해 개별적 보고를 사용하기도 한다. 그 외의 경우 면담 전반에 걸친 기록에서 1개의 보고서만 만들게 되는데, 보다 간결하고, 결과에 대한 질문 중심의 버전을 제공해 주기 때문이다. 보다 효율적인 자료 처리과정에서 온전성과 소요시간의 균형 유지를 위해서는 다음이 필요할 것이다.

개별 면담을 검토하고 문서화하기

이를 위해서는 각 면담을 필사할 필요가 있다. 이 과정은 모든 문항, 모든 질문의 전체 내용이 포함되며 대부분 구체적 수준의 분석을 의미한다. 또한 시간과 비용 측면에서 추천되지 않으나 '나무 대신 숲을 보는 것'을 방지해주는 경향이 있다. 또한 면담 동안 또는 추후 검토 시 수기를 통한 의견 작성에 유용할 수 있다. 이러한 견해들은 나중에 설문조사 질문의 하위 목표조사의 전자복사본에 타이핑될 수 있으며 각 면담의 녹화에 사용될 수 있다. 다음은 한 면담에서의 질문에 해당되는 견해의 예이다.

Q 8a. 당신의 일반적 건강상태가 훌륭한지(excellent), 아주 좋은지(very good), 좋은지(good), 괜찮은지(fair), 나쁜지(bad) 이야기해줄 수 있나요?

코멘트: 대상자는 18세이며 건강문제가 없는 육상선수이다. "훌륭한(excellent)"이라는 응답을 기대했지만 현재 종아리 부목으로 인해 고통스러워하기 때문에 "괜찮다(fair)"라는 응답을 하였다.

또한 분석자는 결과를 검색하기 위해 구체적 질문뿐만 아니라 검증질문에 걸쳐서 전반적 면담을 검토해야 하며, 보다 일반적인 견해를 추가한다.

코멘트: 수입에 대해 질문하는 3종의 질문세트가 있는데, 이들이 각각 다른 위치에 배치되어 있다. 그리고 대상자는 이 주제가 계속 반복되는 것에 대해 짜증을 표현하였다.

면담 전반에 걸쳐 결과를 편집하기

이 과정은 각 질문과 해당 항목으로 구성된 모든 견해를 편집하는 것이다. 각 질문의 견해는 양적 그리고 질적으로 요약될 수 있다. 질적인 면에서는 문제점이 무엇인지, 그리고 그 문제점이 면담 전반에 걸쳐 유사하게 나타나는지를 평가할 수 있다. 양적인 측면에서는 드러난 문제의 빈도로부터 그 문제의 심각도를 알 수 있다.

A1. 건강관리를 받기 위해 정기적으로 얼마나 먼 거리를 이동해야 하십니까? 1시간 이내인지, 1~2시간인지, 2시간 이상인지 말씀해주시겠습니까?

코멘트: 3회 면담에서 10명의 대상자를 대상으로 하였으며 이 질문에서 5개의 중요한 문제점이 발견되었다. 3명은 건강관리 제공자의 유형에 따라 달라진다고 응답하였다. 4번째 대상자는 "얼마나 먼 거리"에 대해 8km 정도라고 응답하였고 5번째 대상자는 "집 바로 옆"이라고 하였다. 이 질문은 거리를 내포하고 있는데 모두 시간으로 물어보는 분류로 포함되어 있기 때문에 내부적으로 일관성이 부족하다. 또한 제시기간도 정확하지 않다. 한 대상자는 1년 전 의사를 1번 방문했기 때문에 "정기적으로"라는 부분에서 어떻게 대응해야 할지 모른다고 답했다. 따라서 우리는 과거 ○○개월 간 건강관리 제공자를 만나기 위해 얼마나 먼 거리를 이동하는지 또는 정기적 건강관리를 받을 때 얼마나 걸리는지 또는 모든 것을 통합해서 질문에 대해 다시 생각해야 한다.

조직적인 검증 보고서를 작성하기

최종 주석을 단 질문이 이러한 각 질문에 대한 견해를 포함하고 이것이 다시 인지면담 결과 보고서의 주요 부분이 된다. 계획에 포함되는 것이 무엇인지 분명히 하기 위해 보고서는 일반적으로 다음과 같은 정보를 포함해야 한다.

(a) 평가된 설문조사(설문지 적용방법을 포함하여)를 설명하는 도입부와 구체적인 검증 목적

(b) 대상자 집단의 특성과 모집방법

(c) 다음 예시와 같이 표로 요약 정리된 검증 대상자의 수(Pascale, 2003의 건강보험 조사에 사용)

대상자 ID	성별	연령	히스패닉	인종	교육수준	건강보험
#1	남	22	아님	백인	12	없음
#2	여	48	아님	황인	14	있음
#3	여	60	맞음	백인	10	없음

(d) 인지면담자의 수와 경험수준

(e) 사용된 인지면담 기술, 특히 사고구술 대 탐색, 탐색방법(동시, 후향적, 사전적, 반응적, 탐색의 표준화 수준 등)

(f) 각 질문별 검토결과와 각 검증대상 질문에 대한 권고사항

(g) 다음 단계에서 예상되는 점과 검증과정의 잠재된 제한점, 가능하면 질문의 단어에 대한 최종 결정의 목록

보고서에 검증된 프로토콜, 설문지, 예상탐색을 포함하는 것 역시 도움이 된다. 또한 질문별 논평에 따라 적용한 탐색을 포함시킬 수도 있다. 전반적인 인지검증 보고서의 범위는 일상적으로 다른 연구자들이 모방하고 인지연구를 평가할 수 있을 정도로 구체적으로 기술하는 것이다.

보고서 작성자는 가장 효과적으로 결과를 전달할 수 있도록 구체적으로 제시해야 한다. 각 질문별 구체적 문제 목록을 제시하기 전에, 가장 중요한 문제점 목록을 보여주는 것도 유용하다. 심각한 문제에 대해서는 보다 주의를 기울이기 위해 반드시 문제점들을 우선 순위화하여야 한다(Rothgeb, Loomis, & Hess, 2000). 마지막으로 독자가 원하는 것이 무엇인지 가늠하면서 인지검증 보고서의 경청자로서의 자세를 고려해야 한다. 가끔 인지면담 의뢰자가 진행과정에는 관심이 없을 수 있다. 그들은 사전검증 요원이 상당히 믿을 만하고 능숙하다고 가정하며, 단순히 (a) 잘못된 것으로 발견된 내용이 무엇인지 (b) 그에 대해 무엇을 해야 하는지를 알고자 한다. DeMaio와 Wellens(1997)는 이 유형에 대한 예시 보고서에서 20개의 인지면담이 진행되고 바로 결과 작업에 투입되었다고 보고하였다. 물론 인지면담 현장에서 절차를 완벽하게 기록하려는 욕구와 사용자 편의적인 보고서 생성 간의 어느 정도의 긴장은 존재한다. 한 가지 대안은 부록을 이용하여 자세한 내용을 제시하는 것이다.

탐색면담의 형식적 분석: 코딩

사고구술 분석과 같이 탐색면담 분석에서도 비형식적 분석이 형식적인 분석보다 일반적으로 사용된다. 그러나 형식적 코딩 시스템은 면담자 견해나 주관적인 행동을 코딩하여 요약하는 데 적용될 수 있다. 코딩 시스템을 면담결과에 적용하는 연구자들은 이 시스템을 질문의 검토와 수정 지침서로서의 의미보다는 방법론의 평가를 주목적으로 사용한다(Rothgeb et al., 2001). 그러나 체계적인 자료처리 절차를 선호하는 실무자들에게 사용 가능하다는 측면에서 코딩 시스템은 유용하다. 더욱이 코딩 시스템은 탐색방법에 의존하는 인지면담의 결과를 명확히 하기에는 더없이 적합하다.

코드들은 조사연구에 내재한 문제를 기술하려는 경향이 있다(2장에서 설명한 QAS 코드와 유사하다). 코딩전략 간의 주된 차이점은 (a) 코드의 수와 (b) 인지과정에 대한 집중 정도를 반영하는 코드의 범위이다. 한 예로 Willis 등(1991)은 아주 단순한 코딩전략을 제시하였는데, (a) 인지적 또는 (b) 구조적-논리적 속성으로 질문을 분류하는 것이었다. 보다 구체적인 수준에서 Presser와 Blair(1994)는 다음 7개 범주로 구분하였다.[1]

1. 면담자가 질문을 읽거나 응답을 기록할 때 문제를 느낀다.
2. 응답자가 질문의 의미가 무엇인지 이해하기 어렵다.
3. 응답자가 질문을 기억하기 어렵다.
4. 응답자가 특정 단어나 개념을 이해하기 어렵다.
5. 질문에 대해 응답자들이 다르게 이해하고 있다.
6. 응답자들이 대답할 때 기억하거나, 진술하거나, 보고하기 어려워한다.
7. 분석자가 이 자료를 사용할 때 문제가 있을 것이다.

Presser와 Blair는 2~5번까지의 범주("어의적 문제")가 인지면담 결과 두드러짐을 발견했다. 이는 4단계 인지모델에 비추어 매우 흥미로운 점인데, 인지적 속성에 비추어 2~5번 범주는 모두 이해 측면을 반영하고 있으며, 나머지 인지과정인 회상, 결정/판단 및 반응 측면은 6번 하나의 범주에 한꺼번에 들어가 있다는 것이다. Conrad와 Blair(1996), Willis, Schechter와 Whitaker(1999)는 인지모델에 보다 잘 반영할 수 있는 독자적인 코딩시스템을 개발하였다. 특히 Willis 등은 다음과 같은 문제형태를 제안하고 있다. (1) 이해력/의사소통(comprehension/communication), 부호화(encoding) 과정을 반영한다. (예, 대상자는 '격렬한 운동'의 의미를 이해하지 못한다) 2) 회상하기/계산화(recalling, computational), 이는 회상과정을 반영한다(예. 대상자는 12개월 이상의 기억 회상에 문제가 있다). (3) 편견/민감성(bias/sensitivity), 이는 판단과정을 반영한다(예, 질문이 대상자에게 매주 많은 시간 동안 일하는 것으로 보고해야 하는 것처럼 들린다). (4) 응답범주(response category), 이는 응답과정을 반영한다(예, 주어진 응답범주는 사람들이 일반적으로 사용하는 응답 내용과 맞지 않는다). (5) 코드, 이는 인지과정 사슬의 문제로 인해 쉽게 개념화 못하는 논리적 이슈에 적용되는 코드이다.

Press와 Blair(1994)와 유사하게 Willis 등(1999)은 코딩전략을 2개의 실험실에서 시행된 인지면담에 적용하였다(NCHS와 NORC; National Opinion Research Center). 코딩 분석의 결과는 코드 분포와 함께 표 11-1에 제시하였다.

표 11-1 인지면담에서 전반적인 문제 유형 코드 비율

	CO (Communication) 소통	RE (Recall) 회상	BI (Bias) 편견	RC (Response Categories) 응답범주	LO (Logical) 논리성	합계
NCHS 인지면담	70.5% (332)	11.0% (52)	1.9% (9)	12.1% (57)	4.5% (21)	100% (471)
NORC 인지면담	58.1% (358)	13.3% (82)	1.3% (8)	19.8% (122)	7.5% (56)	100% (616)

출처: wills, Schechter, et al. (1999).

두 실험실 결과에서 알 수 있는 것은, 한 개 영역(이해력/의사소통)에 코드가 집중되어 있다는 것이다. 저자들은 이 코드범주를 다시 부호화와 이해와 관련된 하부범주로 나누어 적용한 결과, 4단계 모델의 규칙에도 불구하고, 이해력 관련 문제의 다양성을 확인해 주었다. DeMaio와 Landreth(2004)는 3개의 인지실험에서 60% 이상의 문제들이 이해력의 어려움으로 인한 것으로 분류하였고 응답범주(RC)의 빈도가 그다음이라고 보고하였다. Rothgeb 등(2001)의 연구에서도 문제의 70%가 이해력/의사소통 영역(기억 관련 영역이 2번째 빈도)으로 보고하였다.

결과적으로 인지면담은 의사소통과 큰 관계를 가지고 있다고 결론지을 수 있다. 또는 Gerber와 Wellens(1997)가 언급한 바와 같이 사전검증은 의미에 대한 연구라 할 수 있다. 인지검증 결과를 정의하기 위해 많은 수의 코드를 생성할 수도 있으나, 부호화, 이해력, 의사소통, 면담 대상자와의 상호작용, 기초교육의 뒷받침 등으로 다양하게 기술되는 분석과정에 집중하는 것이 바람직할 수 있다.

코딩전략은 가치 있는가?

설문조사 질문의 특정한 문제를 정의하기 위해 코딩을 적용하기 위해서는 상당한 시간과 노력이 요구된다. 각 질문은 문제의 성격에 따라 분류되어야 하고, 보통은 하나의 질문에 여러 유형의 문제가 나타난다. 끝으로 코드는 질문을 검토하고 수정을 제안하기 위해 요약되어야 한다. 질문에 대한 사전 검증으로서의 인지검증 과정에서 질문의 문제를 진단하고 수정하기 위해 이 과정을 매번 거쳐야 하는 것은 아니다. 오히려 질적으로 쓰여진 면담자의 논평만으로 충분한 경우가 흔히 있으며 심지어 선호될 수도 있다.

예를 들어 면담자는 “EMT라는 용어는 응급의료요원(Emergency Medical Technician)이라고 구체화하여야 한다”, “부모들은 자녀들이 어떤 예방주사를 맞았는지 모르는 것 같다”와 같이 기술한다면, “용어의 문제” 또는 “원하는 정보의 부호화 실패”라는 추가적 코딩이 비록 체계적 방법이기는 하나 추가적 정보를 주고 있지는 못한다고 할 수 있다. 그러나 코딩이 언제나 자료 압축과 관계있기 때문에 원본의 견해를 사라지게 할 수 있고, 보다 적은 정보를 갖게 되어 문제가 무엇인지 정확히 가리킬 수 없게 될 수 있다. 질문의 확정은 구체적으로 기술된 정보로의 회귀가 필요하며 코딩을 불필요하게 만든다(DeMaio & Landreth, 2004). 이러한 이유로 코딩전략은 각 조사질문의 평가(연구자가 이미 발견한 것)가 아니라, 방법론으로써(연구자가 찾고 있는 것) 인지면담의 전반적 결과를 특성화하는 데 주요 사용된다. 코딩 시스템이 우리에게 시사하는 바는 연구자들의 일반적인 비형식적 접근을 할 때라도 연구자들은 주제의 의미, 이해력, 의사소통과 관련된, 우리가 발견하고자 하는 많은 문제를 예측해야 한다는 것이다.

기타 분석이슈

인지면담 분석에서의 몇 가지 구체적인 방법이 제시되었다. 다음은 고려해야 할 몇 가지에 대한 안내이다.

절차가 일회적인가, 반복적인가

일회성 절차에서 면담자는 면담에 대한 추가검토 없이 탐색하고 기록하고, 모든 것을 쓰게 된다. 반복적 절차에서 면담자는 질문지를 적용하는 것과 탐색에만 집중할 것이다. 기록이나 코딩은 면담자나 다른 조사자가 녹음내용을 검토한 이후에 시행할 일이다. 이 두 가지 접근방법의 중간 정도의 접근방법으로 여러 가지가 가능하다. 예를 들어 면담자는 면담 후에 노트작성에 도움을 받기 위해 기록을 청취하거나 다른 분석자가 이를 실시할 수도 있다.

가장 기본적인 질문은 모든 면담에서 녹화나 녹음을 할 수 있다면 과연 반복이 필요한가이다. 매우 숙련된 면담자는 면담을 반복하지 않고 일회성으로 끝낼 수 있지만 이는 위험할 수 있다. 왜냐하면 면담은 면담 동안 (a) 설문지 적용 (b) 집중적 탐색 (c) 포괄적이고 학술적인 기록까지 해야 하는 매우 집약적 활동이기 때문이다.

사실 테이프 검토는 매우 많은 시간이 소요되는 작업이며 이러한 검토가 적절한지는 검증내용에 따라 달라진다. 시간적 압박이 심각하거나 수정이 비교적 빠른 시간에 이루어지는 경우에는 녹화나 녹음에 자원을 사용하기 어렵고 녹화 및 녹음 내용을 검토할 시간도 없는 것이 보통이다(Rothgeb, 2001). 이 경우는 단지 서면 결과기록만 필요할 것이다.

면담자가 결과의 포괄적 분석을 목적으로 신속하게 검토할 때, 실제 면담을 시행한 면담자가 검토해야 할 것인가? 이에 대해서는 9장에서 다루었는데, 자가 모니터링과 현장교육이 목적이라면 이 방법이 유익하다. 이에 대한 대안적 접근으로 다른 직원의 면담 검토인데, 이는 면담자의 부담을 줄여줄 수 있으며, 독립적인 검토가 가능하다. 이 과정은 또한 면담을 진행할 필요 없이 문제를 경청하는 능력을 개발할 수 있다는 점에서 새로운 면담자의 훈련이라는 의미에서도 훌륭한 방법이다(9장 참조). 전반적으로 추가적인 요원이 필요하지만 면담에 대한 제3자의 개별 독자적 검토는 가치가 있을 것이다.

대상자들이 어떻게 질문에 응답하는지 고려해야 할 것인가

인지면담의 진행과 분석에서 하부적이지만 중요한 주제는 양적 연구에서처럼("좋은" 건강에 응답자들이 표시하는 것처럼) 질문에 대한 대상자들의 양적 반응을 기록해야 할 것인가? 아니면 "practioner라는 용어는 전문적이므로 수정하도록 한다"와 같이 문제에 대해서만 기록할 것인가 하는 것이다. 설문조사를 의뢰한 기관에서는 주로 "대상자들이 어떻게 질문에 답하는가?"에만 관심이 있는 반면, 인지면담자들은 질문에 문제가 있으므로 대답할 수 없었다와 같은 견해를 가지게 된다. 인지면담자는 양적 분포(예, 세 명의 대상자는 건강이 좋다고 답하였으며 네 명은 중간이라고 하였다)에 초점을 두는 자료수집 방법과는 다른 태도를 보인다(Beatty, 2004). 대상자에게 대답을 하도록 강요하는 것은 의미가 없으며, 대상자가 질문에 대답을 했다(1차적 결과)고 해서 문제가 없다는 것은 아니다. 다시 말해 인지면담은 조사연구 데이터를 수집하기 위해 이루어지는 것이 아니며, 연구자의 의도는 일반적으로 원하는 질문에 대한 응답을 확보하는 것이 아니다. 연구자는 대상자가 목표 질문에 대해 별 어려움 없이 대답하는 반응을(이차적 결과) 요약하고 기록해야 한다. 문자 그대로의 대답이 매우 유익할 수 있다. 가장 중요한 것은 질문 자체에 대한 대답보다는 질문에 대한 반응이다.

질문의 문제 빈도를 계산할 것인가

타겟질문에 대한 대답이 아닌 관련 문제점에 집중할 때 문제는 계량화하여야 하는가? 즉 우리는 어떤 내용을 보고해야 하는가?

(a) 질문이 이해하기 어렵고 단순화가 필요하다.

(b) 9명 중 5명의 대상자가 이해하기 어려워한다.

두 번째 내용이 문제의 심각성을 사정하는 데 유용하다는 점에서는 명백하게 나은 것으로 보인다. 10개의 면담 중 10번 문제가 발생했다면 문제가 1번 나타난 것보다 심각성이 높은 것으로 본다. 흥미롭게도 양적인 방법이 특이도(specificity)가 높지만, 질적인 접근이 인지검증 결과에서 보다 대표적 방법이다.

9회의 인지면담에서 단 한 개의 문제가 발생하여도 이를 고려해야 한다. 양적인 접근을 강조하는 경우에도 이 양적인 자료는 연구자가 면담한 대상자에게서만 발생한 것이지 연구자가 조사해야 할 모든 집단을 대변하는 것은 아니다. 따라서 중요한 주제는 아주 작은 인지면담의 샘플에서 관찰된 문제가 얼마나 자주 발생하느냐가 아니라 현장 환경에서 실제로 자주 발생할 가능성이 있느냐이다. 한 대상자가 가진 문제가 큰 비율 또는 중요한 문제를 대표한다면 이는 매우 중요하며 주목할 만한 것이다.

예를 들어 에이즈와 성병 위험행동을 확인하는 질문을 고려할 때, "지난 성관계 시 관계 이전 1시간 내 알코올 섭취가 있었습니까?"라는 질문을 할 수 있다. 고위험 대상자에 대한 연구에서 알코올의 영향력이 존재할 때 안전한 성관계에 대한 인식에 대한 사정 목적을 위해 충분한 이해를 바탕으로 작성한 것이다. 그러나 한 기혼

남성은 한 잔 정도의 와인은 부부에게 로맨틱한 분위기를 만들어 준다고 생각했기 때문에 "예"라고 답하였다. 이후 이 질문은 더 이상 원하는 답을 줄 수 없다는 것을 알게 되었고, 따라서 더 이상 많은 대상자에게 면담을 시행할 필요가 없어졌다.

인지면담에는 작은 수의 대상자만이 포함되기 때문에 "숫자의 진실"이라는 개념이 별 의미가 없는데, 예를 들어 인지면담 중 25%에서 발견된 문제점들이 현장면담에서 같은 비율로 발생할 것이라고 결론짓는 것은 위험하다. 대신 인지면담 대상자와 실제 조사 대상자 간의 차이에 대한 추정에 근거하여 주관적인 정정요인을 고려한다. 만약 인지면담 대상자가 실제 설문집단보다 높은 교육을 받은 집단이라면, 이해력 문제가 심각하지 않더라도 설문지를 보다 단순하게 수정할 수 있다. 요약하면, 판단, 해석과 주관적 수정을 위한 면담자와 설문지 개발자의 능력이 인지면담 결과 분석의 가장 기초가 된다.

인지면담자는 문제가 존재함을 주장해야 하는가

인지면담의 기능은 면담자가 문제를 실제로 관찰하지 못하더라도 문제가 존재할 수 있다면 이를 제시해주는 것이다. 그러나 이는 우리가 믿는 것이 아니라 사실만을 보고해야 한다는 개념을 위반하는 것이기 때문에 상당히 급진적인 제안이다. 그러나 다른 측면에서는 면담자의 의견 개진이 설문지 평가와 크게 다르지 않다. 우리가 이론적으로 평가단의 엄격한 기준에 따른 객관적인 검증과정을 통해 얻은 결과라고 해도, 실제 상황은 변수가 많다. 종종 사전 검토과정이 불완전한 경우, 인지면담 이후에도 인지면담자가 평가과정에 기여하기도 한다. DeMaio와 Landreth(2004)는 3개 인지 실험실을 대상으로 조사한 결과 3개 실험실 모두에서 실증적으로는 지지되지 않은 견해를 사용한 것을 발견하였다.

이러한 종류의 의견을 다루는 좋은 방법은 최소한 면담자의 주관성을 어느 정도 반영한 객관적 검증 결과에 근거한 견해를 명료화하는 것이다. 예를 들어 다음은 주관성을 강력하게 인정하는 인용이다(Hughes & DeMail, 2003).

> 도입부에서 탐색을 하지는 않았으나, 개인용 컴퓨터와 개인적 사용은 응답자로 하여금 해당 질문이 가정에서의 컴퓨터 사용에 대해서만 물어보는 것으로 생각하도록 유도하는 것처럼 보였다(p. 2).

위와 같은 논평은 인지검증이 포괄성을 담보하지는 못한다는 것을 반영한다. 즉 인지면담 대상자는 능력, 지식, 동기 등의 측면에서 편향되기 쉽기 때문이다. 또는 중요할지 모르는 어떤 것에 대한 탐색이 이루어지지 못할 수도 있다. 특히 인지면담자의 설문지 설계에 대한 숙련도가 의심되는 경우, 포괄성 측면에서 공격을 받는 실무자들은 이렇듯 자유분방한 방법의 의견개진을 제한할 수 있다. 저자는 가장 엄격한 과학적 접근에 대한 최선의 정의가 무엇인지에 대한 질문에 대한 논쟁에 집중하기보다는, 연구자들이 다양한 정보를 바탕으로 한 합리적인 결과를 도출하기 위하여 실증적 자료와 개개인의 판단력을 혼합하여 적용할 것을 권하고 있다.

요약

- 우리가 찾아낸 문제가 무엇인지 알아내기 위해, 인지면담 결과를 분석하는 방법이 필요하다.
- 인지면담의 결과는 질문의 목적, 순서, 전반적 부담, 그리고 자가보고의 방법으로는 질문하지 말아야 하는 내용을 포함하고 있는지의 여부뿐만 아니라 질문 자체의 특성에 따라 다양하게 나타나게 된다.
- 사고구술 면담의 분석은 대상자의 언어 흐름을 해석한 프로토콜 분석이며 비공식 혹은 코딩전략으로 시행된다.
- 집중적인 탐색면담 분석은 일반적으로 비공식적 방법을 사용한다. 코딩전략이 사용되기도 하는데, 이는 객관적이며 체계적이지만 구체적으로 문제를 알게 해주는 데는 제한적이다.
- 면담 결과를 편집하는 것은 비공식적 방법과 유사하나, 면담자와 분석자가 설문지가 가지는 문제점과 그 평가과정을 나타내주는 정보를 사용가능하게 해 준다는 점에서 체계적 방법이라 할 수 있다.

참고

1. 저자는 아래 범주를 조금 수정했으나 원저자의 의도를 살렸다고 밝히고 있다.

연습: 인지면담 분석

연습 1: 사고구술 면담의 해석

"전체 관리비로 지난달 얼마를 지출하셨습니까?"라는 질문에 대한 응답으로 다음과 같은 내용을 들었다.

"글쎄요,, 영수증을 보기 전까지는 실제로 얼마를 냈는지 말할 수 없을 것 같아요……. 아마도 100달러 정도 되는 것 같아요, 아니예요, 120달러 정도가 전기료고 여름이라 에어컨 때문에 많이 나온 것 같아요, 그 외에는…… 전화비는 정확하지 않은데, 집 전화랑 핸드폰이 따로 청구되기 때문에 어렵고요, 잘 모르겠어요, 지난달에 핸드폰으로 40달러 정도 돼요. 항상 그 정도니까, 하지만 다른 전화는 매달 달라져서 모르겠어요, 아마 50달러? 합하면 한 90달러 정도 되겠네요, 120달러가 전기료고, 여기에 어떤 사용료가 더 더해져야 하는지 모르겠어요, 잊었어요, 수도세는 3달에 한번 나오기 때문에 지난달 요금을 알 수 없고요, 실제로 1달러 단위는 말씀드릴 수 없어요. 만약 100에서 150달러 사이라는 범위가 있다면 여기 해당된다고 할 수 있어요……. 그렇지만 다른 것이라면, 모르겠어요."

어느 부분에서 대상자가 어려워하고 있는가? 이에 대해 무엇을 제안하여야 하는가?

해결방안 제안

많은 이론이 필요치 않더라도 주요 주제에 대한 요약으로 단순화할 수 있다. 이 대상자는 정확한 금액을 보고하기 어려워하고 있으며 "관리비"에 무엇이 포함되고 있는지 생각하는 데 시간이 걸린다. 이에 대한 제안으로 인지면담자는 관리비에 무엇이 포함되는지 명확히 해야 하며 체크리스트나 짧은 목록을 제공하여 포함 여부를 선택하도록 할 수 있다. 또한 대상자 스스로 또다른 수정을 제안하도록 할 수 있는데, 정확한 금액을 물어보는 대신 금액 범위를 스스로 목록화하도록 해볼 수 있다. 중요한 것은 복잡한 계산에 대한 요구가 문제를 초래했다는 것이다.

연습 2: 인지면담 결과를 적용한 질문 수정

인지면담 결과가 상당히 비형식적인 방법으로 검토되었고, 우리의 업무는 그 서면 요약으로부터 문제를 찾아 수정 제안을 하는 것이라 가정하자. 다음의 3개 실제 인지면담 결과 예시 에서 어떤 점을 제안하여 변경시킬 것인가?

Q1. 가장 동의하는 것과 가장 동의하지 않는 것에 대해 말씀해 주십시오.

당신이 살고 있는 지역사회에는 노숙자들이 거의 없습니다(few).

면담자 코멘트: "당신이 살고 있는 지역사회에는 약간의(a few) 노숙자들이 있습니다"로

상반되는 해석을 할 수 있다.

해결방안: 다른 용어로 시도해볼 수 있다 "당신 지역사회에는 아주 극소수(very few)의 노숙자들이 있습니다" 또는 "당신 지역사회에는 노숙자로 인한 문제가 있습니다"와 같이 보다 중요한 내용에 따라 사실 또는 인식에 근거하여 질문할 수 있다.

Q2. 외출 시 얼마나 자주 개, 총, 칼과 같은 보호할 수 있는 무언가를 소지하고 나가십니까?

면담자 코멘트: 부유층인 한 여성은 "매일 밤 나는 개와 함께 외출해요. 내 개는 크고 충성심이 있고 확실히 나를 보호해줘요" 라고 응답할 수 있는데, 이는 목록에 있는 다른 것들을 소지하지 않는 경우이기 때문에 명백히 요점에서 벗어난 것이다.

해결방안: 목록에서 "개"를 삭제한다.

Q3. 지난 한 해 동안 의사나 다른 의료전문가와 당신의 식이나 섭식습관에 대해 대화한 적 있습니까?

면담자 코멘트: 이 질문은 상당히 애매하다. 대상자는 "당신과 대화하다"라는 의미는 대상자가 잘/건강하게 섭식하고 있는지, 아니면 보다 구체적으로 무언가를 물어본 것인지, 감자칩을 먹어도 되는 것인지를 상담한 것인지 명확히 구분하기 어렵다. 이 질문에서 연구자가 원하는 것이 무엇인지 알 수 없다.

해결방안: 이 시점에서 어떻게 질문이 변화되어야 하는지 알기 어렵다. 대신 설문 개발 팀, 인지면담 의뢰자가 함께 논의하여 정확한 목표를 구체화시킬 필요가 있다.

참고

1. 연습문제의 번호와 질문을 수정하였지만 원저자의 의도를 유지하였다.

PART IV

기타 주제와 쟁점

Other Issues and Topics

CHAPTER 12

인지면담의 특별 적용

Special Applications of Cognitive Interviewing

개요

지금까지는 면담자가 주로 사실에 입각한 문제와 관련된 질문을 할 때, 흔히 적용되는 인지평가에 대해 논의하였다. 이러한 형태의 조사연구는 대규모 국민건강 실태조사(National Health Interview Survey)나 인구조사(Current Population Survey)와 같은 미국 내 세대 조사연구에서 흔히 볼 수 있다. 그러나 조사연구는 인지면담 실행에 영향을 미치는 다음의 주요 변수에 따라 다양해질 수 있다.

(1) 조사방법(전화, 서면, 컴퓨터)

(2) 질문내용의 민감성

(3) 대상인구(개인 대 집단)

(4) 질문양상(전기적 질문 대 태도적 질문)

(5) 연구 대상자의 나이

인지면담은 정보서식, 안내책자(brochures), 웹사이트 등의 설문지보다 더 유용한 인지평가 방법이다(Snijkers, 2002). 이 장에서는 위에 언급한 주요 변수에 따른 인지면담 접근의 다양한 변형을 소개하고자 한다.

조사연구 설문방식에 따른 조정

조사연구를 설계할 때 어떤 설문방법을 적용할 것인지 결정하는 것은 매우 중요하다. 조사연구 방법 분야는 면대면, 전화, 우편, 인터넷, 이메일, 혼합형식 등 설문방식의 범위가 다양하게 확대되는 만큼 크게 변화하고 있다. 또한 이러한 방법은 종이와 펜(서면) 또는 컴퓨터 적용이라는 두 가지 선택을 가져왔다(de Leeuw & Collins, 1997; Tourangeau, Rips, et al., 2000). 그 결과 CASI(Computer-Assisted Self-Interview), ACASI(Audio-Computer-Assisted Self-Interview), CATI(Computer-Assisted Telephone Interview), CAPI(Computer-Assisted Personal Interview)와 같은 다양한 새로운 약어가 생겨났다. 부분적으로 이러한 형식의 발달은 자료의 질을 향상시키고, 조사연구 응답률을 제고하려는 시도로 여겨진다. 또한 면담자들이 엄격한 표준에서 벗어나거나, 실수 가능성을 인정함을 반영하며, 컴퓨터를 이용한 자가보고 방식은 면담자와의 상호작용을 제거할 수 있는 해결책이 될 수 있다(van der Zouwen, 2002).

Tourangeau 등(2000)은 조사연구의 설문방식에 따라 대상자의 인지과정에 미치는 다양한 상호작용을 연구하였다. 일례로 면대면 또는 전화면담을 통한 면담자 보고 방식에서는 불가능하나, 자가보고 형식의 설문조사(전통적인 종이를 이용한 설문조사 또는 컴퓨터 활용 설문)에서는 시각적 정보가 제공될 수 있다. 연구설문 자료를 제시하는 과정에서 의도하지 않게 제공된 정보는 인지적 영향을 초래할 수 있기 때문에 질문을 설계할 때 그리고 더 나아가 인지면담 실행에 있어 시사하는 바가 있다. 이 점에서 두 가지 결정이 우선시되어야 한다. (1) 인지면담에서 어떠한 방식을 채택할 것인가? (2) 인지면담에서, 조사연구 방식에 적합하게 수정될 필요가 있는 추가적인 절차들은 어떤 것들이 있는가?

표 12-1은 선행연구를 토대로 인지면담 방식과 조사연구 방식과의 연관성을 제시한다. 이러한 연구방식 간의 정확한 대응은 논리적으로 타당하나, 절대적인 것은 아니다.

면담자 기입식 면대면 조사연구

면담자 기입식 면대면 조사연구의 가장 전형적인 예는 미국의 10년 주기 인구조사와 같은 형식의 개인별 현장 면접조사이다. 이러한 조사연구에서 인지평가는, 실험

표 12-1 현장 조사연구에서 사용되는 인지면담 형태

조사연구 방식	인지면담 방식
면담자 기입 (Interviewer–Administered, IA) 면대면	IA 면대면
면담자 기입 (Interviewer–Administered, IA) 전화	(a) IA 면대면 (b) IA 전화
자가보고(Self–Administered, SA) (종이 또는 컴퓨터 활용)	(a) IA 면대면 (b) SA/IA 절충형 (c) SA에 이어 IA: 디브리핑(debriefing)/탐색(probing)

실 또는 노인센터나 대상자의 집 등 외부에서 흔히 직접적인 대면하에 이루어지며 보고(또는 기입) 형태의 기술을 반영하여 수행된다. 만일 면담자 기입식 설문지가 컴퓨터 보조-개인면담(Computer-Assisted Personal Interview, CAPI)에서와 같이 컴퓨터에 저장되어 있다면, 컴퓨터 기반의 인지평가를 수행하는 것이 최적이다. 그러나 이 장에서 좀 더 자세하게 설명하겠지만, 이런 형태의 인지평가를 실제로 수행하게 될 때는 논리적인 어려움에 직면할 수 있다.

면담자 기입식 전화 조사연구

인지면담 방식을 현장연구에 대응시키는 접근법에 반하여, 전화를 이용한 조사연구가 종종 면대면 인지면담을 통해 검증되기도 한다(Schechter, Blair, & Vande Hey, 1996). 이러한 대응방식의 불일치에 대한 합리적 근거로, 전화 인터뷰에서 관찰될 수 없는 비언어적 단서가 면대면 인지적 면담에서는 분명해진다는 것이다(예, 대상자의 당황한 모습). 또한 연구자는 전화면접 시 존재하는 주요한 인지적 문제점이 면대면으로 질문하면 드러난다고 믿는 경향이 있다. 장시간 전화 인터뷰에 참여해본 사람이라면 누구나 경험하듯이, 전화와 면대면 의사소통 사이에는 언어의 명료함, 잠재적인 피로효과, 시각자료(예, 서면 응답이 필요한 카드 보여주기)에 의존하지 못하는 점 등 중요한 차이점이 있다. 결론적으로 전화 인터뷰와 비교하여 인지면담을 실시할 경우 분명한 장점이 있다.

전화와 면대면 인지면담 양쪽의 장점을 취하는 하나의 방법은 다단계 혼합

(multiple testing rounds) 방식을 적용하는 것이다. 초기 면담은 면대면으로 실시하여, 일반적이며 면담방식에 상관없이 독립적으로 발생하는 설문지 오류 발견에 집중한다. 적절한 수정작업 후에, 설문지가 의도된 환경에서 적절히 기능하는지를 결정하기 위해 전화를 이용하여 추후면담을 실시한다(Schechter & Beatty, 1994). 전화를 이용한 인지면담은 몇 가지 논점을 내포하고 있다. 먼저 면담이 직접 대면하여 실시되는 것이 아니므로, 피면담자나 연구자가 면담을 위해 이동할 필요가 없다. 따라서 흔히 실험실에서 이루어지는 인지검증 프로젝트와는 대상자 모집에 있어 매우 다르다.

흥미로운 변이의 한 형태로, NCHS에서 시행한 전화를 이용한 인지면담은 다음과 같은 절차를 통해 조사연구가 이루어졌다.

(a) 대상자를 실험실로 데려오기 위한 일반적인 대상자 모집 절차를 적용

(b) 각 방에 면담자와 대상자를 두고 전화로 면담 실시

(c) 면담 동안 대상자를 비디오로 모니터링

(d) 전화 면담에 이어 직접 대면하여 회상적 디브리핑

위 변이에 적용된 인지면담 절차는 전화 기반 상호작용에서 보여지는 중요한 요소뿐만 아니라, 잇따른 직접적 대면하에 이루어진 디브리핑을 통해 대상자의 비언어적 암시의 관찰 및 심층적인 조사를 할 수 있는 기회를 제공한다.

자가보고식 서면 설문지

기입방식에 상관없이 발생하는 응답오류의 원인에 관심이 있는 연구자라면 자가보고식 설문지 개발을 위해 설문지 개발 초기에 면담자 기입방법의 인지면담을 활용하는 것이 효과적이다(Schechter 등, 1996). 특히 전문용어나 질문의 모호성 등의 문제는 질문이 어떤 방식으로 제시되어도 해결되지 않는다. 예를 들어 2장에서 소개된 바와 같이 면담자 기입식 설문 적용을 위해 개발된 질문 평가체계의 상당수의 문제 해결 코드가 자가보고식 설문지에도 잘 맞는다. 면대면 인지면담은 이러한 문제점을 찾아내는 데 유용하고, 자가보고를 적용하는 연구로 이러한 인지면담을 통해 이들을 볼 수 있다.

인지면담을 통해 자가보고 형식이 드러낼 수 있는 부가적 문제점을 살펴볼 필요가 있다. 면담자 보고로부터 자가보고로의 전환은 상당히 다른 인지세계를 제시한다. 전자는(면담자 보고식) 면담자와 대상자 간의 일련의 언어적 교환에 근거한 청각

적 정보과정을 포함하는 반면, 자가보고식 설문지는 본질적으로 시각적이다. 더 나아가 자가보고에서는 면담자가 질문을 읽거나, 질문과정을 조정하고, 대상자의 질문에 대답하는 등의 전략을 적용할 수 없다. 따라서 인지면담에서는 자가보고식 도구에 내재된 두 가지 중요한 문제점에 관심을 가져야 한다. (1) 대상자가 시각적으로 제시된 정보를 어떻게 인지적으로 처리하는가? (2) 사용자가 도구의 흐름을 통제하는 결정을 해야 하는 경우(예, 주어진 순서대로 응답한다/다음 항목으로 넘어간다), 대상자는 어떻게 대처하는가?(Dillman & Redline, 2004; Redline, Smiley, Lee, Demaio & Pillman, 1998) 시각적 특성의 잠재적 영향의 예로서 Wolhgang, Lewis, Vacca(1994)는 종이를 이용한 자가보고식 농업 보고서 형식의 설문조사를 실시했다. 인쇄된 설문지에서 질문과 답란 사이의 물리적 거리가 긴 경우, 17명 중 5명이 다른 난에 답을 적어 넣었다. 더 나아가 대상자들은 농업 보고서 형식의 아래에 위치한 큰 답안박스에 새로운 정보를 입력하는 대신에, 이 난을 이미 위에서 언급한 응답들을 합쳐서 보고하는 영역으로 해석하기도 하였다.

자가보고식 설문지에 대한 사고구술과 후향적 탐색의 비교

자가보고식 설문연구에서 제기된 인지적 요구 조건을 탐구하기 위한 접근법의 일례는 사고구술법, 즉 생각을 소리 내어 말하는 방법을 활용하는 것이다(Daughty 등, 2001; Hak, van der Veer, & Jansen, 2004). 앞서 저자는 연구자들이 면담 구두탐색을 추가로 하지 않고서는 사고구술법을 별로 사용하지 않는다고 했지만 사고구술법은 본래 자가보고식 설문지를 평가하기 위한 방법이라 하겠다. 특히 면담자 기입식 설문지와는 달리, 자가보고식 설문지에서 대상자는 제시된 자료에 직접 대응하므로 면담자는 불필요한 존재이다. 대상자는 자가보고식 설문지를 작성하는 과정에서 보통은 혼자, 면담자의 개입 없이 설문지를 자유로이 탐색하되 생각한 것을 말하면서(사고구술) 질문에 답을 하게 된다.

다른 한편으로 Redline 등(1998)은 사고구술은 자가보고식 면담에서 대상자의 설문과정을 감속시켜 질문의 순서(또는 건너뛰기 지시)에 대한 정보를 정확하게 처리함으로써 전형적인 반응효과를 유도할 수 있다고 주장했다. Gower와 Dibbs(1989)는 반대 의견을 제시했는데, 사고구술이 대상자로 하여금 설문지를 덜 읽게 하며, 오히려 건너뛰기 지시를 놓치게 한다고 하였다. 즉 사고구술이 왜곡된 반응을 초래할 수 있고, 이런 이유로 사고구술은 자가보고식 도구를 사용한 인지면담에서 주요 수단으로 사용되어서는 안 된다는 것이다.

자가보고식 도구에 정반대되는 접근법은 사건 이후 보고(after-the-fact

debriefing)를 포함한 순전히 후향적 탐색에 의존하는 것이다. 이러한 접근법 이행에서 가장 중요한 것은 대상자가 설문지를 완성하도록 홀로 남겨두는 것이다. 면담자는 단순히 대상자를 관찰하고, 디브리핑을 실시하는 과정에서 재질문을 한다. 면담자는 디브리핑 원고에 근거하여 주도적으로(proactively), 또는 면담의 자가보고 부분 동안 이루어진 관찰에 근거할 때는 반응적으로(reactively) 인지탐색 질문을 한다. 예를 들어 "이 질문에서 잠깐 동안 멈춘 것 같던데, 어떤 생각을 하셨는지 기억할 수 있나요?" 주로 십대 흡연자를 대상으로 이러한 형태의 면담을 시행했던 저자의 경험상, 후향적 탐색은 설문지를 완성한 직후 실시하는 것이 효과적이다.

Redline(1998) 등은 55명의 대상자에게 사고구술이 설문지 내용에 대한 주의력을 증진시키는지 여부를 결정하기 위해 사고구술과 후향적 절차를 비교하는 실험연구를 실시했다.[1] 도구의 탐색과 관련, 두 가지 절차적 변형에서 비슷한 연구결과가 도출됐다. 단 교육수준이 낮은 대상자는 사고구술 상황에서, 시각 또는 탐색 영역의 손실 대비, 구두 내용에 집중하기 때문에 건너뛰기 등의 지시사항을 놓치는 경향이 있었다. 결론적으로 두 가지 면담 접근법은 모두 유용하였다.

자가보고식 설문지에 대한 동시적, 혼합적 접근

사고구술과 후향적 디브리핑 접근법은 서로 반대되는 장단점을 갖고 있다. 사고구술은 잠재적으로 자주 중단되기는 하지만, 대상자가 질문에 답할 때 존재했던 사고를 재구성하는 과정에서 초래되는 오류가 적다. 이러한 이유 때문에, 제3의 접근법은 면담자 기입식 설문지의 검증을 규정하는 동시적 구두탐색을 신중하게 개입시킨 시도라 할 수 있다(Bates & Demaio, 1989; Schechter 등., 1996).

(a) 대상자에게 설문지를 완성하고, 가능한 최대로 사고구술을 하도록 요청한다.

(b) 면담 과정에서, 면담자는 개입하되 제한적인 의도적 탐색질문을 한다.

(c) 면담자는 또한 전반적으로 후향적 탐색을 실시한다.

이 세 가지 요소가 모두 충족되면, 이 "주방싱크대(kitchen sink)"식 접근법은 인지면담의 주요 접근방식의 상대적인 장단점의 균형을 맞추는 방식으로 다양하게 적용되고, 다양한 기법 중 최선의 기법을 선택하는 데 도움이 된다. 몇몇 선행 연구에서 자가보고식 설문지의 인지적 검증에 대한 다양한 접근법을 비교했다. Bates & Demaio(1989)는 10년 주기 인구조사 양식을 평가하기 위해, (a) '관찰(observation)'로 명명한 동시적, 후향적 탐색의 결합방식과 (b) 사고구술을 비교했다. 흥미롭게도 연구자들은 "10년 주기 인구조사 양식에서 발견된 문제영역이 관찰과 사고구술 영역에서 유사하였다(p. 268)."고 결론지었다. 양쪽의 사례에서 발견된 문제는 탐색 같은 주요 문제를 포함해서, 자가보고라는 형식에 국한된 경향을 보였다. 예를 들면 대상자는 종종 설문지의 시작점을 제대로 찾지 못하고, 검사도구의 중요한 부분을 빼먹기도 하였다.

Schechter 등(1996)도 자가보고식 검사도구 탐색에 동시적 접근과 후향적 접근을 비교연구하였다. 면담자의 탐색이 대상자들 나름의 지시사항의 서열과정을 방해할 수도 있다는 예측에도 불구하고, 동시 탐색 접근에서 건너뛰기 오류가 적었다. 연구자들은 여러 기법을 적절히 혼합하는 것이 최선이라고 결론지었다. 어떤 대상자들은 설문지를 완성하는 과정에서 탐색을 하는 것이 효과적이었고, 다른 대상자들은 도움 없이 설문지를 완성하도록 남겨두고, 이후에 후향적으로 탐색과정을 적용하였다. Bates와 Demaio(1989) 및 Schechter 등(1996)의 연구에서도 자가보고식 서면 검사도구를 적용한 인지면담은 확실히 탐색 문제를 고려해야 하며, 이에 관한 한 사고구술과 후향적 탐색 모두 효율적임을 입증했다.

Daugherty 등(2001)은 인지면담의 세 가지 변이 형태인 (a) 사고구술, (b) 동시적 탐색 (c) 후향적 탐색 등을 적용한 21개의 면담 결과를 비교함으로써, 건강계획에 관한 자가보고식 서면 설문지를 조직적으로 사전검증하였다. 각각의 접근법에서 확인된 문제의 숫자에 근거하여, 연구자들은 사고구술과 동시적 탐색접근법 모두 자가보고식 검사도구의 인지검증에서 유용하다고 주장했다. 후향적 탐색기법은 문제를 확인하는 데 있어 다른 두 방법에 비해 효과가 떨어졌다. 그러나 연구자들은 목표 설문지가 이미 심각한 오류 없이 검증된 상태이기 때문에, 흔히 평가되는 문제가 많은 도구는 다른 연구결과를 초래할 수 있음을 인정하였다.

Hak 등(2004)은 자가보고식 설문지의 인지적 평가에 가장 체계적인 혼합형(hybrid) 접근법인 3단계 검증 면담(Three-Step Test Interview, TSTI)를 제시하였다. TSTI는 검사도구와 반응자 사이의 상호작용(반응과정, response process)의 실례를 관찰함으로써 자가완성 설문지를 사전검증하는 도구이다. 이 과정은 주로 인지과정으로 구성되어 있고, 관찰자에게 드러나지 않기 때문에, 동시적 사고구술을 적용함으로써, 사고과정을 관찰할 수 있다(p. 2). TSTI는 다음의 세 단계로 구성된다.

1. 관찰을 통한 자료 수집에 목적을 둔 동시적 사고구술
2. 관찰을 통해 습득한 자료의 간극을 교정하기 위한 목적의 집중면담

3. 경험과 의견을 이끌어내기 위한 반구조화 면담

1단계는 순전히 사고구술을 시행하는 것이라 할 수 있고, 나머지 2, 3단계에서 후향적 디브리핑을 적용한다. 후자의 두 단계의 차이점을 말하자면, 2단계 후향적 디브리핑은 면담자가 시작 단계에서 관찰한 관심 행동에 국한된다(예, 특정 질문에서 일시적 중지). 3단계는 정리 단계로, 면담자와 대상자는 비구조화 형식의 질문에 포함된 문제에 대해서 자유롭게 토론하고, 면담자는 적극적 형식의 탐색에 개입할 수 있다. Hak 등(2004)은 **그림 12-1**에 TSTI를 적용한 사례연구결과를 제시하였다.

타겟질문:

당신은 지난 6개월간, 하루 6잔 이상 음주한 빈도가 얼마나 되는가?

[반응항목 범위는, (1) 매일~ (8) 전혀 없다, (9) 모른다로 이 중 하나를 선택한다]

반응항목과 관련하여 전문가 평가에서 문제점은 없었으나, 실제 TSTI 과정에서 몇 가지 문제점이 드러났다.

1단계: 관찰

대상자는 두 가지 반응항목에 표기하였다: 3(일주일에 3~4회), 9(모른다)

2단계: 집중면담

면담자: 6잔 이상 술을 마시는 일이 일주일에 약 3~4회 이상입니까?

대상자: 마시지 않는 주도 있어요.

면담자: "잘 모른다"에도 표시하셨군요.

대상자: 글쎄요, 한번은 한 주에 3~4회, 다른 때는 전혀 안 마십니다.

3단계: 반구조화 면담(기타 언급)

대상자는 양조장에서 교대근무를 한다. 그는 일하지 않는 주에만 음주를 한다.

그런 경우 종종 6잔 이상 음주를 한다.

결론

대상자는 자신의 음주습관이 때에 따라 다양하다는 것을 표현하고 싶어 하였다.

그림 12-1 3단계 검증면담 사례 결과

출처: Hak, van der veer & Jansen (2004).

종합적으로 자가보고식 설문지를 제대로 검증하는 유일한 방법은 없다. 대상자가 복잡한 탐색을 요하는 자가보고식 설문지를 제대로 이해하는지에 관심이 있다면, 대상자가 설문지를 완성할 수 있도록 홀로 내버려 두고 이후에 후향적 디브리핑을 실시한다. 반면에 목표질문과 관련된 정보처리 과정의 문제에 주로 관심이 있다면, 사고구술이나 동시적 탐색 같은 동시적 사정이 주요 정보의 정체 시간을 최소화하기 때문에 더 적절하다. 더 나아가 TSTI에서처럼 과업을 일련의 체계적이고 정량적인 다양한 단계로 나누는 절차도 가능성 있는 방법이다(적어도 원칙적으로 자가보고식 설문지를 검증하는 논리적인 방식의 하나이다).

컴퓨터화된 설문지에 따른 조정

컴퓨터 기반 검사도구에 대한 연구조사 방법 분야의 진화 과정에서 발생한 결과에 대해서는 좀 더 논의할 가치가 있다. 컴퓨터 보조 대인면접과 전화면접(Computer-Assisted Personal & Telephone Interview, CAPI & CATI), 자가보고(CASI), 디지털화된 목소리가 면담자 역할을 하는 자가보고(ACASI) 등을 위한 컴퓨터 보조 정보수집(Computer-Assisted Survey Information Collection, CASIC)의 영역에서 시스템들이 대량 개발되었다. 이러한 기술적 혁신은 조사연구 실행에서 많은 도전적 문제를 야기했다(Couper et al., 1998). 본질적인 인지적 문제 중 어떤 것들은 사회-인지적 상호작용과 관련 있다. 특히 면담자기입식 조사연구(예, CAPI)에서, 컴퓨터가 어떤 역할을 갖고 면담자와 대상자간의 상호교환에 개입될 때 무슨 일이 일어날 것인가?

더 나아가 현장 면담자의 관점에서 볼 때, 프로그램의 사용성과 이용자 편이성은 절대적으로 중요한 문제이다. 한편에서는, 컴퓨터가 건너뛰기 형식이나 지시사항 조합을 통제하고 따라서 탐색도 자동화한다. 다른 한편으로 컴퓨터화된 설문지는 서면 설문지와 같은 일종의 블랙박스를 제시한다. 이는 각각 제시된 질문 섹션의 제한적 스냅샷(snap-shot)만을 제공하는 경향이 있으며, 때로는 검사도구의 전체 소요시간과 현재의 위치에 관한 단서를 제공하지는 못한다.

인지면담과 컴퓨터 기반 검사도구

컴퓨터 기반 시스템의 인지적 측면에 대한 연구는 주로 유용성(usability) 검증에 치중되어 왔다(Couper et al., 1998). 유용성과 인지적 검증은 명백한 공통점을 보여주며, Couper 등(1999)은 이들 사이의 관계의 본질을 다음과 같이 명시하였다.

> 유용성 실험실은…… 인지 실험실의 확장으로 보일 수 있다. 인지 실험실에서 연구하는 것에 대해 학습한 것들의 대부분을 사용성 실험에도 적용할 수 있다. 유용성 연구와 검증에 사용된

> 많은 기법은(실험설계, 사고구술, 전문가 고찰, 또는 대화 분석 등), 부분적으로 CASM 운동의 성공 때문에, 조사연구가 갖는 방식의 일부분이라고 할 수 있다(p.293).

Couper의 관찰에도 불구하고, 인지면담과 유용성 검증은 어떤 방식으로 각각의 관심영역을 통합할 것인지에 대해 거의 생각하지 않고 따로 발전해왔다. 심지어 관련 연구조차도 인지기능 실험실보다는 유용성 실험실에서 수행되어 왔다. 비록 이런 식의 발전과정의 원인은 유용성 검증의 경우(또는 Human-Computer Interaction, HCI) 종종 컴퓨터 과학이나 조사연구 운영의 첨단기술 분야와 관련이 있는 상황에서 그리고 부분적으로 실무자들이 속해 있는 전문단체의 다양성에 기인한다. 이에 반해 인지면담가들은 서면 설문지 디자인이나 인간 인지기능 분야에서 훈련받아 왔다.

이러한 분야에서 더 분명한 견해 차이가 존재하는데, 특히 연구 대상자가 정확히 누구인가 하는 부분이다. 유용성 검증은 조사연구 면담자(특히 CATI와 CAPI)에 의해 운영되며, 주로 면담자와 관심 있는 기계와의 상호작용이 발생하는 영역인 컴퓨터화된 조사연구 운영 시스템에 주의를 기울여왔다(Couper et al., 1998). 한편 인지면담은 주로 면담자 반대편에 있는 대상자에 집중되어 왔다. CATI와 CAPI 시스템의 출현 이래로 설문지 모의시험 분야는 두 가지 경로로 분화된 듯 하다. 그 중 하나인 유용성 검증은 기술지향적이며, 면담자가(설문지 그 자체보다는) 설문지를 제시하는 메커니즘을 어떻게 다룰지 여부를 결정하는 것을 추구한다. 다른 하나인 인지면담은 조사연구의 면담자나 메커니즘에 대한 강조 없이 대상자와 설문지와의 상호작용을 지속적으로 탐구해왔다.

CATI와 CAPI 시스템에서는 질문이 면담자에 의해 구두로 전달되는 요소를 갖고 있기 때문에 인지면담가들로서는 특히 대상자의 관점에서 볼 때 드라마틱한 변화를 인지하기 어렵다. 기계의 도입이 어느 측면에서 대상자에게 잠재적인 영향을 미칠 수 있지만, 과거 종이나 팩시밀리에 의존해왔던 것만큼, 인지면담가들이 면담절차를 조정하는 데 미치는 영향력은 상대적으로 미약하다고 볼 수 있다.

유용성과 인지검증 사이의 차이는 확실히 좁혀질 수 있다. 예를 들어 Hansen, Couper, Fuchs(1998)는 면담자를 대상자로 하여 국민건강 조사연구(National Health Interview survey)를 포함하는 실험실기반 52개 인지면담 연구에서, 인간-기계 상호작용을 평가했다. 따라서 관찰의 대부분이 절대적으로 면담자 측면에서의 정보교환과 인지면담 보고서에서 흔히 소홀히 취급되는 요소에 집중되었다. 명확히 인지면담과 유용성은 개념과 방법론 측면에서 상당히 겹치는 부분이 많고, Hansen 등의 연구에 입각하여 볼 때 인지면담과 유용성은 앞으로 좀 더 면밀히 조정될 필요가 있다. 더 나아가 조사연구가 웹이나 이메일 조사연구처럼 컴퓨터를 적용하여 새로운 형태로 진화함에 따라, 인지면담가들도 이러한 경향에 적응해나가는 것은 매우 중요할 것이다. 연구 설계자들도 점점 더 웹 기반 조사연구의 시각적 측면-질문을 동시에 컴퓨터의 한 화면에 보이게 할 것인지, 아니면 사용자가 스크롤을 위아래로 내리면서 긴 질문목록을 탐색하는 것이 효율적인지-에 관심을 가질 필요가 있다(Bowker & Dillman, 2000; Couper, 2001; Dillman & Bowker, 2001; Dillman, Tortora, Conradt, & Bowker, 1998). 인지적 사전검증의 미래과정을 예상하는 15장에서는 웹기반 조사연구를 설계하는 데 인지면담이 어떤 식으로 도움이 될지에 대하여 여러 가지 생각을 제시할 것이다.

CATI와 CAPI 설문지의 운영상 문제점

면담자 보고식 설문지의 컴퓨터 형식으로의 변환은 평범하지만 매우 심각한 문제가 있다. 즉 컴퓨터 기반 설문지는 검증이 어렵다는 점이다(Bethlehem & Hundepool, 2002). 특히 일단 설문지가 컴퓨터화되면 탐색을 포함하는 인지 프로토콜로 변환하기가 쉽지 않으며, 질문들에 상호작용식 조정을 만드는 것이 어렵다. 그러나 여러 차례의 실전을 통해 컴퓨터화된 검사도구를 검증하는 작업이 좀 더 용이해졌다.

(a) 프로그래밍 시작 전에 인지검증을 실시하는 것이 좋다. 대부분의 설문지는 종이에서 시작하여(전형적으로 워드프로세싱 과정을 거쳐), 프로그램을 구성할 수 있는 형식으로 전환된다. 설문지는 전자 형태(또는 질문뿐 아니라 컴퓨터 관련 특징 조건을 포함하는 종이 형태로)로 변환되기 전에 종이 단계에서 인지적 검증을 할 수 있다. 예를 들어 NCI 담배 대용품 관련 설문조사(NCI Tobacco Use Supplement to the Current Population Survey)에서, 제휴사는 서면 버전을 만들고, 인구조사국 요원은 프로그래밍을 실시하기 전 수차례 인지면담을 실시했다.

(b) 컴퓨터화된 설문지의 시험 버전을 개발할 수 있다. 때로 인지면담은 이미 프로그램화된 검사도구에 적용된다. 인지검증 프로토콜을 생성하기 위해 컴퓨터 프로그램의 출력물을 사용할 수 있지만 프로그래밍 코드 때문에 검사도구를 이해하기 어려운 경향이 있다. 컴퓨터 코드를 제거함으로써 설문지를 단순화시킬 수 있다. 단순히 따르기 어려운 경우, 몇몇 사례에서 건너뛰기 형식은 단순화될 필요가 있다.

(c) 인지검증은 컴퓨터화 버전을 사용한다. 만약 인지면담자가 컴퓨터 장비(보통 노트북 컴퓨터)에 접근할 수 있다면, 인지검증을 실시하기 위해 컴퓨터 버전을 서면 버전으로 바꿀 필요는 없다. 그러나 이런 상황은 별도의 출력 및 이를 전자 형태 상의 질문들에 연관지어야 하는 등, 프로토콜에서 예상 탐색 질문을 포함해서 과업을 상당히 복잡하게 만든다. 면담

자들은 여전히 종이에 진술을 쓸 수 있다. 그러나 그들은 어떤 시점에서 그들이 주석을 달 수 있는 설문지 버전에 접근해야 한다. 컴퓨터화된 접근법이(예, 목표 질문과 탐색 사이의 전환능력이 있는) 발전된 형태이지만, 현재까지 인지검증은 컴퓨터 형식에만 의존하지는 않았다.

민감한 문제의 인지검증

"조사연구는 사람과 관련되기 때문에 진실에 도달하기 어렵다."
[Conrad(1999, p. 301)]

Conrad의 진술은 일반적이지만, "대상자들은 우리와 진실 사이에 서있다" 라는 진술이 주는 느낌은 특히 예민한 문제를 다룰 때 핵심을 찌른 것처럼 보인다. 점점 더 우리는 사적이고, 당황스럽고, 불법적인 행동을 포함하거나, 본질적으로 민감한 문제에 관련된 질문을 하게 되는 상황에 직면하게 된다(Schaeffer, 1999). 4단계 인지모델에서 언급되었듯, 그러한 질문은 대상자의 의사결정/판단 과정과 관련된 심각한 문제를 제시한다. 가장 중요한 것은 과연 우리가 그러한 질문에 정확하고 진실한 대답을 얻을 수 있는가? 게다가 우리의 질문이 대상자에게 민감하다고 여겨지는 시점이 언제인지 모르는 상황에서 우리는 때로 질문의 이해도, 정의, 개념화 등의 문제에 관심을 갖게 된다.

인지면담은 이러한 문제를 연구하는 데 매우 유용하다. 그러나 민감한 행동의 탐색은 접근법을 변경하게 하는 몇 가지 복잡한 문제를 내포한다. 민감한 내용의 탐색은 인지면담에서 가장 복잡한 다양성을 야기할 수 있으며, 민감한 문제를 평가하기 위해 준비할 때 고려해야 할 몇 가지 사항이 있다.

민감한 질문이란 무엇인가

민감한 내용을 검증할 때 고려해야 할 일차적인 문제는 흔히 사용되는 용어로서 "민감한"이라는 것은 도대체 무엇인가이다(Lee, 1993). 특히 민감한 질문과 민감한 대답을 구분하는 것이 중요하다. 어떤 질문은 질문 자체가 공격적이기 때문에 민감하다(예, 60세 이상의 여성에게 섹스를 위해 돈을 지불했는지를 묻는 것). 반대로 다른 사람에게는 문제 자체가 특별히 이의를 제기할 만해서가 아니라 대상자가 그 행동에 관여해왔기 때문에 대답이 민감해질 수 있다(예, 지난 12개월 동안 헤로인을 사용한 적이 있는가?). 이러한 개념들은 각각 '공격적 위협,' '제재의 위협'으로 명명되었다(Lee, 1993). 인지면담에서 전자는 대상자로부터 정보를 알아내기 위해 반드시 질문을 하지 않고도 알아낼 수 있다. 그러나 후자의 경우 대상자가 특별한 활동에 참여했는지 여부를 아는 것이 때로 도움이 된다. 특히 후자는 그 행동이 어떻게 수행되었는지에 따라 인지면담 자체를 민감하게 만들 수 있다.

민감한 질문에 대한 집중적 인지검증은 가능한가

민감한 질문을 해야 할 상황에 직면한 연구자들은 종종 인지검증이라는 개념이 매우 매력적이라는 것을 알게 된다. 만일 사람들이 질문에 어떻게 반응할지 의심스럽다면, 차라리 실험실에서 검증하면 어떠한가? 그러나 이율배반적으로 만일 사람들이 처음에 민감한 질문에 답하지 않으려 한다면, 이러한 행동을 탐색하거나, 깊이 파고들어 묻는 행위가 오히려 상황을 악화시킬 수 있다. 사실 인지 실험실은 생태적으로 타당하게 민감도 문제를 연구하는데 제한적이다. 우린 때로 “대상자가 이 질문이 민감하다는 것을 발견하고 진실하게 답할 것인가?”라는 질문에 답할 수 없다.

민감도는 물리적, 사회적 환경에 의존하는 역동적인 경향이 있다. 어떤 환경에서는 성(sex)과 약물사용 같이 지극히 개인적이고 세분화된 질문도 효과적으로 민감하지 않게 끌어낼 수 있고, 논의하기가 상대적으로 쉽다. 그러나 여전히 이러한 질문이 현장 조사연구에서 어떻게 기능할지, 말하기 곤란한 사항은 분명 존재한다. 예를 들어 사적인 인지 실험실에서 지난 12개월 동안 섹스 파트너의 수를 묻는 것과 똑같은 질문을 가정에 전화를 걸어 묻는 것과는 특히 전화내용을 대상자의 배우자가 들을 수도 있는 상황이라면, 응답자의 반응은 매우 다를 것이다.

인지모델을 사용하는 데 있어 인지면담은 민감한 문제와 관련된 이해와 회상 과정을 연구하는 데 있어 매우 효과적이라고 생각한다. 보통 “콘돔”이라는 단어의 이해나 일정 기간 동안의 섹스 파트너 수를 회상하는 것이 면담 장소에 의해 강하게 영향받는 것은 아니라고 흔히 가정하려는 경향이 있다. 이러한 문제에 대한 연구는 매우 유용하며, 인지면담 수행을 위해서도 유용하다.

민감한 질문을 검증하기 위한 절차

비록 인지면담이 주로 질문 자체를 평가하는 데 유용하며, 질문에 대한 반응을 예측하는 데는 유용하지 않다 하더라도, 검증은 여전히 중요하다. 어떤 질문은 본질적으로 당황스럽고 사적이며(예, 공격적 위협이 되는 질문), 이러한 것을 논의하는 것조차 – 대답을 요청하기 위해 홀로 남겨 두는 것 – 불편감이나 거부반응을 야기할 수 있다. 남성 대상자에게 다음의 질문을(Willis et al., 2001) 한다고 생각해보자.

생식기관에서 이상한 색깔이나 냄새가 나는 분비물이 나온 적 있는가?

남성과 생식기관 접촉을 포함한 성적 관계를 가진 적이 있는가?

(a) **대상자를 준비시키고 보호하라.** 대상자들은 사전경고 없이 깊이 있게 탐색당하는 것에 긍정적으로 반응하는 것 같지 않다. 그보다는 초기에(대상자 선정 시) 관련 정보를 제공하는 것이 유용한데, 이렇게 함으로써 대상자는 어디에서 무엇을 하게 되는지를 알 수 있게 된다. 때로는 대상자 선정 광고가 상황을 명확하게 만든다(예, 약물과 알코올 사용에 관한 조사연구 대상자 모집). 그렇다 하더라도 동의서에 관한 문제는 특별히 중요성을 갖는다. 동의서에는 모든 답변이 비밀로 처리될 것, 오직 연구에만 사용될 것, 답변과 대상자의 이름, 개인 신상정보를 연관 짓는 일은 없을 것 등을 명시해야 한다.

(b) **간접적 탐색을 고려하라.** 때때로 민감한 질문에 문자 그대로 답하도록 할 필요는 없다. 그보다는, 단순히 용어 해석(예, '섹스의 종류'란 무엇을 의미하는 것처럼 들리나요?) 또는 회상을(예, 당신이 얼마나 많이 취한 적이 있는지를 기억하는데, 12개월은 적당한 기간인가, 아니면 너무 긴가? 또는 당신의 답이 정확한지를 어떻게 확신하는가?) 하게 함으로써 많은 것을 얻을 수 있다. 예를 들어 자가보고 설문지(면담자 없이 할 수 있으므로 민감한 주제에 종종 사용하는)에서, 우리는 (1) 대상자에게 설문지를 전체적으로 읽고 나서 양식에 직접 답하도록 요청할 수 있고, (2) 이어 대상자의 답변을 살펴보지 않고 대상자의 특별한 대답보다는 질문 자체에 초점을 맞추는 방식으로 대상자와 질문을 고찰해 볼 수 있다. 물론 이러한 접근법은 대상자가 그 행위에 관여하고 있는지 여부를 우리가 아는 경우에만 유익하다. 그러나 흔히 응답을 하지 않는 대상자들이 자발적으로 자신의 실제 행위에 대해 정보를 제공하는 경우가 있는데, 이는 주제에 대해 빙빙 돌려 말하기 보다는 단순히 설명을 명료하게 하기 위함이다.

(c) **사람이 아닌 질문의 결함에 집중하라.** 예를 들어 돈을 벌기 위해 정기적으로 섹스를 하는 대상자에게, 일생 동안 몇 명의 섹스 파트너가 있었는지 질문하는 것은 기억에 관한 비현실적인 요구 때문에 결함이 있다. 이 경우 연구자는 행위의 빈도에 대한 반응 카테고리 범주를 사용해 볼 것을 제안한다.

(d) **면담자는 중립적인 접근을 유지하라.** 대상자는 정상적으로 면담자의 사회적, 행동적 단서에 반응하는데, 면담자가 민감한 질문을 하면서 신경질적이고, 당황하고, 망설이거나, 변명하는 듯하면, 대상자도 유사한 반응을 보일 것이다. 거부감을 완화시키기 위해서 (1) 먼저 일련의 민감하지 않은 질문을 한다. (2) 다음으로 개인적일 수 있는 질문으로 전환할 것임을 알리되 불편할 경우 질문에 답하지 않아도 된다는 것을 언급한다. (3) 날씨에 관해 말하듯이 직접적이나 품위 있는 방법으로 민감한 질문을 던진다.

지난 6개월간 80명의 섹스 파트너가 있다는 보고에 놀람과 경악을 표하거나 일반적인 경우보다 섹스 파트너 수가 많다는 식의 언급을 하기보다는 다음과 같은 탐색질문을 권한다. "질문에서 얼마 동안의 기간을 묻는 것인지 기억하시나요?", "당신에게 섹스 파트너란 무엇을 의미하나요?", "그 답변은 어떻게 나온 건가요?", "섹스 파트너 수는 그 기간 고르게 분포된 건가요? 아니면 더 많거나 적은 파트너를 가졌던 적이 있나요?" 이런 탐색적 질문을 함으로써, 대상자가 어떤 형태의 사회적 강화를 얻기 위하여 어떻게 반응해야 하는지에 대한 단서를 받지 않은 채, 반응하도록 유도할 수 있다.

(e) **면담 녹음/녹화를 삼가하라.** Miller(2002b)는 성 정체성, 성적 기호, 행동에 관한 인지 실험실 연구를 시행하였는데, 명백하게 부정적 사건 없이 면담과정을 기록할 수 있었다.

(f) **인구학적 변인을 고려하라.** 면담자와 대상자의 성별을 맞추는 것이 도움이 될 수 있다. 또한 면담자와 대상자의 나이, 인종, 민족 등을 맞추는 것도 권고할 만하다. 후자의 경우, 배경이나 문화가 같거나(Jourard, 1964), 비속어(slang) 같은 언어의 사용을 이해해주는 사람에게 대상자들은 좀 더 열린 마음이 되는 경향이 있다. Brannen(1998)은 민감한 주제를 논의하는 데 있어, 면담자와 대상자가 극단적으로 서로를 침범하지 않는 것이 중요하다고 주장했다. 이는 Kreuger(1994)의 "stranger on a plane" 효과를 떠올리게 하는데, 사람들은 흔히 비행기 옆자리에 앉은 사람에게 개인적인 정보를 드러내는 경향이 있다.

요약: 민감한 질문도 여전히 질문이다

Miller(2002b)는 민족적, 인종적으로 다양한 성적 취향을 나타내는 사람들을 대상으로 30건의 인지면담을 포함하는 인지실험 프로젝트를 시행하였다. 대상자는 먼저 컴퓨터로 설문지를 완성했다. 이후 직접 질문 접근법을 통한 밀도 있는 탐색과정이 이어졌다.

질문: 일생 동안 몇 명의 남성과 성관계를 가졌나요?

(남자) 대상자 진술: 어려운 질문이네요. 왜냐하면…… 몇 명과 성관계를 했는지 세고 있지는 않으니까요. 결코 숫자를 세려고 생각하지는 않지요. 이전에 이런 질문을 받아본 적이 없어서. 앉아서 생각 좀 해봐야겠는데요…….(p. 17)

Miller는 또한 조사연구 컴퓨터 시스템이 질문에 답할 시간을 적극적으로 조정하도록 프로그램화되었으며, 설계자는 반응이 빠를 거라고 가정했기 때문에 대상자들에게 생각할 시간을 충분히 제공하지 않는다는 점에 주목하였다. 그러나 위에서 인용한 대상자는 직접적인 전략을 사용해서도 정보를 끄집어낼 수 없었으며, 성관계 상대 수를 밝히는 것이 매우 어렵다는 것을 표명했다. 컴퓨터 시스템은 이러한 정보 도출 과정에서의 어려움을 고려하여 구조 변경될 필요가 있다. Miller는 "성 관계하다"라는 구절의 모호성을 포함하여, 질문 이해와 관련한 문제점에 대하여 좀 더 의견을 제시하였다. 전체적으로 발견된 문제의 양상은 많은 인지면담 연구에서 나타나는 것과 유의미하게 다르지는 않다.

인지면담과 단체 조사연구

단체 조사연구에서 특별한 점은 무엇인가

정기적으로 사업체나 다른 조직 · 단체에 관한 인지면담을 실시하는 연구자들은 – 즉 분석의 단위가 개인이 아닌 단체 – 이 상황을 "특별한 적용"이라 해야 할지에 대하여 의문을 가질 수 있다. 미국 연방단체(예, 인구조사국, 노동 통계청, 농업 · 에너지정보국, 국회 회계 평가 조사기구 등), 캐나다 통계국(Laffey, 2002), 유럽연방기구(예, Giesen, 2004) 등에서 근무하는 실무자들은 주로 단체 조사연구 개발과 사전검증에 노력을 기울여 왔다.

단체 조사연구는 어떻게 달리 시행되어야 하는가

단체 조사연구 시행 시 고려해야 할 중요한 몇 가지 특이한 양상이 있다.

1. 논리적인 질문을 위하여 전체 또는 시스템으로서의 조직의 운영에 집중하여 면담을 실시할 필요가 있다(Rutchik & Freedman, 2002). 이는 "조직문화(ethnography of business)"로 개념화될 수 있다(McCurdy, 1997).
2. 검증하고자 하는 이슈가 조사하고자 하는 정보가 속한 조직이나 위치 그리고 적합한 조사 대상자 확인을 강조하는 경향이 있다(Canton & Phipps, 1999). Tomaskovic-Devey, Leiter, & Thompson(1994)과 Goldenberg(1996) 등은 잠재적 연구 대상자의 권위, 능력, 동기화와 같은 측면들에 대해 기술하고 있다.
3. 대상자 모집은 특별히 어렵다. Goldenberg(1996)에 의하면, Business Births Pilot Study의 인지검증에서, 18건의 면담을 확보하기 위해 55개 단체에 183건의 전화를 걸어야 했다. O'Brien, Fisher, Goldenberg와 Rogen(2001) 등은 단체의 계층화표집을 권고하였는데, 이렇게 함으로써 회사의 크기나 산업의 분야가 인지면담 표본에 최소한 반영될 수 있다.
4. 실질적인 이유로, 인지검증은 종종 외부에서 행해질 필요가 있다(예, 인지 실험실보다는 하나 이상의 사업장에서).

5. 단체 조사연구 대상자는 기록 정보를 검색하는데 따른 불편함 때문에 인지면담가 앞에서 설문지를 완성하는 것을 꺼릴 수 있다(Stettler, Willimack, & Anderson, 2001). 이러한 제한점을 보상하기 위하여, Stettler 등(2001)은 검색과정에 초점을 맞춘, 그러나 실제로 기록 검색을 요구하지는 않는, 가상의 탐색(예, "이러한 정보를 얻기 위해서 어느 기록을 찾아봐야 하나요?") 질문을 했다. 연구자들은 또한 관련 사업의 상황을 묘사한 사례를 개발, 제시하고, 대상자에게 자료를 사용하여 그 장면을 완성하게 하였다.

Davis, Demaio, Zukerberg(1995)에 따르면, 1990년대 중반에는, 단체를 대상으로 한 인지면담에 대한 참고문헌이 거의 없으며, 위에 열거한 문제 때문에 검증이 널리 확산되지도 않았다. Davis 등(1995)은 이러한 제한점을 피하기 위해, 특별히 효과적이지 않은 것으로 결론 난 우편을 이용하여 단체 인지면담을 시행하는 미숙한 시도를 했다. 그러나 최근에는 단체 조사연구의 행정가들이 점차 인지적 방법론을 사전검증에 병합시킴에 따라, 이러한 상황이 크게 변화하고 있다(Willimac, Martin, Whitridge, Japec, & Lyberg, 2004).

단체와 인구 조사연구의 분명한 차이에도 불구하고, 인지면담 절차상 비슷한 과정을 따르고 있으며, 이런 연유로 발생하는 문제들 또한 유사한 것으로 보인다. Wolfgang 등(1994)은 매 5년마다 실시되는 미국 농업 인구조사에 사용되었던 형식을 검증하기 위하여, 농장과 목장 운영자들을 대상으로 24건의 개인 인지면담을 시행했다. 그들의 접근법과 결과는 이전 장에서 드러난 여러 주제를 연상시킨다.

1. **질문의 범위 제한.** 면담의 길이를 합리적인 수준으로 유지하기 위해, 가장 문제가 있거나 중요하다고 생각되는 부분만 검증한다.

2. **다양한 대상자 모집.** 지역적 다양성과 관련하여 대상자 특성의 분산이 극대화될 수 있다(예, 메릴랜드의 가금류 농부, 미시간의 곡물 농부, 텍사스의 가축사육장 관리인, 콜로라도의 목장관리인, 캘리포니아의 과일과 견과류 농부).

3. **이해 과정을 탐구하기 위한 탐색기술의 적용.** 잘못 이해된 질문에 집중한다. 일례로, 단위로서의 "이 곳(this place)" 은 24명의 대상자 중 12명이 잘못 해석하였다(예, 소유가 아닌 대여한 농장이 실수로 누락되었다). 인지검증에서와 유사하게, 대상자는 암시를 목적으로 사례 목록을 제공하였을 때, 언급되지 않은 항목을 제외하는 일반적인 법칙을 보여주는 경향이 있다. 일반적으로 이해와 관련된 문제는 이러한 단체 조사연구에서 주요한 문제가 될 수 있다. 일자리와 직원 회전율에 대한 조사연구를 검증한 후에, Goldenberg와 Phillips(2000)는 규명된 측정 오류의 가장 큰 원인이 "대상자의 이해를 방해하는 의사소통의 문제"임을 발견하였다(p. 6).

4. **대상자가 지시문을 다루는 방식에 초점.** Wolfgang 등(1994)은 일부 대상자가 정보지를 제쳐두고 보지 않았으며, 심지어 24명 중 12명은 설문지에 포함된 특별한 지시사항조차 읽거나 주목하지 않았다는 점을 지적했다. 흥미롭게도 이러한 현상은 자가보고식 설문지의 경우에는 더 흔하게 발생하였으며 괄호 안 지시사항은 흔히 무시되는 경향이 있다.

5. **대상자 기록과 기존도구로 확보한 기록과의 비교평가.** 단체 조사연구에서 특징적인 결과의 일례로서, 절반이 넘는 대상자가 응답의 기초로 사용하는 세금에 대한 내용이 설문지에서 요구하는 방식으로 분류되지 않는다고 불평하였다(예, 연료비용은 세금으로 통합되었기 때문에 설문지에 항목화되어 있지 않았다).

Rutchik과 Freedman(2002)은 조직 및 단체의 인지면담과 관련하여 획득한 몇 가지 교훈을 지적했다. (a) 어떤 인지면담은 문화기술연구적 접근에 맞추어 비구조화되어야 한다. (b) 특히 기술적인 문제(예, 에너지 생산 및 가격)에 관한 한, 만일 인지면담가가 관련 내용 전문가가 아니라면, 면담에 설명을 제공할 수 있는 전문가를 대동하는 것이 도움이 될 수 있다. (c) 만일 전문가가 조사연구 결과의 관련자라면, 자료수집과 관련한 복잡성과 어려움을 직접 관찰할 수 있어 도움이 된다.

태도와 의견에 대한 질문 검증하기

조사연구자는 두 부류로 분류할 수 있다. (a) 사실과 사건을 연구하는 연구자들과 (b) 태도와 의견을 연구하는 연구자들 이다(물론 양쪽의 세계에 걸쳐있는 연구자도 있다). 전자는 특히 실업률, 산업통계, 의료기관 이용률이나 건강 사건 빈도 등 '분명한 사실'을 연구하게 된다. 그에 반해 후자는 정치적 관점이나 공공정책 이슈에 집중한다(예, 정부 지출에 대한 태도).

측정 목적과 연구의 방향성에 따라 차이가 있다고는 하나 이것이 사전검증－특히 인지검증－에 있어 주요한 차이를 야기하는지 명확하지 않다. Tourangeau 등(2000)은 "두 가지 종류의 질문에 대한 반응과정 사이에는 차이점보다는 유사성이 더 많다"고 진술하였다(p. 166). 인지면담 기법(적어도 이론적으로)이 인지반응 과정에서 도출되었다는 사실을 볼 때, 이러한 항목에 대한 인지검증이 유사해야 함을 내포한다.

사실 인지검증을 하는 조사연구들은 행동적인 항목과 태도 항목을 혼합한다(흡연 행위와 공공장소에서의 흡연 제한에 대한 태도에 관한 질문처럼). 그럼에도 불구하고 인지 프로토콜과 검증 보고서는 이러한 영역과 관련하여 특별히 구별을 강조하지는 않는다. 10대 흡연에 대한 조사연구에서 태도적 항목의 예를 보자. "담배회사는 젊은이들을 현혹하기 위해 광고를 이용한다－매우 그렇다, 그렇다, 아니다, 확실히 아니다." 보통의 탐색형식에 근거해, 연구팀은 이 항목의 의도와 관련해 몇 가지 문제점을 발견했다. 면담에 응한 10대들은 때때로 '담배 제조업자'에 대한 부정적인 태도를 표출했다. 그러나 이 담배 제조업자를 '담배회사'로 인식하지는 못했다. 질문 자체도 묻고자 하는 것이 (a) 광고의 목적이 젊은이를 현혹하기 위한 것인지 (b) 성공적으로 광고를 수행하려는 것인지 분명하지 않았다. 이렇듯 인지검증은 숨겨진 문제를 드러내는 데 유용하다.

이 같은 이유로 태도적인 문제 또는 사실에 입각한 문제를 다룰지 여부에 근거하여 인지기법을 제한하거나 수정할 필요는 없다. 그러나 Wilson, LaFleur, Anderson(1996)의 보고에서 태도질문과 관련하여 구두보고상의 문제점이 언급되었다. Wilson 등(1996)은 심리학적인 실험 결과에 근거한 태도 관련 조사연구 질문, 특히 사람이 특별한 태도를 왜 숨기는지를 묻는 질문은 믿을 수 없으며 전형적인 반응효과(즉, 그러한 질문에 대답하는 것이 나중 질문의 대답에 영향을 미치는 것)를 야기한다는 사실에 대한 증거를 제시하였다. 이는 놀라운 결론은 아니며, 노련한 인지면담가들은 이러한 평가에 동의할 것이다.

인지면담에서 이러한 분석이 갖게 되는 잠재적 어려움은 두 부분이다. 첫째, 만약 사람들이 실제로 자신의 태도의 근거에 대해 접근하지 못하면, 인지검증을 통해 태도를 탐색하는 것이 바람직한가? 다시 말해 사람들이 왜 이런 태도를 견지하는지 모를 때, 태도에 대한 탐색이 실제로 무엇을 말해줄 수 있는가? 둘째, 인지면담의 핵심에 좀 더 가까이 접근해서, 만일 이유를 묻는 조사연구 질문이 믿을만하지 않다면, 역시 이유를 묻는 인지적 탐색이 유사하게 의심스러울 것인가? 달리 표현하면, "이유"를 묻는 게 문제를 야기한다면, 조사연구 질문뿐만 아니라 탐색 질문에서도 일반적으로 문제가 될 수 있다.

사실에 입각한 문제에 대한 인지검증에서는 이러한 논란에서 한 발짝 벗어날 수 있다. 첫째, 태도에 대해 묻는 것은 아니지만, 아마도 대상자가 좀 더 인지적 접근을 하게 되는 문제(예, 전 생애)에 대해 묻는 것이다. 더 나아가, "왜(why)"식 탐색 질문은 지양한다. 예를 들어, "당신은 그 대답을 어떻게 생각해 냈나요?"라는 탐색은 조사연구 질문에 답을 하는 과정에 집중한다. "ㅇㅇ이라는 용어가 당신에게는 어떤 의미인가요?"는 의미론적 지식에 관한 상당히 직접적인 보고를 요구한다.[2] 그래서 그러한 탐색은, 대상자가 왜 특별한 신념을 보여주는지를 자가보고 하도록 요청하는 것에 대한 Wilson 등(1996)의 반대를 피할 수 있게 한다. 그러나 Wilson 등(1996)의 분석은 태도적인 질문에 정상적으로 적용 가능한 탐색과 관련하여 외면할 수는 없다. 만일 그들이 옳다면, "당신은 왜 바(bar)에서 흡연을 허용해선 안 된다고 생각하죠?"나 "당신은 왜 자신의 건강이 전반적으로 꽤 좋다고 생각하나요?"같은 탐색질문은 믿을 수 없는 대답이나 반응효과를 촉발할 위험성이 있다.

태도질문에 대한 탐색이 인지면담을 잘못 사용한 예라는 논란을 반박할 자료는 없다. 그러나 이를 논리적으로 주장하기 위하여, 탐색이 믿을 수 없는 구두보고를 유도한다는 비난을 생각해보자. 물론 탐색이 불필요한 사례가 있다 – 특히 "왜" 질문을 할 때, 이는 대상자가 합리적으로 대답할 수 없는 정보를 요구하는 것일 수 있다. 그러나 우리의 검증목적 및 이것이 어떻게 탐색을 발전하도록 이끄는지에 집중함으로써 이러한 문제를 피하기 위해 노력할 수 있다.

예를 들어, "당신은 공공장소에서 흡연이 허용되어야 한다고 생각하는가?"라는 태도 질문을 검증할 때, 우리의 목표는 질문을 검증하는 것이다. 문자 그대로 대상자가 왜 그렇게 생각하는지 이해하기 위해서가 아니고, 질문이 그러한 신념을 효과적으로 내포하는지를 판단하기 위해서이다. "당신은 왜 이렇게 생각하나요?" 라는 식의 질문은, "짜증나기 때문에 그렇죠" 또는 "간접흡연은 해로우니까" 라는 답변을 유도할 수 있어 '질문'을 평가하는 데 별로 도움이 되지 않는다. 그보다는, "공공장소"라는 용어가 모호하기 때문에, "어디를 공공장소라고 해야 할까요?" 또는 "이 질문에서 '공공장소'는 무엇을 의미한다고 생각하십니까?"라고 묻는 게 명확할 것이다. 또한 대상자들이 흡연에 관하여 단지 담배(cigarette)만 생각하는지, 시가(cigars)도 포함하여 생각하는지를 알아볼 필요가 있다. 이런 식으로, 태도 질문을 검증하면서, "왜" 질문이 갖는 난제를 피할 수 있으며, 여전히 유용한 정보를 얻을 수 있을 것이다.

태도로 분류될 수 있는 두 번째 질문을 고려해보자. "당신의 건강은 전반적으로 어떠합니까? – 아주 좋다, 좋다, 보통이다, 나쁘다" 이 질문을 탐색하는 데 있어 문제는 반응영역을 개념화하는 방식에 있다(Schechter, 1993, 1994). 이 경우, "당신은 왜 건강이 아주 좋다고 말하십니까?"라는 "왜" 질문은 신념의 자기평가를 요청하는 것처럼 보일 수 있기 때문에 비난을 야기할 수 있다. 장황하고 관계없는 설명만 끌어낼 수 있는데, 이는 인지면담가에 있어서 직업적 위험성이라 할 수 있다. 다소 미묘하기는 하나 "왜" 질문은 대상자가 특별한 태도를 견지하는 이유를 파헤치려 하는 것만은 아니다. 그보다는 대상자들이 신념을 표현하기 위하여 사용한 특별한 용어의 선택에 관심이 있다고 할 수 있다. 즉 건강상태에 대한 개인의 내적인 개념을 포괄적인 용어에 맞추는 것이 다소 어려울 수 있기 때문에, 대상자에게 자신의 태도를 정당화하도록 묻는 것이 아니라, 대답으로 특별한 용어를 선택하게 된

과정을 되돌아보게 하기 위해서 질문하는 것이다.

제안하고자 하는 일반적인 초점은, 탐색할 때 특별한 단어(예, "왜")를 회피하기보다는, 문제의 잠재적인 함정의 분석에 기초하여 탐색과정을 발전시키는 것이 가장 바람직하다는 것이다. Wilson 등의(1996) 연구결과와 일치하여, 사람들이 어떤 것을 왜 믿는지에 대해 개방적으로 질문하는 것은, 이러한 정보를 제시할 준비가 안 된 상황에서 바람직하지 않다. 그러나 질문을 사전검증할 때는 목표한 수준까지 그리고 사실적이고 태도적인 항목 둘 다 포함할 수 있는 질문 결함 모델(model of question defects)을 사용하는 수준에서 효율적인 인지탐색을 유도해야 한다. 2장에서 인용된 QAS 모델은 두 가지 질문양상을 언급하기 위한 시도로, 잠재적 문제를 연구하기 위하여 인지면담에서 사용할 수 있는 탐색을 도입하였다. Tourangeau 등(2000)의 주장을 반영하여 결론을 내리자면, 실제적인 질문과 태도 질문을 분리하기 보다는 공통성이 더 많이 존재하며, 이러한 논리는 대상자의 인지 과정뿐만 아니라 사전 인지검증 절차에도 적용된다.

연령에 따른 인지면담

설문지 평가를 위한 인지 접근의 전제는 질문 설계의 일반적 규칙만을 참조하기보다는 조사연구 관심 대상에 대한 검증을 목표로 한다는 점이다. 비록 대상자마다 많은 변인들이 – 직업의 다양성, 교육, 신체적 장애 등 – 내포되어 있지만, 면담에서의 문제점은 인지 실험실에서 절차상의 조정보다는 대상자 모집(적절한 대상자를 구하는 것)과 관련되어 있다. 또 다른 우려 중의 하나는 대상자의 나이를 고려하여 면담 접근법을 수정할 필요가 있는가 하는 것이다.

아동면담

제한적이기는 하나, 연령에 따른 인지면담 연구에 대한 고찰을 보면 인지검증 절차가 어린이에게도 적합해 보인다. 학교문제에 대한 자가보고 설문지를 검증하기 위해 Zukerberg와 Hess(1996)는 사고구술과 탐색기법을 사용하여 12~17세를 대상으로 면담을 실시하였다. 그 결과는 어른들로부터 도출된 결과를 그대로 반영하였다. 10대들은 건너뛰기 형식을 따르는 데 어려움을 겪으며, 주요한 용어 해석에서 연구자와 달랐다(예, 10대들의 "1년"에 대한 관점은 "지난 12개월"이 아니라 "학년도"를 의미하였다). 10대 대상자들은 사고구술을 할 능력이 있었고 탐색질문에 답을 할 수 있었다. Zukerberg와 Hess(1996)는 청소년을 대상으로 인지면담을 실행하는 것이 성인 대상자 연구와 다르지 않다고 결론지었다 (p.952).

위 연구결과는 10대를 대상으로 문제를 발견하기 위해 인지면담을 적용했던 Stussman, Willis와 Allen(1993)과 Holland와 Willis(1991) 등의 연구결과와 부분적으로 일치한다. Stussman 등(1993)은 어떤 10대들은 사고구술에 미숙하여, 상당부분 인지탐색에 의존해야 함을 경고하였다. 그러나 이와 같은 상황은 성인 대상 인지면담에서도 자주 발생한다. de Leeuw 등(2004)은 일반적으로 12~18세의 청소년은 다시 쓰기(말하기) 등을 포함, 사고구술과 탐색의 조합에 잘 반응한다고 보고했다.

de Leeuw 등(2004)은 어린 아동(7~12세)을 면담할 때 필요한 특별한 절차를 제시하였다. 어린이를 편안하게 만들고, 과제를 설명하되 "게임의 법칙"을 조심스럽게 설명하고, 그들에게 원하는 바를 예를 들어 명확하게 제시하고, 주의력 분산에 따른 조정이 필요하다. 어린아이들은 사고구술에는 잘 반응하지만, 과제의 인지적 요구 때문에 특히 질문 다시 쓰기(말하기)는 능숙하지 않았다. 아주 어린아이들의 면담과 관련하여, 수학적 용어 문제에 관한 사례에서 초등학교 1, 2학년을 인지면담한 내용을 포함, 책의 서두에서 기술한 경험을 인용해 보자. 다른 연구자와 마찬가지로 좀 더 재미있었다는 것을 제외하고는, 어린이들을 대상으로 인지면담은 효과적이며, 어른 면담과 크게 다르지 않았다. 어린이 인지면담은 가능하며, 절차적 조정과 관련하여 단순히 나이에 맞게 자료와 절차의 단순화만이 필요하다. 선행연구로부터의 교훈은 어린이는 빨리 발달하고, 10대의 조사연구에서, 13세는 19세와는 매우 다르게 반응할 수 있다는 것을 기억하는 것이다. 따라서 대상자 모집은 10대 전 연령을 망라해야 한다.

노인면담

노인의 인지면담은 자주, 효과적으로 실시되어 왔다(예, Jobe, Keller, & Smith, 1996; Jobe & Mingay, 1990). 노인 인지면담을 위해 근본적인 변용이 필요하다고 생각하지는 않는다. 그러나 큰 소리로 말하거나 자료의 글씨 크기를 크게 만들 필요는 있다. 현장면담의 경우, 노인 대상자들이 두서없이 얘기할 수 있기 때문에, 부드럽게 면담의 주제로 잘 이끄는 것이 필요하다. 자질구레한 개인사가 조사연구 질문의 검증과 항상 직접적인 관련이 있는 것은 아니지만, 노인면담은 특히 매력적이고 보람이 있으며, 독특한 견해를 제공하는 데 유용함을 발견할 수 있다. 본질적으로 인지탐색은 좋은 것이든, 나쁜 것이든 삶의 기억을 드러낸다. 배우자의 죽음을 이야기하고, 이차세계대전 당시 집결부대 캠프에서의 생활, 인종적 압박뿐만 아니라 다양한 만성적 건강문제를 갖고 있음에도 자신의 건강상태를 "최상"이라고 평가하고, 이에 대한 왜냐고 묻는 탐색질문에 대하여 "아침에 깨어났잖아요?"라고 진술한 노인처럼, 연구자들은 많은 노인들이 긍정적 결과를 진술하는 것을 목격하였다.

설문지 이외 자료의 검증

인지접근의 하나의 전제는 인지접근이 연구조사 설문지 외 다양한 자료에 적용한다는 것이다. 다음의 사례는 이러한 검증이 설문지에만 엄격히 제한되는 것은 아니라는 것을 보여준다.

(1) Pickle, Herrmann, Kerwin, Croner & White(1994)는 효과적인 시각적 매핑(mapping)기법을 개발하기 위하여, 전문가들이 유병률 매핑을 어떻게 해석하는지를 결정하는 인지실험을 수행했다.

(2) Caspar & Biemer(1999)는 생산성 조사연구 비용과 대상자 부담에 관한 문제를 평가하기 위하여 인지실험을 사용했다.

(3) DeMaio & Hughes(2003)는 다른 가족 구성원으로 다른 시점에서 자료를 수집할 때 정보의 신뢰도에 대한 인지를 조사하기 위하여 실험실 대상자를 면담했다.

(4) Landreth(2001)는 수입과 프로그램 참여(SIPP)에 대한 미국 인구조사국 조사연구에 사용된 사전편지를 평가하기 위해 인지기법을 사용했다.

(5) Kennet, Wilson, Calvillo, Whitaker, Garber, Pinder (2000) 등은 불신에 따른 조사연구 참여 거절을 개선하기 위한 의도로 유인물 개발에 인지면담을 적용했다.

(6) 다양한 범위의 교육자료에 인지기법을 확장하여 적용할 수 있다(예, Trabasso & Suh, 1993).

요약

- 인지면담은 다양한 "특별"상황에 적용할 수 있다. 조사연구를 진행하면서, 이러한 특별상황은 좀 더 흔해지며, 인지기법도 이에 맞추어 수정하여 적용할 필요가 있다. 이 장에서 인지면담이 면담자 기입식 개인면담뿐만 아니라 소수이기는 하나 비표준적 상황에서 적용되는 방법에 대하여 서술하였다.

- 자가보고서에서 대상자는 면담자가 없는 상황에서 도움 없이 조사도구를 완성해야 한다. 만일 이 과정이 제대로 기능할지 의심이 된다면, 대상자로 하여금 도움 없이 검사도구를 작성하게 하고, 추후 탐색을 통해 면담을 완성한다.
- 당황스럽거나 불법적인 문제에 대해 논의하는 경우가 흔하기 때문에, 민감한 주제에 대한 인지면담은 쉽지 않다. 인지면담은 방법을 조정하는 동시에 면담과정에서 대상자에게 일상적인 질문을 하듯이 의사소통하는 입장을 견지해야 한다.
- 컴퓨터 사용은 궁극적으로 면담자와 대상자를 더 편하게 만들어야 하지만, 인지면담가에게 더 어려운 상황을 야기할 수 있다. 면담에 컴퓨터 초안 프로그램을 사용하는 것이 불가능하면, 이상적이지 않더라도 서면 모의검증을 실시할 수 있다.
- 단체 조사연구는 인지검증 과정의 조작적 어려움을 보여준다. 면담 자체의 수행과 관련하여, 의미 있는 질문을 만들어내기 위해 조직문화와 서면기록을 포함, 다양한 출처의 정보를 검색하는 과정에 중점을 두어야 한다.
- 태도를 묻는 질문은 사실에 입각한-자서전적인 질문의 경우와 마찬가지로 인지면담에 적절하다. 그러나 대상자로 하여금 직접 접근할 수 없는 자신들의 태도의 근원에 대해 숙고하도록 유도하지 않게 주의해야 한다.
- 어린아이나 노인을 면담하는 것은 표준 인구집단의 면담과는 확실히 다르지만, 면담가에게 즐거운 인지면담이 될 수 있다. 또한 두 그룹 모두 인지면담에 적합한 인구집단이다.

참고

1. 사고구술 조건이 구두탐색을 포함하는지 여부에 대한 Redline 등의 보고는 명확하지 않다.
2. 사실적 질문을 위해 의도된 몇몇 인지탐색은 문자 그대로 "왜 그렇게 말씀하시죠?" 에서와 같이 "왜" 라는 단어를 포함한다. 그러나, "왜" 질문방식은 "어떻게 그렇게 생각하게 되셨지요?" 라고 단순히 질문하는 것과 비슷하게 보인다-이 또한 Wilson 등이 비판한 질문방식에서는 다소 벗어나 있다.

CHAPTER 13

인지면담 기술 평가

Evaluation of Cognitive Interviewing Techniques

개요

인지면담은 널리 알려져 있고 상당히 인정받고 있다. 그러나 널리 사용된다고 해서 타당성을 부여받는 것은 아니다. 여러 저자들은 조사연구자들에게 다음과 같은 질문에 직접적으로 대면하기를 권유하고 있다. "조사질문을 검증하기 위한 인지적 접근이 효과적인지 어떻게 알 수 있는가?"(O'Muircherataigh, 1999; Tucker, 1997; Willis et al., 1999). 인지면담은 수많은 관점에서 평가될 수 있다. 먼저 인지면담의 방법론에 대한 이론적 기반을 재검토하고, 이론적 뒷받침이 제안자가 의도한 대로 인지면담의 기초를 제공하는지 여부를 재고한다. 이 장에서는 이것을 바탕으로 다음과 같이 인지면담의 실증적인 평가를 하고자 한다.

- 인지면담 방법의 효율성을 정의하는 데 있어서 복잡성을 고려한다.
- 현재까지 수행되었던 인지면담 평가연구를 조직화할 개념체계를 제시한다.
- 선행연구결과를 요약한다.
- 평가에서 미흡한 영역을 제시한다.

이론적 관점

우리는 독심술사인가

인지면담의 효과를 알 수 있는 한 가지 방법은 '마음의 문을 열게 하는' 수단으로써의 역할을 평가하는 것이다. 비평가들은 구두보고 기술에 의존하는 인지면담자들은 실제로 사람들이 생각하는 바를 말해 줄 수 없다고 반박하면서, 이러한 평가방법에 이의를 제기할 것이다. Groves(1996)는 다음과 같은 주요 연구주제를 제시하였다. "우리가 무엇을 생각하는지 우리가 어떻게 알며, 그들이 생각하는 것이 정말 그들이 생각하는 것일까?" 우리가 직면한 위험은 구두보고와 그 기저의 정신적 과정이 거의 관계가 없을지도 모른다는 사실이다. 따라서 구술된 사고는 유용하지 않거나 심지어 오해의 소지가 있다. 앞서 3장과 4장에서 언급한 것처럼, Ericsson과 Simon(1980)의 이론적인 관점에 대한 적응은 아마도 오도된 것일 수 있다.

이러한 주장을 뒷받침하는 근거로써 왜 사람들이 특정한 방법으로 행동을 하는가에 대한 구두보고는 실제 그들의 행동의 객관적 측정과 일치하지 않는다. 지금까지 가장 강력한 근거는 Nisbett과 Wilson(1977)의 연구이다. Nisbett과 Wilson(1977)은 구두보고 방법에 대한 회의론을 지지하면서, 대상자가 자신의 행동에 영향을 주는 미묘한 요인을 의식하지 못하는 실험상황을 조정할 수 있음을 보여주었다. 대표적인 한 실험에서 Nisbett과 Wilson(1977)은 "바다-달"과 같은 단어의 조합을 소개했는데, 이는 특별한 정신적 연관성(예, 조류-tide)을 유추해내도록 의도된 것이다. 이후의 실험에서 대상자에게 세제 상표명을 짓도록 요구했을 때, 단어의 조합을 보았던 대상자들은 대조군에 비해 "Tide"를 더 많이 언급하였다. 사람들에게 왜 Tide라는 말을 선택하게 되었는가를 탐색했을 때, 대상자들은 일종의 점화적 단어의 조합 외에 다른 요인을 언급하는 경향이 있었다(예, Tide는 유명한 세제이다, 우리 엄마는 "Tide"를 쓴다, 나는 Tide 상자를 좋아한다").

Nibett과 Wilson(1977)의 연구는 너무 광범위하여 본 장에 다 언급할 수 없을 정도로 상당한 비판적 반응을 불러일으켰다. 그러나 요약하면, 구두보고 방법에 대한 지지자와 회의론자는 저자가 언급했던 것처럼 구두보고의 몇몇 사례에 의해서 오도될 수 있다는 점에 동의하였다. 이것은 Ericsson과 Simon의 본래의 주장과 전적으로 일치한다. 특히 대상자에게 자신의 행동에 대한 이유에 대해 숙고하도록 한다면, 통찰력을 기대할 수 없을 때조차도 대상자는 심사숙고하는 경향을 보일 것이다. 이런 관찰은 8장에 제시했던 탐색의 함정을 피하기 위한 권고사항과 일치한다.

심리연구 분야에서 구두보고의 진실성에 대한 논쟁은, 구두보고의 진실성 여부에 대한 일반적 질문에서 구두보고의 진실성의 시점에 대한 질문으로 범위를 좁혀왔다(Austin & Delaney, 1998; Smith & Miller, 1978). 인지과제, 구두보고 지침, 그리고 연구목적 중 어떤 유형이 구두보고 사용을 가장 잘 나타내는가? 이것은 여전히 미해결 문제이다(Crutcher, 1994). 이와 관련하여 다음 세 가지 가설이 있다.

(1) 진실성과 관련한 상황은 대상자들이 행동의 동기에 대한 통찰력이 없을 때 발생할 수 있다.

(2) 그럼에도 불구하고, 대상자들은 설명을 요청받게 되면 설명을 시도할 것이다.

(3) 이런 경우에 사람들이 그들의 행동을 정당화하도록 하는 탐색질문을 받을 때 사실이 아닌 보고를 할 가능성이 많다.

구두보고와 인지면담

구두보고 방법의 진실성에 대한 심리학자들 사이에서의 일반적인 논쟁은 조사연구 질문의(또는 다른 자료) 인지면담을 직접적으로 문제 삼지는 않는다. Willis(2005)는 이에 대한 이론적 기반에 대해 언급했고, Beatty 등(1997)도 질문지 설계에서 구두보고 사용을 지지하는 논리적인 주장을 하였다. 이러한 논쟁을 간략하게 요약하면, 먼저 대상자의 조사응답 과정에서 발생하는 사고와 구두보고 사이에 의미 있는 연관성이 있다는 생각을 지지하면서, 특정한 인지과정(예, 이해과정)과 반응의 질의 관련성에 대한 타당성 있는 가정을 제시한 인지모델에 의존하게 된다는 이점을 갖게 된다. 그 관련성에 대한 한 가지 예를 들어 보면, 질문에 대한 올바른 이해는 정확한 응답 가능성을 높이며, 반대로 질문을 잘 이해하지 못하는 경우는 그 질문에 문제가 있음을 나타내는 합리적인 근거가 된다.

게다가 적어도 몇몇의 경우, 대상자가 인지문제를 지각하고 문제가 있음을 언급할 때 대상자의 표현은 진실이라는 것이다. 즉 대상자가 자신이 혼란스럽다고 진술하면 이는 사실이다. 왜냐하면 “그 질문이 무엇을 말하는지 전혀 모르겠어요”라고 말하는 누군가가 거짓으로 어렵다고 보고하지는 않을 것이다. 유사하게 “죄송합니다, 지난 6개월 동안 식당에 갔었는지 기억을 할 수 없어요”라고 말하는 대상자는 실제로 기억회상 실패의 대한 자각의 결과로 그렇게 응답한 것이다.[1] 요약하면 우리는 ‘의식적인 사고가 부수적인 것이다’, 즉 의식적인 사고는 존재하지만 행동과는 상관없다(Skinner, 1950)고 주장하는 근본적 행동주의자의 견해를 부정한다. 이러한 관점은 기본적 대화에 대한 언어심리학적 개념을 연상시킨다. 화자는 불확실하거나 혼란스러울 때를 알아차리고, 상대방에게 이러한 사실을 전달하고, 보상

기전을 적용하는 기본적 원칙을 적극적으로 취한다. 이런 자연스러운 소통과정은 Nisbett과 Wilson(1977)의 연구에서 나온 '화자는 자신들이 무엇을 생각하는지 문자 그대로 알지 못하고, 생각을 표현할 수도 없다'는 극단적 해석(아마도 왜곡된)을 반대한다.

피면담자는 조사질문이 그들에게 문제를 야기한다는 것을 알아야 하는가

위의 논의는 실험실 연구 대상자가 조사질문이 인지적 문제를 야기한다는 사실을 인식하고 있다고 가정한다. 그러나 만약 연구 대상자들이 이러한 사실을 인식하지 못한다면 어떻게 할 것인가? Rho와 Sangster(2003)는 다음과 같이 결론을 내렸다. 인지면담 대상자들이 조사질문을 이해하고 답하는 능력과 인지과정에 대해서 항상 신뢰할 만한 정보를 제공하는 것은 아니다. 이러한 사실은 대상자가 어려움에 봉착했을 때를 깨닫는 데 있어서 상대적 무능력과 관련된 다양한 연구결과를 반영한다(Cosenza, 2001). 이것이 근본적인 결함으로 생각되지는 않지만, 대상자가 문제점을 알아차리고 연구자들에게 알려준다면 이는 아주 유용하다. 반응탐색은 어느 정도는 이러한 깨달음에 의존하게 된다. 그러나 많은 사례에서, 구두보고에 의존하는 것이 반드시 대상자의 주관적 통찰력이나 대상자의 문제점에 대한 인식을 가정하지는 않는다. 6장에서 기술하였던 것처럼 암묵적 오해는 걷잡을 수 없는 결과를 초래한다. 대상자가 자발적으로 이해능력에 대한 통찰을 할 수 없을 거라 생각하고 적극적 탐색(proactive form of probing)을 시도하였다. 오히려 대상자는 항목을 어떻게 이해했는지 밝히고, 연구자는 대상자의 이해능력에 문제가 존재하는지 여부를 결정한다. 이런 이유로 우리는 흔히 대상자에게 설문문항이나 그들의 수행능력을 평가하도록 요청하지 않는다. 면담을 진행하는 동안 그들의 수행에 근거하여 관련 요인을 사정하는 것은 연구자에게 달려있다.

1장에서 소개했던 1학년 학생들을 대상으로 한 수학용어 문제를 다시 언급하자면, 1학년 학생이 연구자가 의도했던 단어 문제에 응답하고, 면담자가 어떻게 그 답을 얻었는지를 탐색하면, 그 아이는 아마도 의도했던 원래의 질문의 암호와 사뭇 다른 정신작용의 합리적인 회로를 나타내는 구두보고를 할 수도 있다. 그러나 우리는 그 아이가 인지적 문제의 본질을 인식하고 있다고 기대할 수는 없다. 다만 면담자는 아이의 인지노력에 대한 부산물의 기록으로 구두보고에 의존하여 문제점을 진단한다.

물론 비평가는 아이의 논리적으로 명료하고 설득력 있는 설명이 인지기전의 부산물이 아니라 순전히 거짓일 수 있고, 오판으로 이끌 수도 있다고 이의 제기를 할 수 있다(인정하건대 아주 어린아이조차도 – 불필요한 구두보고를 포함할지라도 – 우리가 요구하는 답을 주려고 할 수 있다). 그러나 이런 식의 결론은 6세 아이가 그 자리에서 평가 중인 수학용어 문제와 관련될 뿐만 아니라 설득력 있게 기발한 대안적 생각을 만들어 냄으로써, 우리의 탐색에 대답할 수 있는 능력이 있음을 전제로 한다. 좀 더 단순히 설명하자면, 아이는 진실로 간주될 만큼 완성된 인지사고 과정에 밀접한 보고를 만들어 낼 수 있다고 전제하는 것이다.

대상자의 사고과정을 밝혀낼 필요가 있는가

앞선 논의는 (a) 질문의 결함에 대한 대상자의 의식적 인지와 (b) 질문에 응답하는 사고과정에 대한 대상자의 인지 사이에 미묘한 차이가 있음을 암시한다. 가끔은 전자의 경우에(대상자가 질문이 문제를 야기한다는 사실을 인지하고 있다) 부합하고, 어떤 경우에는 후자가(대상자들이 생각하는 것을 말하고, 면담가는 문제가 존재하는지 여부를 결정한다) 훨씬 설득력이 있다. 그러나 좀 더 극단적으로 말하자면, (b) 상황을 지지할 수 없는 경우도 있다. 즉 근본적인 인지이론의 대전제를 기각하기 위해, 대상자가 사고과정을 효과적으로 표현하거나 반영할 수 없을 때조차도 문제를 찾아낸다. 다시 말해 연구자는 대상자가 무엇을 생각하는지를 나타내는 구두보고에 직접적인 관심이 없다.

7장에 자세히 설명된 확장적 탐색 관점(expansive probing perspective)을 채택함으로써 우리는 구두보고에 의존하지만 이는 Ericsson과 Simon에 의해 설명된 구두보고에 비해 매우 다른 성격을 가진다. 대상자가 무엇을 생각하는지 묻기보다 단순히 대상자에게 조사질문에 응답하도록 요청하고(예, 직업력에 대한 질문) 이어 광범위한 설명(expansive description)을 하도록 한다(이제까지 경험했던 모든 직업에 대한 설명). 대상자는 아마도 처음에는 세 가지 직업을 말할지도 모른다. 그러나 면밀한 면담 동안 대상자는 여섯 가지의 직업을 가졌음이 드러난다. 일련의 면담을 통해 이런 경향을 관찰한 후에, 연구자들은 타겟질문에 결함이 있고 실제보다 직업의 수를 적게 계산할 수도 있다고 결론을 내릴 수 있다.

그러나 어떠한 면담과정 단계에서도 대상자에게 인지과정에 대해 보고하도록 요구하지 않았다. 오히려 대상자들이 응답을 하고 나서 문제에 대해 좀 더 이야기를 했다. 이러한 형태의 구두보고는 이를 불러 일으키는 사고과정의 기록이라기보다 명백한 인지적 산물로서 개념화될 수 있다. 그러한 경우에 대상자는 심지어 목표질문에 대한 답과 공들여 설명한 산물 사이에 문제가 있다는 것을 인지하지 못할 수도 있다(실제로 대상자들이 어느 한순간에 이러한 사실을 알아채는 경향이 있다.

그리고 이렇게 말한다, "세상에, 내가 처음 대답한 것이 틀렸지요?"). 전체적으로 확장적 면담 접근의 관점에서, 우리가 사실상 독심술사인지 여부에 대해서는 걱정하지 않는다. 이것은 문제발견을 위해 필수적으로 요구되는 사항이 아니기 때문이다. 우리는 대상자의 머릿속 생각을 끄집어내기 위해 구두보고를 사용하는 데 있어서 어떤 요구조건도 부담스러운 일이 아님을 확신한다.

요약: 이론은 여전히 유용하다

인지면담이 구두보고를 적용한다는 사실을 들어 인지이론에 의존한다는 일반적인 Ericsson과 Simon의 주장에 대해 이 책에서는 문제점을 제시하고 있다. 오히려 확장적 면담 절차는 본질적으로 인지적이지 않을 뿐더러, 구두보고에 별로 의존하지 않는다고 할 수 있다. 확실한 것은 이론가가 되지 않고서도 인지면담을 수행할 수 있다는 것이다. 다른 한편으로 이론은 실습지도에 유용하며 인지과정을 요구하는 조사질문에 답을 하는 상황에서 인지이론적 관점은 아직도 충분히 매력적이다. Forsyth와 Lessler(1991)가 지적한 바와 같이, 인지면담을 적용할 때 다양한 유형의 구두보고 절차에서 진실성 있는 상황을 좀 더 고려하는 것이 시급하다. 또한 이러한 방법을 적용할 때 연구자와 대상자들에게 요구되는 것이 정확히 무엇인지 관점을 명확하게 할 필요가 있다. 예를 들어 현재의 인지적 관점에서조차도 우리는 대상자가 조사질문에 응답할 때 문제점을 분명히 말하도록 요구하지 않는다. 오히려 대상자들의 구두보고가 연구자들에게 문제가 존재함을 지적하고 있다. 그러나 여전히 문제를 이끌어내기 위한 가장 최고의 방법이 무엇인지 결정하기 힘들다. 이 책에서는 인지면담을 평가할 때, 초기에 가장 관련 있는 이론이 무엇인지 결정하는 데 있어 신중을 기할 필요가 있음을 강조하는 것으로 결론을 내리고자 한다.

인지면담의 실증적 평가

인지면담의 평가에 있어 좀 더 객관적이고 실증적인 접근을 고려해 볼 필요가 있다. Tucker(1997)가 주장한 바와 같이, 과학적인 방법론이 되기 위해서는 인지면담의 효율성을 증명하는 것이 필요하다. 그러나 인지적 접근이 효과가 있을지 여부에 대한 문제 자체가 애매하고(조사질문이 종종 그러하듯이), 특히 "인지적 접근"과 "효과적'이라는 것의 의미에 대한 명확한 설명이 필요하다. 다음으로 인지면담의 효과를 입증할 수 있는 확실한 측정법을 확립해야 한다.

실증적 접근에 대한 도전은 복잡하고 다양하기 때문에, 먼저 방법의 유용성(즉 기본적 규칙)을 평가하는 기준을 확립하기 위한 평가모델을 공식화하는 것이 중요하다. 지금까지 진행된 복잡한 평가 노력을 이해하고 체계적인 방식으로 이 분야의 연구에 박차를 가하기 위해, **표 13-1**에 설명된 기틀을 중심으로 논의를 전개하고자 한다. 이 장에서는 방법 내 연구에 초점을 맞추고, 방법 간 연구들은 좀 더 포괄적인 설명을 바탕으로 추후 14장에서 논의하도록 한다. 현재 존재하는 다양한 모델은 평가작업을 복잡하게 만들고 있으나 연구자로 하여금 다양한 관점을 수용하도록 한다. 또한 명확한 결론이 도출되지는 않을 수 있지만 일관된 전반적 주제들에 부합하는 다양한 연구가 가능하다.

표 13-1	**인지면담 평가를 위한 모델**
(A) 방법 내 평가(within-method evaluation, WME)	
모델 1	**향상질문:** 인지 테스트를 통해 질문이 수정되는가?
모델 2	**기준검증:** 인지 테스트를 통해 확인된 문제점이 발견되는가?
모델 3	**외부검증:** 인지면담의 결과가 현장에서 복제되는가?
모델 4	**신뢰도/일관성 분석:** 독립적으로 인지 테스트, 실험 또는 접근법을 시행하여 평가 문제와 관련된 동일 문제를 확인할 수 있는가?
모델 5	**과정평가:** 인지면담 결과가 조사연구 발전의 광범위한 계획 차원에서 유용한가?
(B) 방법론 간의 평가(between-method evaluation, BME)	
인지면담 시 발견된 문제점이 다른 예비 테스트에서 발견된 문제점과 일치하는가?	

평가모델 1: 인지면담은 문제점을 수정할 수 있는가

표면적으로 가장 설득력 있는 평가 기준은 간단하다. 인지면담이 조사질문을 개선시킨다는 명백한 근거가 있는가? 저자는 대상자들의 근본적인 관심인, 검사결과가 조사질문을 개선시킨다는 점을 대상자들에게 입증하기 위해 노력을 기울였다. 예를 들어 약물사용에 대한 일련의 질문에 대한 인지검사 최종 보고서(Willis, 2000)에 언어학적 분석에 대한 초안과 최종 버전을 제출하여 **표 13-2**와 같은 결과를 얻었다.

이 결과는 다양한 언어적 오류의 개선을 나타내고, 인지검증이 효과적이라는 것을 입증하는 것처럼 보인다. 그러나 Forsyth, Rothgeb와 Willis, DeMaio와

표 13-2	약물 의존도 질문에 대한 초안과 추천안의 언어학적 분석				
	긴 지문의 수	"Big words"(약물중독)	단어 및 문장의 평균	문장의 복잡성 지수	읽기 수준
초안	10	53	28.5	83	13.1
추천안	2	43	23.3	65	10.9

Ladreth가 실시했던 질문 향상에 대한 보다 체계적인 연구에서, 다소 부정적인 결과가 도출되었다. 인지검증 결과에 기초하여 수정된 질문의 명백한 우위성은 부가적인 인지검증 결과에서도, 현장조사에서 관찰된 명백한 문제의 측정에서도 입증되지 않았다(14장에서 이 연구들에 대해 좀 더 자세히 언급할 것이다).

어떤 면에서는 질문의 개선과 관계된 결과가 요점을 벗어났을지도 모른다. "인지검증이 조사질문을 향상시키는 것이 아니라 질문지 설계자가 조사질문을 개선하는 것이다"라는 논쟁에 기반하여, 비평가들은 질문을 개선하기 위한 인지검증 과정 자체를 비판하거나 인정하려는 시도를 거절할 수도 있다. 이러한 식의 반대 때문에 기대하는 바가 무엇인지 분명히 할 필요가 있다. 즉 인지면담이 직접적으로 조사질문을 개선시킨다고 믿는지, 또는 사전단계로써 인지면담을 통해 이후에 해결될 수 있는 문제를 단지 확인하려고 하는 것인지 명확히 구분할 필요가 있다. Willis(1999)는 이러한 구분을 발견(finding) 대 해결(fixing)로 명명했다. 9장에서 인지면담에 필요한 훈련 및 기법을 논하면서 개선은 인지면담 자체의 엄격한 분야 구분을 넘어선 전문성을 요구하기 때문에, 이 책에서는 문제점을 발견하는 것이 문제를 해결하여 개선하는 것보다 훨씬 더 쉽다고 주장하고 있다. 결론적으로 인지면담은 특정한 문제의 근거를 명확하게 해 줄 수 있다(예, 10명 중에서 누구도 "자연가스 분배비용(natural gas distribution charges)"이라는 의미에 대해 알지 못한다). 그러나 이러한 테스트는 우리가 문제점을 향상시키기 위해 무엇을 할지 직접적으로 말해 주지는 않는다. 인지검증 결과는 문제점에 대한 근거와 관련하여 구체적 가설을 제시한다. 그러나 질문을 향상시키기 위한 해결책을 발견하는 것은 인지면담 결과를 효과적으로 사용해야 하는 질문지 설계자의 몫으로 남겨져 있다.

역설적으로 단순히 "질문지가 향상되었는가?"라고 묻는 식의 인지면담의 평가는 오도될 소지가 있다. 대답이 "아니오"라고 한다면, 이것은 단순히 질문지 설계자의 능력이나 창의성의 한계 때문일 수 있다. 반대로 Conrad와 Blair(1996), 그리고 Willis 등이 지적한 바와 같이, 인지검증과 그에 따른 수정 이후의 질문에 있어서 확실한 향상의 증거도 결정적이지는 않다. 인지검증의 특별한 기여와는 별개로 단순히 질문지 설계자의 능력을 반영한 결과일 수 있기 때문이다. 따라서 단순히 인지면담을 통해 질문이 향상되었는지 또는 실패했는지 관찰하는 것은 일반적으로 인지면담을 평가하는 데 있어 도움이 되지는 않는다.[2] 결과적으로 평가모델 1은 문제의 핵심으로 보일 수 있으나 전부는 아니다.

평가모델 2: 인지면담을 통해 문제를 발견할 수 있는가

가장 간단하고 쉽게 인지면담 결과를 사정하는 방법은 질문의 개발 단계에서 문제 발견과 해결 단계를 분리하고, 다음과 같이 간단한 평가질문으로 문제 발견 단계를 언급하는 것이다 – 인지면담이 조사질문에 포함된 알려진 문제점을 확인하는 데 효과적인가? 이런 경우 유용한 평가모델이 있다. 진단 테스트(예, 유방암, 우울증) 평가에 사용되는 것처럼, 역학과 심리학적 테스트의 원칙을 채택하는 것이다. 테스트 시 (a) 사건(질병)이 실제로 존재함을 확인하는 민감도(sensitivity, 실제 존재하는 조사 항목들의 문제점을 발견하는 것)와 (b) 발생하지 않은 사건(질병)을 기각하는 특이도(specificity, 질문항목을 문제점 없이 수용할 수 있는 것으로 표시하는 것) 둘 다 존재하는지 여부를 결정한다. 이 모델은 민감도와 특이도를 결정짓는 측정 기준이 필요하다. 예를 들면 우울증의 심리학적 선별 테스트를 평가하기 위해서는 대상자가 정말 우울한지 결정하기 위해 독립적인 수단이 필요하다(예, 전반적인 임상평가). 또는 유방 X선 검사 사진 검토를 위한 프로토콜을 평가하기 위해, 프로토콜이 효과적으로 질병을 분별해 낼 수 있는지를 결정하기 위해 유방암 엑스레이와 유방암이 아닌 엑스레이를 섞어 놓는다.

설문지 예비조사에 적용된 것처럼, 비슷한 논리로, "좋은" 문제와 "나쁜" 문제를 섞어 놓고 인지면담이 좋은 질문과 나쁜 질문을 구별하는 데 효율적인지 확인하는 방법이다. 이는 매력적인 모델이긴 하지만, 불행히도 민감도 분석을 위한 독립적인 질문 평가에 있어 제한적이다. 사실상 조사방법 분야의 전반적인 난관은 설문지가 문제점을 드러내는지 알아내는 것이다. 앞서 2장에서 논의했듯이, 한 가지 방법은 객관적인 보고와 자가보고를 비교하고 어떤 유형의 질문이 정확한 결과를 가져오는지 확인하는 기록 확인(record check) 연구를 수행하는 것이다. 그러나 그러한 객관적인 보고는 보통 파악하기 어렵다. 첫째 "기록"이란 개념 자체가 이해하기 어렵다. 정치 후보자 선호도 또는 삶의 행복에 대한 자가측정과 같은 태도측정을 위해, 일반적으로 사용할 수 있는 적절한 기준이 되는 기록이 존재하지 않는다. 이런 측정은 정의상 잠재적 개념이다–존재한다고 가정하지만, 관찰할 수는 없다. 실제적으로 태도에 관련된 설문보고가 "옳은지", "옳지 않은지" 직접적으로 확인하기 위해 사용할 수 있는 측정법이 없다. 심지어 사실에 입각한 자전적 설문에서도 성적 파트너의 수와 같은 관심영역의 행동에서 일반적으로 객관적 기록을 얻기 어렵듯이, 적절한 표준 측정법은 이론상으로만 존재할지도 모른다.

기록이 부족하다면, 인지면담 평가를 위해 설문문항의 우수성 수준을 부여할 수 있는 다른 방법이 있는가? 오래 전 Hunt 등(1982)이 세 가지 기법을 선택하여 연구하였으며, (1) 전화 사고구술(think-aloud), (2) 대면 사고구술, (3) 디브리핑(후향적 탐구방법을 포함한 것처럼 보이는)이 그것이다. 연구자들은 각각의 기법이 전문가의 판단에 근거하여 결점이 있는 것으로 파악된 질문을 가려낼 수 있는지 수행능력을 평가하였다. 대상자들에게 비판적 과정을 적용하도록 하였으나 전 절차에서 설문문항에 대한 결점을 확인하는 수준은 부족하였다. 문항 결점 확인 평균 비율은 12.5%였으며, 전화를 통한 사고구술이 다른 방법들에 비해 보다 생산적인 결과를 보였다.

Hunt 등(1982)의 연구결과는 부정적이지만, 오늘날 사용되는 인지기법 평가에 그 결과가 얼마나 가치 있는지 판단하기는 쉽지 않다. 특히 (a) 저자들은 예비 검증 시 세부사항 정보를 많이 제공하지 않았고, (b) 현재 가장 많이 사용되는 인지면담 접근(탐색인터뷰)에 대한 평가가 없으며, (c) 비록 전체적으로 명확하지 않지만, 문제점을 찾아내고 설문문항을 비평하는 대상자의 능력에 지나치게 의존하였는데, 이는 현재의 실행 방법과는 거리가 있다. Hunt 등(1982)이 제시한 기법을 활용한 반복연구를 적절하게 한다면 이 연구분야 발전에 환영할 만한 일이라 생각한다.

이 밖에 실험자의 견해보다 훨씬 엄격하지만 기록 확인 연구에 지나치게 의존하지 않으면서, 설문문항의 질 측정에 최근의 연구결과를 사용하는 것이 도움이 될 것이다. 예를 들면, 연구자들은 (a) 연구 신뢰도에서 차이가 있는 재면담 연구를 통해 발견된 문항 (b) 설문 응답 시 오류에 차이가 있는 기록 확인 연구에서 발견된 질문(예, 부정확한 연구결과 대 의학적 상태에 대한 정확한 자가보고를 평가한 연구), (c) 현장연구에서 명백한 문제가 있는 것으로 나타났거나 자료 분배(예, "잘 모르겠다"라는 응답수가 가장 많은 경우)상 문제를 드러낸 질문을 사용할 수 있다. 이러한 연구는 인지면담 평가 또는 사전검사 기법에서 추천할 만한 미래 연구분야이다.

평가모델 3: 인지검사 결과가 현장 환경과 관련이 있는가

몇몇 연구는 문제를 발견하는 데 있어 인지면담의 사용법을 사정하지만 질문의 질을 완벽히 측정한다고 보기는 어려운 평가모델을 포함하였다. 오히려 lab-tofield(실험실-현장) 연구들은 '인지면담을 통해 발견되는 문제가 사실이라면 적어도 외적 타당성을 가져야 한다'는 주장에 근거를 두고 있다. 인지면담의 초기 평가 연구에서 Lessler 등(1989)은 일련의 사고구술 면담의 결과로 발견된 치아 관련 질문의 문제점이 같은 질문지의 현장 사전조사에서 발견된 문제와 유사하다고 기술했다. 그러나 이러한 연구의 예견된 어려움을 거론하자면 실험실 및 현장 환경 사이에 독립성을 유지하는 것은 불가능하기 때문에, 결과를 명확하다고 보기 어렵다. 현장조사 개발에서는 종종 통제된 실험이 허용하지 않는다.

최근에 Willis와 Schechter(1997)는 인지 실험실에서 현장 환경으로 이행 정도를 직접적으로 사정하기 위해 통제 실험을 수행했다. 연구원들은 인지검사 결과에 기반하여 5개 조사질문에 대한 대체문을 개발했다. 대체문이 현장에서 적용될 때, 검사 결과는 다른 양상을 보일 것을 기대하였다. 단순히 우세하게 나타났던 버전을 선택하는 대신에 현장 환경에서 두 버전 모두를 실험하였다. 즉 상당히 엄격한 실험으로서, 연구자들은 인지면담 결과가 버전 B(개정본)와 관련하여 버전 A(원본)에서 얻은 자료 분포의 방향성을 예측하는 데 사용될 수 있는 범위를 조사하였다.

예를 들어 **표 13-3**의 신체활동 질문에 대한 인지면담은 한 가지 명백한 예측 결과를 보여주었다. 얼마나 신체활동에 참여하였는가라는 단순한 질문의 원래 버전 A와 관련하여, 먼저 응답자가 어떤 신체활동에 참여했는지 묻는 여과 질문을 포함한 버전 B에서 보고의 전반적인 수준이 낮아지는 결과를 보일 것이다. 즉 전자(버

표 13-3 신체활동 질문의 대체 버전

버전 A(No screener)

일상에서 들어올리기, 밀기, 당기기와 같은 몹시 힘든 신체활동을 하는 데 얼마나 많은 시간을 보내십니까? ___없다 ___1시간 미만 ___1~4시간 ___ 5시간 이상

버전 B(Screener)

일상에서 들어올리기, 밀기, 당기기와 같은 몹시 힘든 신체활동을 하는 데 시간을 보내십니까? 만약 '그렇다'라면 버전 A를 읽고 답하시오.

신체활동 평균시간 보고

	0	< 1	1~4	5+	0	< 1	1–4	5+	0	< 1	1~4	5+
	현장 사전조사(n=78)				임상조사(n=191)				전화조사(n=989)			
No screener(A)	32%	32%	35%	0%	4%	42%	50%	4%	–	45%	34%	22%
Screener(B)	72%	18%	10%	0%	49%	16%	27%	8%	–	62%	29%	9%

출처: Willis & Schechter (1997).

전 A)에서, 대상자들은 "없다(none)"라고 답하는 것이나 완전히 비활동적으로 보이는 것을 피하기 위하여 비제로(none-zero amount)로 보고하는 반면, 같은 질문에 "예/아니오"라는 선택사항을 제시함으로써, 대상자들은 "아니오(no)"를 선택하고 얼마나 많은 신체활동을 하는가에 관한 강제선택을 피하면서, '나는 단순 사무직에 종사한다'라는 식의 언급을 하였다.[3]

78~1,000여명을 대상으로 다양한 형태의(면대면 가구조사, 전화, 임상환경 등) 조사방식을 적용한 세 개 현장연구에서, 이러한 예측은 놀라운 결과를 제시하였다(**표 13-3** 참고). 저자들은 질적 인지검사 결과들이 다양한 현장 환경에서 타겟질문의 기능에 관한 예측을 하는 데 유용하게 쓰일 수 있다고 결론을 내렸다.

마침내 Davis와 DeMaio(1993)는 실험실-현장 이행 연구라고 할 수 있는, 인지면담 결과와 현장 결과를 비교하는 연구를 시행하였다. Willis와 Schechter(1997)의 접근과는 다르게, Davis와 DeMaio는 인지면담을 통해 발견한 조사질문의 '문제점'에 초점을 맞추지 않고 질문에 대해 주어진 '답변'에 초점을 맞추었다. 본질적으로 사고구술 인지면담에서 일련의 테스트에 대한 답변이 현장에서 시행된(인지면담 부재)답변과 비슷한지 여부를 결정함으로써, 구두보고가 반응을 유도하는지에 대한 고전적 질문에 초점을 맞췄다. 식이 회상 설문지의 각 버전을 완수한 10명의 참여자로 구성된 작은 연구였지만, 사고구술이 보고된 음식의 개수를 변화시킨 근거는 발견하지는 못했다. Willis와 Schechter처럼, Davis와 DeMaio의 연구결과는 인지면담이 마치 유사한 정신과정을 거친 듯 현장 면담과 비슷하다는 주장에 힘을 실어주었으며, 인지면담으로부터 얻어진 질적 결과가 일반화시키기 위해 의도된 환경에 그대로 적용될 수 있을 것으로 기대된다. Willis와 Schechter가 한 것과 같이, 분할표본(split-sample)접근을 적용한 미래 평가연구는 연구자들이 방법론적 조사연구의 수단에 접근하는 것을 용이하게 할 것이다(Fowler, 2003). 이를 목적으로 Rothgeb(2003)는 미국 인구조사국에서 시행한 설문지 설계의 실험연구(Questionnaire Design Experimental Research Study, QDERS)를 기술하였다.

평가모델 4: 신뢰성과 일관성 분석

Tucker(1997)가 지적한 바와 같이, 타당성 검증을 위해 결과는 적어도 실험실 내(똑같은 실험조건 하에서 재현 가능), 실험실 간(적어도 비슷한-실험조건은 다소 다를지도 모르나, 결과는 이론적으로 일치해야 한다)에 신뢰할 만해야 한다. 일반적으로 어떠한 실험실도 같은 타겟질문을 위해 실험결과의 독립측정을 하지 않기 때문에, 실험실 내 신뢰성 측정은 특히 드물다. 그러나 인지실험이 충분한 시간 동안 시행되어 왔다면, 다른 연구에서 타겟이 되어온 동일하거나 적어도 비슷한 항목들에 대한 실험결과를 추적하는 것이 가능해야 한다. 이후 같은 문제가 매번 발생하는 경향이 있는지를 결정할 수 있다.

지금까지 적어도 두 회사에서 검증된 질문을 컴퓨터화된 자료 시스템에 목록화하기 시작했으며(Collins & Becher, 2001; Miller, Canfield, Beatty, Whitaker, & Wilson, 2003), 이것은 신뢰성 분석을 더 증진시킬 것으로 기대된다. 이러한 종류의 평가의 대부분은 산발적이고 삽화적이다. 적어도 되풀이하여 발생하는 문제를 제시하는 사례연구가 지속적으로 시행되는 것은 다행스러운 일이다. 예를 들어, **그림 13-1**은 다른 연구들에서 매우 유사한 질문을 검사할 때 나타나는 중요한 문제를 기술하고 있다.[4]

연구 1 타겟질문: 당신은 담배를 끊는 것을 심각하게 고민한 적이 있나요?

면담자 의견: 17살의 대상자가 말했다. "네, 하지만 지금은 아니에요." 그는 먼 훗날 대학에 갈 때 담배를 끊을 생각이었다. 이것은 우리가 질문에 대해 전반적으로 광범위한 의도를 갖고 있다면 괜찮을지 모르지만, 만약 질문이 '현재'의 금연 의도를 묻는 것이라면 얘기는 달라진다.

연구 2 타겟질문: 당신은 완전히 담배를 끊기를 원하세요?

면담자 의견: 어떤 반응은 "물론이죠, 제가 40살이 되면요." 였다. 이 질문은 기간을 포함하고 있지 않다. 이렇게 해보자. "할 수 있다면, 지금 당장 담배를 끊기를 원하세요?"

그림 13-1 10대 흡연자들의 인지면담 연구

출처: Research Triangle Institute Cognitive Research Laboratory(미출판).

실험실 간 연구

인지 실험실 내보다는 실험실 간 결과의 일관성에 대한 방법론적 연구가 더 자주 시행되어 왔다. Willis, Schechter, Whitaker(1999)는 같은 질문이 동일하게 문제점이 있는 것으로 확인되는지 결정하기 위해, 다른 접근법으로 인지면담을 시행한 두 개의 인지실험으로부터 나온 똑같은 타겟질문 세트에 대한 면담결과를 비교했다(전자는 경험적 면담자-자발적 탐색(Spontaneous probes)을 포함하고, 후자는 경험이 많지 않은 면담자-주로 예견된 탐색(Anticipated probes)을 사용). 문제 심각성의 양적인 측정법을 사용하여, 꽤 높은 일치도(내적 신뢰성)를 발견하였다(r=.68). 한편 Rothgeb 등(2001)은 비슷한 설계를 세 군데의 인지 실험실 비교에 적용하여, 실험실 간 문제 심각성의 강도와 관련하여 상당히 낮은 상관관계를 발견하였다(전반적으로 r=.30). 그러나 Rothgeb 등(2001)은 극도로 문제가 많은 설문지를 사용하여, 천장효과(ceiling effect) 및 이에 따른 통계적 관계의 규모를 최소화하였기 때문에, 낮은 상관관계를 초래하였을 수도 있다고 주장하였다.

최근 잘 통제된 한 연구에서 DeMaio와 Landreth는 인지실험에서 흔히 사용하는 설문지를 검사할 때(가정의 재활용 실행에 대한 전화조사, 48항목) 비슷한 결과를 이끌어내는지 여부를 결정하였다. 서로 다른 인지 사전검사 기술 "packages"를 세 조직에 제시하여, 혼합된 결과를 도출하였다. (a) 세 조직은 문제가 많은 특정한 질문에 동의하는 경향이 있었다(전체적으로 81% 동의), 하지만 (b) 면담자와 응답자 양쪽에서, 질문에서 발견된 문제의 질적 형태에 관해 합의를 보는 것은 실패했다(전체적으로 34% 동의). 이 결과는 (a) 문제가 있는 질문을 확인하고 (b) 문제의 명백한 근원을 확인하는 목적 간의 차이를 불러일으켰다. 전자의 경우가 문제를 좀 더 직접적으로 탐구할 수 있는 것으로 보인다.

Rothgeb 등과 DeMaio와 Landreth의 연구에서 인지면담은 다소 불안정한 결과를 초래했다는 점에서 어느 정도 불안요소를 갖고 있다. 다른 면담 팀은 조사질문에 포함된 문제의 본성에 대하여 서로 다른 결론에 이를 수 있다. 문제 확인과 관련한 낮은 동의 수준을 토대로, 어떤 결론을 끌어내야 할지 명확하지 않다. 특히 이것은 "동의한다"가 무엇을 의미하는가에 대한 질문을 불러일으킨다. 팀들이 같은 질문에 대해 다른 문제를 확인했다고 해서, 문제가 존재한다는 사실에 동의하지 않는다는 것을 암시하지 않는다 – 특히 검사 중인 설문지가 결함으로 가득 차 있다면, 그들은 단순히 복합적인 문제가 존재하는 다른 문제일 수 있음에 주목하였을 수도 있다. 단순한 사실 하나는 추가적인 면담으로 더 많은 실제적인 문제가 드러날 수 있다는 것이다. 비유적으로 만약 우리가 인지면담 팀을 겨우 항해할 수 있을 정도로 문제가 많은 선박의 감독관으로 본다면 서로 다른 팀원들은 선체에서 다양한 문제를(녹슨 것, 구멍, 결함부위 등) 찾아낼 수 있다. 이 감독관들이 각각 결함의 다른 면에 집중한다고 그들이 동의하지 않는다는 것을 의미하지는 않는다. 단지 그들이 결함을 발견한 이상, 무엇이 가장 시급한 조치를 요하는지에 대해 다른 결론에 이른다는 것이다.

실험실 간 연구결과의 사정에 대한 마지막 실례로써, 1990년대 중반 NCHS에서 실행한 성인 대상 국민건강 조사연구를 하나 더 인용한다. 또한 독자들에게 **그림**

13–1에 제시된 RTI에서 실시한 10대 흡연 질문 실험의 결과와 이를 비교해 볼 것을 권유한다.

> **당신은 완전히 흡연을 중단하고 싶습니까?**
>
> 질문은 "지금 당장"을 제시하지 않는다. 한 대상자는 "네"라고 말했지만, 언젠가 흡연을 중단하고 싶다는 것을 의미한다. 만약 이것이 질문의 목적이라면 이대로 두어도 괜찮다.

평가모델 5: 연구결과는 지속적인 과정에서 구현되는가

또 하나의 평가질문은 매우 직접적으로 표현될 수 있다. 인지검증 결과가 평가모델의 모든 요구를 만족한다 해도 실질적으로 사용될 수 있을까? 즉 문제 확인 대 문제해결 이슈와 관련하여 복잡한 논점이 해결되었더라도 그것이 진짜 문제인지 증명할 수 있는지 여부 등 여전히 조사에 영향을 줄 수 있는지에 대한 중요한 논점이 남아있다(Rothgeb et al., 2000). 특히 인지기술의 인상적인 민감도와 특이도를 수립할 수 있어도 논리성 혹은 조직적 저항과 관련된 이유 때문에, 결과가 실제로 사용될 수 없을 수 있다. Rothgeb 등(2000)은 실행에 있어서의 장애로 다음과 같은 사항을 확인했다.

- 시간에 따른 일관성을 유지하기 위해 질문 변경을 피해야 할 필요성(예, 시간이 지남에 따라 동일한 방식으로 질문하면 예상치를 비교할 수 있다)
- 질적 방법론의 결과에 대한 의사 결정자의 저항
- 어떤 추천안도 시행되지 않은 상황에서조차 실험결과를 조사연구의 시행에 대한 승인으로 취급하는 경향
- 권장된 변화를 시행함에 있어 자원 부족

시기(timing)에 대한 논의는 가장 중요하다. 만약 충분한 실험을 하는 데 너무 오랜 시간이 걸려 도구를 완성하고 현장에 적용한 후에야 결과를 이용할 수 있는 것이라면, 효과 입증은 잘해야 희생을 많이 치른 승리 즉 "피로스의 승리(pyrrhic victory)" 밖에 되지 않는다. 게다가 만약 컴퓨터 기반 운영에서 인지검사를 지지하지 않는 프로그래밍 관련 필요조건을 도입한다면, 그것이 과거에 얼마나 유용했건

간에 도중에 실패하게 될 것이다.

지금까지 인지면담의 가치에 대한 근거는 주로 조사 설문지를 개발하는 과정에 인지면담이 어떻게 삽입되는지, 어떤 경우에는 인지면담이 공식적 사전조사 정책의 일부임을 보여주는 문서로 구성되어 있다. 미국 인구조사국(2003)의 조사 개발 정책에 대한 최근 선언문을 보면 인지 사전검사 기술의 가치에 대해 되풀이하여 설명하였고, 설문조사 분야에서 발생하는 변화에도 불구하고 인지면담 결과는 매우 다양한 설문지 개발 프로젝트를 통해 사용되고 있다.

Rothgeb 등(2000)이 몇 가지 전략을 기술했는데, 이는 인구조사국에서 인지검사에 대한 동의를 얻는 데 성공적으로 사용되어 왔다.

- 초기 개발단계부터 후원자 혹은 고객과 예상 기대치에 대하여 의사교환
- 초기에 기존 도구에서 '바꿀 수 없는 사항'을 확인
- 인지면담을 관찰하도록 고객들을 초청
- 추상적 의견에 사실성을 부여하는 사례연구에 의거하여 설득력 있는 결과 보고서 작성 및 권장사항의 우선순위화

우리는 올바른 성과물을 평가하고 있는가

위와 같은 논쟁은 대부분 특정한 기준을 가정하고 있다. 인지면담은 질문지를 스캔하여 결함을 찾아 없애는 "금속탐지기(metal detector)"처럼 효과적이다. 물론 인지면담의 이러한 목적도 중요하나 이것만으로는 불완전하며 아래와 같은 사항을 포함하여 인지면담을 통해 얻을 수 있는 다양한 긍정적인 결과를 강조하고자 한다.

(a) 측정목표를 다시 명시하거나 정의함으로써 처음부터 올바른 질문을 하도록 하는 것[5]

(b) 인지적인 혹은 다른 제한 때문에, 어떤 형태의 정보가 자가보고 조사에서 효과적으로 측정이 될 수 있는지(혹은 측정될 수 없는지) 결정하는 것

(c) 섹션 배치와 조직화의 고차원적 쟁점을 포함하여(질문 자체보다는) 설문지 수준에서 문제점을 찾아내는 것

(d) 질문하는 데 있어 서로 다른 접근방식과 관련된 상대적인 교환을 더 잘 이해할 수 있게 하며, 현재의 목표에 맞는 최선의 양식을 선택할 수 있게 함(Beatty, 2003, 2004)

마지막 장점은 특히 중요한데, 시간이 지남에 따른 주관적 개연성 평가의 발전

을 강조하는 통계적인 베이스 관점(Bayesian viewpoint)으로 이야기할 수 있다. 즉 개발의 발전과정은 아래와 같다.

(a) 전문가들의 검토 혹은 다른 출처로부터의 배경정보에 근거하여 질문의 기능에 관한 '선험적(a priori)' 기대에서 시작한다.

(b) 경험적 인지실험을 통해, 각 항목을 대상자들에게 적용할 때 어떻게 기능하는지에 대한 추가적인 정보를 얻는다.

(c) 축적된 지식에 근거하여 초기 기대치를 조정하고, 가능한 추가적 변경작업을 수행하며, 추가 실험을 한다.

(d) 과정 말미에, 관찰한 것을 바탕으로 현재 조사의 맥락에 맞게 가장 잘 측정할 수 있다고 믿는 질문 형식을 선택한다.

이러한 연속과정에서 초래된 결과는 단순히 문제를 확인하는 것만을 고려한 금속 탐지기식 평가 설계의 범주 안에서 평가될 수 없다. "질문을 어떻게 변형시키는 것이 특수 적용사항에 유용할 것인가?"가 더 적절한 질문이다. 일반적으로 질문의 질이나 타당성을 입증하는 것으로 알려진 지극히 한정적인 측정법을 기반으로 해서는 답을 얻을 수 없다. Oppenheim(1966)은 "한 질문이 수많은 잠재적 목표를 가질 수 있는 만큼, 서로 다른 타당성도 가질 수 있다."라는 근본적인 주장을 내놓았다. 인지면담은 검사자나 설계자가 이것을 문제로 생각하는 한 그 자체로 타당할 수 있다.

인지면담의 한계

저자는 "우리는 어떻게 인지면담이 타당하다는 것을 확신할 수 있는가?"라는 질문에 대한 확실한 답변을 제시하지 못한 채, 평가에 대하여 상당히 많은 논의를 하였다. 이와 관련하여 전반적으로 자유로운 접근을 시도했고, 인지면담을 하는 것이 유익하게 적용될 수 있다는 다양한 목적을 제시했다. 이것을 감안하여 잠재적인 결점을 인정하는 균형 잡힌 논의와 함께, 인지면담 실시에 따른 위험요소를 열거하고 보수적인 관점에서 평가함으로써 이 장을 마무리하는 것이 적절할 듯하다.

인지실험 참여자들이 조사 응답자는 아니다

인지면담 지원자들은 스스로 면담 참여를 선택했고, 따라서 전체 조사인구를 대표한다고 볼 수 없다. 가장 중요한 것은 특별한 조치를 취하지 않는 한, 실험실 자원자들은 평균적인 조사 응답자보다 더 높은 교육수준을 보이는 경향이 있다. 높은 교육수준을 가진 피실험자 모집을 피함으로써 어느 정도 이 문제를 해결할 수 있다(예, "최종학력 고등학교 졸업 이하 모집"이라는 광고문구가 효과가 있었다).

인지실험 환경은 현장과 다르다

인지실험에서 물리적, 사회적 환경은 현장면담을 그대로 재현하지 않을 것이며, 이것이 결과에 미치는 영향은 피할 수 없다. 질문-응답의 맥락에서 차이점이 어느 정도 중요한가는 조사 중인 질문형태와 포함된 인지과정에 달려 있는 듯하다. 특히 인지실험은 질문에 답하기 어려운 응답자의 동기 같은 연구주제에 사용하기 쉽지 않다. 그런 문제는 인지검사 조건하에 연구하기보다 현장에서 연구하는 것이 더 만족스러운 결과를 얻을 수 있다(Krosnick, 1991). 일반적으로 실험실 대상자들은 대가가 주어질 때 인내심이 있고 너그러우며, 인지면담 도중 중단 사례를 최소화할 수 있다(허브차에 알려지 반응을 보인 한 번의 응급상황을 제외하고 보고된 중단사례는 없었다). 이런 이유로 실험실 인지검사 결과가 현장에서는 과소평가될 수 있다. 다른 한편으로, 종종 실험실에서조차 이런 문제를 찾을 수 있다는 것은 놀랄만한 일이다. 대상들은 안내책자 같은 연구자료에 아주 미미한 관심을 보낼 뿐이다(Landreth, 2003). 심지어 관심을 가졌던 대상자들조차도 자료에 세심하게 귀를 기울이도록 유인하지 않으면 곧 지루해하거나 혼란스러워 한다.

인지면담자들은 현장면담자가 아니다

인지면담과 현장면담은 다른 기술과 우선순위를 요구하며, 전반적으로 인지면담은 현장면담에서 기인하는 측정오류를 감지하는 데는 적합하지 않다(Von Thurn & Moore, 1994). 게다가 인지면담자들이 주로 응답자와의 상호작용에 초점을 두기 때문에, 면담자에 따라 문제가 될 수 있는 질문의 특성을 등한시하는 경향이 있다. 그러나 이것을 염두에 두고 면담에 임한다면 과정에 있어 본질적 제한점이 될 수는 없다.

인지면담의 표본 크기는 일반적으로 작다

인지면담에 사용된 표본이 합리적인 추론을 지지하기에 너무 작으면 인지적 접근이 일반적으로 결함이 있다는 논쟁을 일으킨다. 더 많은 면담을 할수록 어느 정도는 결함이 줄어들 것이다. 그러나 인지면담을 지지하는 측면에서 보자면, 작은 표본이 치명적 단점을 가지고 있다는 논쟁에 대하여 적어도 세 가지 결함이 있다.

(a) **인지면담의 목적은 통계적 추정이 아니다.** 인지면담의 핵심은 통계적 추정의 정확성을 지지하기 위한 적정 표본 수를 확보하는 것이 아니라, 다양한 개인들을 면담하는 데 있다. 통계학자들은 오류 변동을 최소화하기 위해 고군분투하는 반면, 인지면담자들은 대상자 변동을 극대화하기 위해 노력한다.

(b) **실험실 면담은 양적이 아니고 질적인 특성이 있다.** 논의한 바와 같이, 실험실 면담에서는 집중도(intensity)와 깊이를 위해 고찰의 부족을 감수한다. 게다가 문제가 일어난 면담의 횟수를 세는 것으로 조사질문을 평가하지는 않지만, 면담자들이 모든 면담에서 특정 질문에 대한 문제를 보고한다면 그것은 중요한 의미가 있다. 그러나 결과가 하나의 면담에 근거할 수도 있다. 면담자는 "나는 이 질문이 통하지 않는 특별한 질환이 있는 사람을 만났어요."라고 말할지도 모른다. 그리고 우리는 이것을 같은 질환을 가진 다른 많은 사람들을 통해 입증할 필요가 없다. 한 명을 실험하건 천 명을 하건 질문의 근원이 계속 불합리하게 남아있다고 볼 때, 논리적, 구조적인 문제에 있어서는 표본 크기가 무관하게 된다.

(c) **현장 사전연구의 분명한 양적 우위는 환상에 불과할 수 있다.** 설문지는 종종 초기 선별 및 여과 질문, 즉 오직 첫 관문을 "통과"한 사람에게만 적용되는 이어지는 긴 후속 절을 포함한다. 그러나 가끔 응답자가 후속질문을 받을 경우 일반 대중에게 시행한 현장 사전검사에서 실제로 이러한 후속질문이 적용되는 사례가 제한적인 경향이 있다. 예를 들어, 300가구를 대상으로 한 보조기구(예, 지팡이, 휠체어) 사용 관련 평가사례에서(Willis, 1989) 사전검사가 12명도 안 되는 사람들의 자료로 구성되었다는 것을 발견했다. 놀랍지도 않은 것이, 사전조사에 이은 현장 면담자의 디브리핑에서, 그 부분은 거의 관심을 받지도 못했다. 반면에 같은 설문지의 사전 인지 실험실 검사에서는 특별히 후속질문을 위해 선별할 실험실 대상자의 모집을 고려하였다. 그 결과 효과적인 실험실 표본의 크기는 현장 사전검사에서보다 현저히 큰 것으로 나타났다. 따라서 다른 방법을 통해 얻어진 표본과 관련하여, 실험실 표본의 효과적인 표본 크기가 모두 부실하지는 않다.

요약

타당성의 이론적인 측면

- 인지면담 사용을 변호하기 위해 우리는 이론적이고 논리적인 토대를 언급할 수 있다. 조사응답 과정의 모델에 대한 의존은 적어도 구두보고가 조사질문의 사고 과정과 관련이 있다는 것을 제안한다.

- 대상자들이 항상 자신의 인지과정 실패에 대해 통찰력을 가지는 것이 아니라는 결론은 구두보고 사용에 대한 도전으로 제시되어 왔지만, 우리는 대상자들이 완벽한 자기인식을 가질 것을 요구하는 것이 아니므로 이것은 상당히 주제로부터 관심을 분산시키는 논점이다.
- 오히려 우리는 대상자들이 질문을 평가하는 데 유용한 정보를 제공해 줄 것을 기대한다. 이것의 일부는 인지과정과 관련되어 있고, 일부는 맥락을 정교하게 만들어내기 때문에 보다 일반적인 의미에서 유익하다.
- 전반적으로 인지면담 이론은 골격(뼈대) 형태로 남아있으며, 더욱더 발전 가능성이 있다.

타당성의 경험적인 측면

- "질문이 적절한지" 여부를 묻는 것에서부터 "잘못된 조사질문을 수정할" 때 정확히 무엇을 의미하는지 명확하지 않기 때문에, 인지면담의 경험적 평가는 단순하지 않다.
- 특히 인지면담은 정상적으로 문제를 찾는 것만을 요구한다. 그것을 해결할 수 있느냐는 또 다른 문제이다.
- 많은 모델을 적용하여 평가연구를 진행할 수 있다(기준 확인, 외적 타당도, 신뢰도/일관성 분석, 그리고 과정평가). 이러한 검토 결과 인지면담은 상반된 평가를 얻었다. 실제 존재하는 문제를 발견한 듯 보이지만, 임상가들 사이에서 반복성의 기본원리가 아직 검증되지 않았기 때문에 신뢰성 측면에서 명확하지 않다.
- 인지면담의 효과를 보기 위한 대안적 방법은, 대체 가능한 몇 가지 버전 간의 교환관계를 사정하면서 그 가치를 평가하는 것이다. 이 방법은 단순히 질문 자체에 대해서 "좋다", "나쁘다"를 정하는 것이 아니라, 각각이 다른 잠재적 측정 목적과 관련하여 나름의 타당성을 갖고 있을 것이라는 전제를 둔다.

인지면담의 한계점

- 현장조사 환경에서 벗어난 측면에서, 인지면담의 네 가지 한계점은 다음과 같다. (a) 면담을 수행한 사람들이 다르다. (b) 검사를 실시한 맥락이 다르다. (c) 면담자들이 다르다. (d) 표본수가 더 적다. 충분히 적용 가능성이 있는 검사환경을 만들기 위해서 이러한 제한점을 수용하여 조정할 필요가 있다.

참고

1. 이 상황은 말 그대로 검색 실패를 반영하는 것이 아니라, 대상자가 기억을 회상하는 것이 내키지 않아서일 수 있다.
2. 드문 일도 아니지만, 또 다른 잠재적인 불행은 인지면담 결과는 정확했지만 이유야 어찌 되었건 대상자 혹은 설계 실무자들에 의해 사용되지 않는 것이다. 따라서 질문에 대한 개선은 이루어지지 않았다.
3. 이 결과물은 QAS와 같은 질문지 평가 시스템에 수반되는 지침과 일치한다–QAS에서는 단순히 "당신은 ~를 합니까?"라고 묻는 질문과 관련하여, "당신은 얼마나 자주 ~를 합니까?"라는 질문 형태는 편견(bias)을 유도한다고 주장한다.
4. 저자는 이 예시의 일화적 특성을 인정한다. 단일 사례로는 인지 실험실 결과가 일관성이 있다는 것을 증명할 수 없다. 그러나 저자는 결과를 신중히 문서화함으로써 더 체계적으로 평가할 수 있는 평가접근 모델에 포함하기로 했다. 저자는 또한 이 문제가 지금껏 지속되어 왔다는 것에 주목했다.
5. 무엇을(what) 물을 것인가를 넘어, 인지면담은 또한 질문을 누구에게(whom) 할 것인가를 지시한다. Hess(1999)는 예상 분석에 근거하여 인지면담자가 응답자의 적절한 영역에 관하여 권장사항을 만든 사례를 기술했다.

CHAPTER 14

인지검증을 넘어

연계된 사전검사 방법

Beyond Cognitive Testing

Affiliated Pretesting Methods

개요

이 책은 인지면담에 관한 것이며 저자는 인지면담을 설문지 질문항목을 평가하기 위한 도구로 간주하였다. 그러나 설문지 질문항목 평가를 위한 다른 도구도 존재하며 인지검증이 유일한 수단은 아니라는 것을 인식해야 한다. 정보를 잘 알고 있는 실무자는 인지적 기술에만 유능해서는 안 되며, 다른 방법에 대해서도 지식을 가져야 한다. 이 장에서는 (a) 전문가 검토, (b) 포커스 그룹, (c) 행위코딩, (d) 재면담 조사에 대해서 고찰할 것이다. 저자는 Snijkers(2002)의 주장과 일관되게 이러한 내용들을 인지면담의 대안이 아닌 연계된 방법으로 인식하고 있다. 그 이유는 이 방법이 더 나은 방법이어서 선택하는 것은 아니기 때문이다. 연구방법론 학자들은 이 사전검증 방법의 결합에 더 초점을 둔다. 즉 각각의 방법이 사용되는 시점, 전반적인 사전검증 전략으로 결합되는 방법 등에 더 큰 관심을 갖는다. 이 장에서는 각각의 방법을 분리해서 소개하고 이들을 결합하는 것에 대해서 검토할 것이다.

공식적 전문가 검토

2장에서 전문가 검토의 한 방법인 전문가 평가를 소개하면서 이는 인지검증 전에 수행되어야 한다고 언급한 바 있다. 나아가 본 장에서는 전문가 검토(formal expert review)가 보다 공식적이고 주도적인 절차로서 외부자원으로부터 자료를 수집하고 검토하는 과정을 거치게 되기 때문에, 이를 실증적인 사전검사의 방법으로 간주하고자 한다. 아직까지는 전문가 검토 절차에 대해 잘 알려져 있지 않다. 전문가 검토의 본질과 효과에 영향을 미치는 몇몇 이슈 중, 이 장에서는 인지면담을 돕는 전문가들을 어떻게 선택할 것인가 하는 점에 대해 설명하고자 한다.

누가 전문가인가

인지면담에 도움을 줄 수 있는 4가지 유형의 전문가 집단이 있다.

(a) 설문지 설계 전문가

(b) 주제 전문가

(c) 설문지 실행 전문가(경험 있는 면담자)

(d) 컴퓨터 기반 전문가

일반적인 설문지 설계 전문가는 글쓰기와 설문지 평가의 경험이 풍부하고 2장에서 서술한 설계원리로 훈련받은 사람들이다. 초안(draft)을 개발하는 데 도움이 필요하거나, 독립적인 설문지 검토가 유익할 것이라고 느낄 때는 이런 종류의 전문가에게 상담하는 것이 유용하다. 보편적이지 않으며, 특수하고, 연구자에게 익숙치 않은 주제라면 해당 주제 전문가의 검토를 받을 수 있다. 즉 연구하고자 하는 주제에 대해서 학문적으로 혹은 개인적 경험으로 알고 있는 전문가이다.

(a) 보조기구 사용(예, 휠체어, 보조기)

(b) 연어양식 산업

(c) 코카인, 헤로인 사용과 약물남용의 중단을 위해 사용한 방법

위의 주제들은 대부분의 설문지 설계자들에게 익숙하지 않다. 초기단계에서는 주제에 친밀한 사람이 설문지를 다루는 것이 더 유용하다. 이렇게 함으로써 설문지에 들어가야 질문해야 할 질문목록, 사용하는 용어, 합당한 반응범주의 범위 등(예를 들면 연어양식에 대한 조사에서는 양식연어와 연계된 건강문제에 대한 완벽한

리스트가 필요하다)에 대한 정보를 확인할 수 있게 된다.

전문가 검토와 다른 설문지 개발방법 사이의 구분은 모호할 수 있는데, 특히 전문가 피드백이 문서가 아닌 말(언어)로 이루어졌을 때이다. 특별히 문화적 인류학자(cultural anthropologist)들은 전문가를 정보 제공자로 재명명하며 연구자는 문화인류학자(ethnographic investigator)라고 하기도 한다. 이러한 개념과의 연관에 대해서는 7장에서 다루었으며, 전문가 검토는 문화인류학적 면담과 공통점이 많다. 어떤 경우는 전문가 검토가 어디서 멈추어야 하는지, 면담을 통한 사전검사를 어디서 시작해야 하는지 언어로 표현하기 어려울 수도 있다.

주제 전문가에게 지나치게 의존하게 되면 문제가 야기될 수 있다. 특히 조사질문을 재구성하려 한다면 주제 전문가는 좋은 설문지 설계자가 아니다. 학문적으로 전문성을 갖춘 전문가는(예, 의사), 단어를 제시하거나 응답자들에게 적용함에 있어서 미묘한 차이를 구분할 수 있는 사람들이다. 전문가의 의견은 신중하게 들어야 하지만, 인지적 및 다른 조사결과에 기반하여 설문지를 수정할 수 있다는 점을 항상 염두에 두어야 한다.

때로는 소홀히 취급되지만 가치 있는 유형의 전문가는 경험 많은 현장 면담자들로, 현장 혹은 전화상의 경험을 통해서 설문지를 잘 평가할 수 있는 사람들이다. 예를 들면, 1990년대 중반 건강면담조사 설문지 재설계에서 NCHS 직원은 질문에 대한 응답자의 전형적인 문제를 결정하기 위하여 Census Bureau 면담자들에 대한 포커스 그룹을 수행하였다. 전문가 의견과 실증적 관찰의 요소를 결합한 면담자에 기초한 전문가 검토를 확대한 것이 면담자 디브리핑인데, 여기서는 현장 사전검증 후 면담자와 미팅을 하게 되고 이를 통해 가장 최근의 경험에 의거한 의견을 확보할 수 있다. 만일 면담자가 분류 틀에 따라서 각각의 문항을 체계적으로 평가하게 되면, 이 활동은 면담자 평가(interviewer rating)라고 할 수 있다.

면담자에 기초한 검토에 대해 주의할 점이 있는데, 이는 면담자들이 직면한 독특한 압력과 관련이 있다. 즉 현장 면담자들은 면담을 운영하는 측면이나 면담 진행을 방해하는 설문지 형식에 초점을 맞추는 경향이 있다. 그 결과 자료의 질 자체에 부정적인 영향을 미치는 숨어있는 문제를 조율하는 데는 어려움이 있을 수 있다.

전문가 검토의 마지막 내용은 컴퓨터에 기반하는 것으로 QUEST(Graesser, Kennedy, Wiener-Hastings, & Ottati, 1999)와 같은 것이다. 이러한 체계에서는 내용 이해에 대한 언어적 모델에 기초하여, 질문을 명료화하는 데 어려움을 초래하는 원인을 명확히 규명하고자 한다. 질문에 들어가면서, "당신은 만성적 복부통증을 느낀 적이 있습니까?"를 입력하면 "만성", "복부"와 같은 용어를 컴퓨터가 인식하게 되는데 이러한 용어가 일부의 응답자들에게는 익숙하지 않을 수 있다. 이 방법은 그런 문제를 빨리 찾아내기 위해 많은 수의 조사질문을 스크리닝하는 데 사용할 수 있다. 그러나 이런 접근은 이해력 문제를 평가하지만 회상 등과 같은 다른 인지적 과정과 관련된 어려움을 사정하는 것은 아니다. 왜냐하면 현존하는 컴퓨터 모델은 조사 응답자들의 지식 기반을 복제할 수 없기 때문이다.

전문가 검토의 실제 수행에서 (a) 전문가와 의사소통하는 시점, (b) 단수 혹은 다수 전문가가 사용(즉 1994년에 Presser와 Balir, 2002년에 Snijkers가 제시한 "패널 검토"), (c) 다수 전문가와 그룹 미팅 혹은 다수의 독립적인 검토 등 방법은 다양하다. 어떤 방법을 적용할 것인가 하는 이슈는 이 책의 범위를 넘어서는 것이기는 하지만, 일반적인 시각에서 이와 같은 이슈는 설문지 초기 설계과정에서 지침을 얻는 것이 가장 최선이다. 즉 설문지의 용어 선택 과정에 에너지를 너무 많이 소모하거나, 전문가 검증을 통해 계획단계로 돌아가야 할 필요가 있거나, 다소 다른 질문을 묻는 인지검증을 진행하기 전에 이루어져야 한다.

포커스 그룹

포커스 그룹(focus groups)은 사람들이 다양한 주제에 대해서 생각하는 방식을 연구하고자 하는 시장 연구자와 여론 조사자 등에 의하여 매우 광범위하게 활용된다. 조사연구자들이 설문지 설계에 대한 정보를 얻기 위하여 포커스 그룹에 의존하는 범위는 매우 다양하다. 미국 인구조사국, NCHS와 노동통계청에 의하면, 미국 기관연방에서 설문지 설계에 개입하면서 포커스 그룹은 주기적인 사전조사 목적으로 사용되었다. 인지면담과 포커스 그룹은 초안을 평가하는 데 광범위하게 사용하지만, 포커스 그룹을 수행하는 연구자와 인지면담을 수행하는 연구자 범위가 별로 중복되지 않고, 이 둘을 함께 하는 연구자는 거의 없다.

언제 인지면담 대신 포커스 그룹을 사용할 것인지에 대하여 말하려면, 먼저 포커스 그룹은 그룹으로 진행하는 인지면담이 아니라는 점을 인식할 필요가 있다. 즉 질적으로 차이가 있다는 의미이며 이 두 가지 방법의 차이는 목표와 타겟으로 하는 자료가 다르다는 것이다. 둘 다 보다 나은 이해를 추구하지만, 포커스 그룹은 주제에 대하여 보다 일반적 수준에서 시행되며, 인지면담은 주제에 대한 질문 그 자체를 평가하기 위해 시행된다. Krueger(1994)는 포커스 그룹이란 미묘한 차이에 대한 마이크로 분석(micro-analysis)보다는 주요한 주제의 확인에 더 유익하다고 하였다. 유사하게 Eisenhower(1994)는 포커스 그룹 접근은 현존하는 문제에 대한 세부적인 사정보다는 잠재적인 설문지 주제의 탐색에 보다 적합하다고 하였고, Cosenza과 Fowler(2000)는 포커스 그룹은 특정한 질문 단어를 검증하는 데는 최선의 방법은 아니라고 하였다. Fowler(1995)는 포커스 그룹은 (a) 누구를 조사해야 할 것인가의 실제, (b) 주요한 개념에 대한 응답자들의 생각에 대한 연구가정을 검토하는 설문지에 기반한 연구에 유용하다고 하였다.

포커스 그룹과 인지면담의 유사성과 차이점

포커스 그룹 수행에 대한 Krueger(1994)의 『Focus group: A practical Guide for Applied Research』은 매우 훌륭한 책이다. Krueger는 인지면담과 포커스 그룹의 구분을 다음과 같이 서술하였다. 먼저 두 방법 간의 공통점은 아래와 같다.

(1) 효과적인 표본 크기가 유사하게 작다는 점이다. 포커스 그룹에서는 5~7명이면 충분하다.

(2) 포커스 그룹은 인지면담에서와 같이 면담자가 탐색하는 것을 가능케 한다. Krueger는 중재자(moderator)의 "구조적"이고 "형식에 자유로운" 탐색을 구분하였는데, 이는 주도적, 반응적 탐색에 대한 다양한 형태와 매우 유사하다.

(3) 인지면담자는 따뜻하고 인품이 좋아야 하는 동시에 편견을 유발할 수 있는 행동을 자제해야 하는데, 이는 Krueger가 포커스 그룹에서 "잡담(small talk)"은 사람들을 편안하게 하기 위해 사용할 수는 있으나 잡담이 포커스 그룹의 목적이 되는 주제를 논의하는 것을 방해해서는 안 된다고 한 것과 같은 의미이다.

"주제 대 질문"과 관련된 이슈와는 별도로, 인지면담과 포커스 그룹은 또한 다음 몇 가지 지점에서 차이가 있다.

(1) **그룹역동 대 개별성:** 그룹의 초점은 매우 다양한 역동성–특히 사회적 상호작용, 서로 주고받는 아이디어 등을 이끌어내는 것이다. 실제로 그룹의 강조가 핵심이다. Krueger는 사람은 환경의 산물이기 때문에 주변의 사람들에 의해서 영향을 받으며, 면대면 면담의 결점은 고립 속에서 의견을 구성한다고 가정한다는 것이라고 하였다. 이는 부분적으로 사실이나 인지면담의 결점은 아닌데, 그 이유는 인지면담의 일반적인 목적은 고립 속의 인간을 연구하는 것이기 때문이다(조사는 면담자와의 사회적 상호작용을 포함하지만, 일반적으로 다른 응답자들과의 상호작용을 포함하지는 않는다).

(2) **질문의 범위:** 포커스 그룹 프로토콜의 질문은 인지면담보다 적다. Krueger는 깊이 그리고 충분히 주제에 대해서 토의하기 위해서는 12개 정도의 질문이 적절하다고 하였는데, 이는 인지면담에서의 타겟질문과 탐색을 위해서 제시되는 질문을 합친 수와 비교하면 훨씬 적은 수이다.

(3) 자료의 본질과 분석: 11장에서 인지면담 자료의 분석과 문서화의 특성에 대해서 서술하였다. 포커스 그룹은 자료의 주관성과 부정확성으로 인한 문제를 악화시키는 경향이 있다. Fowler(1995)는 포커스 그룹은 매우 제한적이고 초점화된 목적으로 수행하는 것이 핵심이라고 주장하나, Krueger는 그룹에서 도출된 자료를 분석하는 것이 매우 어렵다는 점을 포커스 그룹의 제한으로 보았다. 최근에 연구자들은 포커스 그룹에서 드러나는 주제를 조직화하기 위하여 컴퓨터 기반의 척도화와 분석 절차(예, NUDI*ST 분류, 탐색, 이론 정립을 통하여 수량화, 구조화되지 않은 자료를 분석함)를 적용하기도 한다.

포커스 그룹의 시점

포커스 그룹은 인지면담을 통해서 타겟질문을 평가하기 전에 수행하는 것이 적절하다(Fowler, 1995). 그러나 유연성을 발휘하는 것도 좋은데, Schechter, Trunzo, Parsons(1993), Eisenhower(1994), Gower, Belanger, Williams(1998) 등은 인지면담 후에 포커스 그룹을 사용할 것을 주장하였다. Eisenhower는 인지면담을 포커스 그룹을 위한 유용한 준비과정으로 간주하였고, 이 두 방법 사이에 하루의 간격을 두고 포커스 그룹을 나중에 하면 포커스 그룹이 매우 충실히 이루어질 수 있다고 하였다. Schechter 등은 조금 다르게 인지면담으로 계획을 세우게 하고 이어 그룹을 활용하여 주제의 재검증을 결정하는 방법을 제시하였다. 다시 말하자면 우리가 다루어야 하는 문제를 다루기에 얼마나 적절한지에 따라 사전검증 방법을 선택하라는 것이다.

Miller(2002a)는 캐나다-미국 건강조사(Canada-US Health Survey)에서 포커스 그룹과 인지면담 사이의 직접 비교를 수행하였다. 그 결과 포커스 그룹은 특정한 질문에 대한 평가에는 적합하지 않다는 것을 확인하였다. 그 이유는 포커스 그룹에서 연구 참여자들이 질문 평가자의 역할을 하게 되고, 설문지 디자인에 대한 제안을 하도록 만든다는 것인데, 이는 적절하지 않기 때문이다. 더욱이 포커스 그룹 상황에서는 참여자들이 조사질문에 대답할 때 자신이 반응하는 방법을 보고하는 것이 아니고 다른 사람들이 어떻게 반응하는지 가늠해볼 우려가 있다. 다른 많은 연구자들도 동의하듯이 Miller는 포커스 그룹이 사회적, 문화적 역동을 연구하는데 유용하기는 하지만, 질문검사는 인지 실험실에서 수행해야 한다고 제안하였다.

행위코딩

행위코딩(behavioral coding)은 상호작용 분석이라고 할 수 있는 것으로 이 제목이 암시하는 것은 면담자와 응답자가 조사면담 중에 상호작용하는 외형적 행위에 초점을 둔다는 것이다(Cannell, Fowler, Kalton, Oksenberg, & Bischoping, 1989; Cannell, Fowler, & Marquis, 1968; Fowler, 1995; Fowler & Cannell, 1996; Morton-Williams, 1979; Morton-Williams & Sykes, 1984; Oksenberg, Cannell, & Kalton, 1991; Sykes & Morton-Williams, 1987). 행위코딩은 미시건 대학교의 Cannell와 동료들에 의해서 개발되었다. 이는 초기에는 면담자가 질문을 수행하는 것, 속도를 조절하는 것, 훈련받은 대로 절차를 따라가는 것 등 현장 환경에 대한 수행을 모니터링하기 위한 것이었다. 그러나 이런 체계가 응답자 사정에도 매우 유용하다는 것을 알게 되어 최근에는 이 방법으로 응답오류의 근원을 찾아내는 데 역점을 두게 되었다. 행위코딩의 특징은 다음과 같다.

(1) 행위코딩은 수동적인 노력으로, 평가자는 면담자-응답자 상호작용을 사정하는 면담을 엿듣는 것이며 탐색이나 다른 형태의 방해 없이 이루어진다.

(2) 행위코딩은 생생한 현장에서 이루어지는 것으로 전화조사 콜센터에서 이루어지는 모니터링과 같으나, 녹음을 추후에 분석한다.

(3) 상호작용은 면담자와 응답자에 의해서 나타나는 몇 가지의 행위의 관점에서 체계적으로 코드화된다.

코딩체계의 범위가 드러난 최근 적용에서 Dijkstra(2002)는 광범위하고 코딩할 수 있는 대화의 형태로 상호작용에 대한 구체적인 서술을 하도록 제시하였다. 반면에 **표 14-1**은 사전조사와 평가를 위한 질문의 목적을 적용하는 핵심적인 코드 세트를 나열한 것이다.

코더(coder, 코드기록자)는 이러한 문제점을 들을 때마다 해당 질문에 대해 이 코드를 적용하게 된다. 이는 양적인 작업이기 때문에 면담 회수가 증가할수록 코딩이 쌓여가게 된다. 효과적인 표본 크기는 건너뛰기 형태와 기타 설문지 진행 지침(예, 남성은 임신이나 출산에 대해서 응답하지 않는다)에 따라서 매우 다양해진다는 것이 이 방법의 문제점이다. 그러므로 질문이 실제로 수행된 횟수가 고려되어야 하고, 각 질문별로 (a) 코드 유형, (b) 기타 모든 코드를 만들어내는 기간 비율이 중요한 측정대상이 된다.

행위코딩의 대표적인 예는 **표 14-2**에 제시되어 있다. 질문 1은 바르게 읽기 어려

표 14-1 일반적인 행위코드

면담자 중심 코드

(1) 질문을 정확하게 읽는다.

(2) 생략오류(skip error) (만일 프로그래밍 오류가 없다면, 컴퓨터-기반에서는 필요하지 않다)

(3) 읽기오류(reading error, 잘못 읽음), 질문에 기록할 용어 선택에 사소한 혹은 중대한 수정이 필요할 수 있다.

(4) 기타 면담자의 탐색 행위(응답자가 코드화할 수 있는 응답을 선택하도록 유도하는 것, 예를 들면 5 혹은 10의 응답이 주어졌을 때, "당신이 말한 것은 5 혹은 10에 가깝습니까?" 하고 묻는 것).

응답자 중심 코드

응답자에 의한 언어적 행위 형태를 대상으로 한다

(1) 질문의 반복을 요구("저에게 다시 보여 주세요" "아, 뭐요?")

(2) 명료화를 요구("텔레비전 수신이라고 하신 말씀은 케이블을 의미하신 건가요, 아니면 공중파를 의미하신 건가요?")

(3) 코드화할 수 없는 응답을 제공("아, 저는 하루에 10~20개피의 담배를 피웁니다.")

(4) 면담자가 읽기 전에 질문에 응답함

(5) 불확실함을 표현(응답자가 대답을 한다고 해서 "모른다"와 다른 대답은 아니다. 예를 들어 "정확히 확신할 수는 없지만…… 아마 지난 1년간 3번이었던 것 같아요.")

출처: Fowler (1995).

표 14-2 행위코딩 결과 표본(문제를 나타내는 질문방법의 비율)

	면담자		응답자				
	읽기오류 major	탐색 probe	방해 interrupt	반복 repeat	명료화 clarification	불확실 uncertain	코딩불가 uncodeable
질문 1: (n=20)	20%	4%	3%	6%	2%	7%	3%
질문 2: (n=50)	5%	5%	28%	2%	3%	5%	9%
질문 3: (n=32)	0%	2%	3%	15%	18%	12%	3
질문 4: (n=50)	2%	5%	5%	5%	5%	3%	25%
질문 5: (n=2)	0%	0%	0%	0%	0%	0%	50%

참고: n= 질문에 대한 표본 크기

워 보인다. 질문 2는 응답자 방해로 어렵다. 질문 3은 수많은 문제가 엿보인다. 질문 4는 목적한 응답범주와 짝짓는 데 실패한 응답을 포함하였다. 얼핏 보면 질문 5는 응답이 코딩할 수 없다는 것만 제외하면 완벽해 보인다. 그러나 이 질문은 두 번만 묻게 되어 있어서 응답이 별로 의미가 없다. 정상적으로는 우리가 적절하게 코드별로 분배하기 위해서 12회 혹은 그 이상 질문이 이루어져야 한다.[1] 자료가 체계적이고 양적이라는 특성 외에도 행위코딩과 인지면담 간에는 확실한 차이가 존재한다.

1. **드러난 혹은 숨겨진 문제에 초점을 둔다.** 인지면담의 주요한 목적은 숨겨진 문제를 찾아내기 위한 수단을 제공하고자 하는 것이다. 이는 언어적 보고 방법이 보이지 않는 것을 겉으로 드러나게 하는 것과 같다. 반면에 행위코딩은 관찰가능하거나 겉으로 드러난 문제에 초점을 맞춘다(Sykes & Morton-William, 1987).

2. **시기:** 행위코딩은 설문지가 현장조사를 위해 적절한 형태로 작성되었을 때 수행되며, 초안단계에서는 일반적으로 행해지지 않는다. 이런 이유 때문에 행위코딩은 전형적으로 현장 사전조사 혹은 인지면담이 수차례 완료된 후에 "최종 연습단계"에서 수행된다. 행위코딩을 목적으로 한 면담이 단독으로 수행되면 안 된다는 이론적 근거는 없지만, 대부분의 조사연구에서 보면 현장면담에서 수행하는 것이 더 효율적이다.

3. **면담자 대 응답자에 초점:** 행위코딩에는 현장면담이 포함되고 인지면담 자체보다는 면담자에게 더 초점을 두는데, 이는 수행하기 어려운 질문을 알아내는 데 특히 유용하다(예, 읽기 오류를 유도하는 이상한 단어나 형식).

4. **측정의 문항 수준:** 행위코딩은 질문 전반이 아니라, 질문 수준에 초점을 둔다. 이는 코딩이 이 수준에서 이루어지기 때문인데, 2장에서 서술한 QAS과 같이 체크리스트 중심의 전문가 검토 시스템에 초점을 두는 것과 유사하고, 전반적인 숲에 대한 분석보다 각각의 나무에 대한 분석과 같이 매우 좁은 관점이라는 한계를 지닌다.

5. **표본 크기:** 행위코딩은 면담 횟수에 의존하게 되고, 이로 인해 30~300회 정도로 상대적으로 많은 면담을 하게 되는 현장 사전조사의 한 부분으로 수행하게 된다. Moore(1995)는 행위코딩 연구는 적어도 50명의 응답자를 대상으로 할 것을 권고한다. 따라서 일반적으로 적은 표본을 포함하는 인지면담에서 행위코딩을 하는 것을 선호하게 된다. 그러나 13장에서 지적하였듯이 이러한 장점은 때로는 착각일 수 있다. 왜냐하면 행위코딩은 실제로 적용된 질문만을 반영하기 때문에, 건너뛰기 형식으로 숨겨진 질문은 대상자가 작은 경우 사라져 버릴 수 있기 때문이다.

6. **대상자 선택과 설문지 조사의 조건:** 통상적인 행위 코드화(behavior-coded) 면담이라면 실험실보다는 현장조사 상태에서 상호교환이 이루어진다. 응답자들은 돈을 받고 참가한 사람들이 아니므로 그들의 질문에 대한 응답 동기는 현장과 흡사할 수 있다. 행위코딩 연구

응답자들은 인지면담 대상자들보다는 덜 자발적일 수 있는데, 그 이유는 본질적으로 참여가 수동적이기 때문이다(대상자 모집 과정을 통해 적극적으로 대상자를 찾는 방법과는 반대로, 만났을 때 면담 참여를 요구하고 그에 대해 동의하여 참가하는 것과 같은 방법으로). 따라서 행위코딩 참여자들은 조사연구를 위한 타겟집단에 대해서 보다 더 대표성을 가질 수 있다.

7. **얻은 자료의 본질:** 행위코딩은 문제의 근거를 밝히기보다는 문제를 계수하는데 더 주목한다. **표 14-2**에서 보듯이 행위코딩은 문제의 심각성을 알게 해준다. 하나의 질문에 면담의 80%에서 하나 혹은 그 이상의 코드가 나타나고, 다른 것에는 10%가 나타난다면, 나중보다는 앞의 것보다 더 주의를 기울여야 한다는 것을 알 수 있게 된다. 반면에 아무리 코딩이 구체적이라 하더라도 완벽하게 문제를 제시할 수는 없다. 질문 자체가 명료화를 요한다 해서 어떤 문제가 있는지를 말해주지는 못한다는 것이다. 그런 진단적 기능은 인지면담과 같이 정보의 질을 위해서 관찰의 양을 희생하는 질적인 검증기법의 영역이라 하겠다.

Fowler(1995)는 행위코딩의 제한점에 대한 접근으로 코더(coder) 디브리핑이라는 질적인 형태를 언급하였다. 동일한 문제가 여러 번 반복해서 나타난다는 것을 듣게 된 코더들이 문제의 본질에 대해서 말하고, 그것을 고치는 방법에 대한 유용한 내용을 말할 수 있을 것이라는 것은 납득이 되는 일이다. 더욱이 최근의 기술적인 혁신은 이 점에서 도움이 된다. 디지털 녹음기술의 진보로 연구자는 음성녹음을 관련된 각각의 코드로 교환할 수 있게 되었다. 만일 특정한 질문에 대해 명료화를 요청한다면, 해당 코드를 추려내서 세부적인 질문의 결점을 보다 더 잘 이해하기 위한 목적으로 응답자들에게 명료화를 요청할 수 있다.

재면담 조사

인지면담의 약점은 심리측정의 영역에서 개발된 표준측정, 예를 들면 측정 신뢰도와 같은 것을 명백하게 제시하지 않는다는 점이다. 우리는 안정적인 답변을 생산한다고 볼 수 없는 것에 대해서 신뢰할 수 없는 항목이라고 이름을 붙이지만, 인지면담을 신뢰도를 확정적으로 사정하기 위해서 수행하는 것은 아니다. 그러나 이점에서 유용한 연계된 절차로는 2장에서 소개된 재면담 조사이며, 이는 같은 응답자에게 2번 물으면, 같은 응답이 이루어져야 한다는 가정에 근거하였다. 이 절차는 타겟질문에 대한 두 번의 현장수행에 의한다. 재면담 조사(reinterview surveys)는 사전조사 방법으로는 현실적이지 않으나, 질문평가 절차로는 사용될 수 있으며, 질문이 현장에서 행해질 때, 반복적 혹은 순환적인 조사를 돌리기 전에 사전조사로서 사용할 수 있다. 미국 인구조사국은 현장조사에서 응답자의 하위세트에 재접촉이 이루어지는 반응 변수 재면담 프로그램(Response Variance Reinterview Program)을 수행하면서, 일부의 질문을 다시 조사해왔다. 면담자 위조(interviewer falcification)에 대한 확인도 광범위하게 이루어지는데, 이러한 절차는 질문의 질을 평가하는 데도 유용하다.

1. 응답은 재면담에서 바뀔 수 있는데, 그 이유는 진짜로 답이 바뀌기 때문이다. 질문에 대한 재면담에서 "당신은 어제 하루 종일 일했습니까?"라고 하였을 때 시간이 지남에 따라 불일치를 낳게 된다.

2. 응답이 다른 이유는 원래의 면담과 재면담에서 같은 응답자가 선택되지 않았기 때문이기도 하다. 본인이 아닌 대리응답이 두 번째 면담을 위해 받아들여진다면, 질문 자체 때문이 아니어도 차이가 생길 수 있다.

3. 재면담은 비교할 수 있는 독립적인 두 개의 응답을 가정하는데, 만일 면담과 재면담 사이의 간격이 짧다면, 응답자가 독립적으로 면담에 응답하기보다는, 초기 면담의 답을 기억하게 된다. 그래서 응답자는 "내가 지난번에 지난해에 의사를 세 번 만나러 갔다고 대답했는데, 나중에 두 번 더 만나러 간 것이 기억났지만, 그냥 세 번이라고 하는 것이 일관성이 있다"라고 생각하게 된다. 그런 경우에 항목 신뢰성은 과잉측정된다.

재면담의 결과에 대한 예로서 Albright 등(2000)은 분류에 따른 적합성(반응분산/전체분산, 혹은 kappa 통계의 보완)을 알아보기 위하여 비일관성 지수를 사용하였고, 타겟질문에 따라 신뢰성의 측면이 매우 다양함을 밝혔다. 인구학적 항목과 건강보험 상태에 대한 질문은 노동 외 자산, 정부 프로그램으로부터의 수입, 장애보다 더 낮은 응답 차이를 보인다.

마지막으로 앞에서 주요한 질문 사전조사 기술에 대해서 언급하였지만, 포괄적인 것은 아니다. 예를 들면 Bassili와 Scott(1996)은 응답잠복(응답에 걸리는 시간)을 질문에 대한 지표로 사용하는 것에 대하여 서술하였다. 이러한 절차는 현재의 설계에 포함시킬 수 있다. 예를 들면 행위코딩 연구에서 면담자의 지시와 응답자의 대답 사이의 시간을 사정하는 것과 같은 것이다.

사전검증 방법은 어떻게 비교하는가

앞 장에서 암시하였듯이 각기 다른 조사 사전검증 방법이 동일한 결과를 내거나, 적어도 갈등적인 결과를 만들지는 않는지를 아는 것은 매우 흥미로울 수 있다. 예를 들면, 일부의 연구에서 전문가 검토와 행위코딩 같은 다른 사전검증 방법과 비교해서 인지적 면담의 결과를 검증한다. 인지면담과 직접적으로 비교하는 다른 방법은 (a) 생산성 혹은 밝혀진 문제의 수, (b) 각각의 방법으로 밝혀진 문제의 형태에 대한 질적인 범주화, (c) 특히 각 방법을 일관된 조사자료에 적용할 때, 동일한 항목에 대해 중복되게 문제를 인지해내는 정도(Campanelli, 1997; DeMaio, Mathiowetz, et al, 1993; Forsyth, Rothgeb, & Willis, in press)이며, 같은 결과에 초점을 둔다.

일부 연구자들은 대규모의 연방조사 개발이라는 맥락에서 사전검증 방법을 사정하였다. 그러나 이런 것은 주로 서술적 사례연구에서 유용하였고, 그런 상황에서 적절한 실험적 통제를 제공하는 것과 방법을 망라하여 직접적인 비교를 할 수 있는 양적인 자료를 만드는 것은 어렵다는 것을 증명하였다. 그래서 방법론적인 연구로 설문지 개발 조건을 모의시험(simulation)하면서 기법의 비교를 목적으로 통제를 포함하는 연구가 필요하다.

통제된 조건에서 사전검증 기법을 비교하려는 체계적인 시도로 Presser과 Blair(1994)는 10~12명의 대상자 각각에게 3회에 걸친 인지면담, 전문그룹 패널 2회, 면담자 디브리핑을 포함한 전통적인 현장 사전검증 2회, 29~30회의 면담에 대한 행위코딩을 이들의 사전검증 결과에 따라 적용하였다. 기본적인 종속변수로 조사질문 전체에 걸쳐 각각의 기법에 의해 규명된 문제의 개수(productivity)를 기록하였다. 전반적으로 전문가 패널이 대부분의 질문을 문제적이라고 명명하였으며, 행위코딩과 인지면담에서는 상대적으로 문제로 지적한 정도가 적었다. Presser과 Blair는 조사질문에서 발견된 문제를 서술하기 위한 질적인 코딩 틀을 개발하였다. 그들은 이러한 분석에 기초하여 응답자에 근거한 기초한 의미론적인 문제(semantic problems)가 인지면담 결과상으로 볼 때 지배적이라는 것을 발견했다(인지면담에 의해 밝혀진 문제의 60~70%는 이 범주에 들어간다). 반면에 행위코딩과 전통적인 사전검증은 인지면담보다 면담자의 문제를 드러내는 데 보다 능숙하였다(전자는 발견된 문제의 10~20%에 면담자가 포함되었으며, 후자는 3회기 중 2회기에서도 면담자 문제를 드러내지 못하였다).

최종적으로 Presser와 Blair는 사전검증 방법 사이의 일치 정도를 사정하였는데, 전반적으로 긍정적이었으나 부분적으로만 일치하고 있었다. 다른 방법과 인지면담의 비교에서 가장 중요한 결과는 (a) 인지면담과 행위코딩은 중등도로 일치되는 경향이 있으며(일반적으로 Yule's Q 동의지수는 약 .4), (b) 인지면담은 전문가 검토와 보다 많이 일치한다(동의지수는 더 다양하나 .9에 도달하였다). 이 결과에 대한 하나의 해석은 이 연구에서 수행한 인지면담(후속탐색, 동시적 및 후향적 사고구술이라고만 제시됨)이 관찰에 순수하게 의존하기보다는, 평가에 기초한 방법이었다는 것이다.

Presser과 Blair 접근을 확대하여, Willis 등(1999)은 인지면담의 변형을 비교했을 뿐만 아니라 인지면담, 전문가 검토, 행위코딩의 결과를 비교하였다. **표 14-3**은 그 연구의 세부사항을 보여주고 있다.

표 14-3 Willis 등(1999) 횡방법(Cross-Method) 평가연구에서 사용된 설계

A. 설문지

93개의 질문은 일반적인 건강주제로 다음을 포함한다.

1. 지난 12개월 동안 병이나 부상으로 침대에서 하루에 반나절 이상 누워서 지낸 날이 며칠입니까?(병원에서 밤을 보낸 상황까지 포함)
2. 지난 12개월 동안 의사, 간호사, 간호조무사, 사회사업가 혹은 치료사와 같은 의료전문인이 집을 방문한 적이 있습니까?
3. 지난 12개월 동안 당신의 건강문제로 의사의 사무실, 클리닉, 혹은 다른 장소에서 의사 혹은 건강 전문가를 만난 적이 몇 번이나 됩니까? 입원, 응급실 진료, 가정방문, 전화통화는 제외하시오.
4. 지난 2주 동안 빠르게 걷기, 자전거 타기, 조깅, 수영 등과 같이 땀이 나고, 호흡이나 심박동수가 크게 증가하는 운동을 몇 번이나 하였습니까?

B. 인지적 면담

1. 미국 건강통계센터(US national Center for Health Statistics)의 5명의 경험 있는 면담자가 43회의 면담을 실시
2. NORC의 4명의 경험 없는 면담자가 40회의 면담 실시

C. 전문가 검토

5개의 연방기관: NCHS, 노동통계청(BLS), 인구조사국, 회계감사원(GAO), 농업통계조사국(NASS)

D. 행위 코딩

1. 가정 내 행위코딩: 현장에서 미국 인구조사국에 의해 수행된 29개의 면담
2. 전화 행위코딩: 89번의 전화 면담

E. 결과 측정

- 인지적 면담과 전문가 검토는 주어진 항목에 대해 문제라고 보고된 면담 혹은 재면담의 평균 비율(퍼센트)
- 행위코딩은 행위코드가 주어질 때 읽혀진 질문의 횟수에 대한 비율(퍼센트)

전반적으로 Willis 등은 전문가 검토에서 가장 높은 생산성을 보였다고 하였는

데(질문의 27%가 "문제적"이었다), 이는 Presser과 Blair의 결과와 일치한다. 두 가지의 행위코딩 연구 또한 문제의 규명이 상당히 높았다(21% 대 26%, 후향적으로) 평균적으로 인지면담에서는 문제 보고 수준이 가장 낮았다(약 12%). 그러나 저자는 생산성의 측정에 대해서 결론을 내리지 못하였으며, 질문의 질에 대한 독립적인 정보가 없으며, 보다 더 많은 문제를 발견하는 것이 특정한 사전검증 기술의 근거로 볼 수 없다고 논의하였다. 특히, "더 많은 것이 더 낫다(more is better)"라는 논리는 민감성의 문제에만 초점을 두고 있다. 이는 고도의 민감한 절차가 빈약한 특이성을 보인다는 점과 큰 규모의 거짓된 긍정적 결과를 만들 수 있다는 가능성을 무시한다. 대신에 저자는 상관관계 분석을 통해서 하나 이상의 방법 간의 결과중복(overlap)의 문제에 보다 더 초점을 둔다(**표 14-4**).

표 14-4 사전검사 방법과 기법 간의 문제 퍼센트 점수 상관관계

	NCHS 인지적 면담	NORC 인지적 면담	행위코딩 (가사일)	행위코딩 (전화)	전문가 검토
NCHS 인지적 면담	–	.68	.49	.59	.48
NORC 인지적 면담	.68	–	.53	.73	.33
행위코딩(가사일)	.49	.53	–	.79	.54
행위코딩(전화)	.59	.73	.79	–	.54
전문가검토	.48	.33	.54	.54	–

출처: Willis et al. (1999).
참고: 전체 93문항에 대한 결과(전체 p〈.001)

모든 상관관계가 긍정적이고 유의하게 0보다 크다는 점은 일반적으로 정적인 방향을 나타낸다. 가장 높은 상관관계는 같은 사전검증의 다른 기법, 즉 행위코딩(r=.79), 인지면담(r=.68)이다. 이는 이런 방법이 결점이 있는 것으로 동일한 질문을 규명하는 것에 관하여 일관적이라는 생각에 신뢰성을 주게 된다. 얼핏 보면 방법 간의 가치는 중등도 상관관계를 나타내는 것으로 보인다. 인지면담은 일반적으로 전문가 검증과 행위코딩과 중등도로 동의하는 경향이 있다. 그러나 자세히 살펴보면 NORC에 기반한 인지면담은 행위코딩 결과에 더욱 동의하고, NCHS 인지면담 결과

는 전문가 검토와 보다 더 유사하다. 이는 부분적으로 인지면담이 실험실을 통해서 수행되는 방법에 강조점을 두게 된다. NORC 면담은 상대적으로 덜 경험하게 되고, 보다 외현적인 대상자 행위에 초점을 두게 되고, 크게는 "대본을 고집한다"는 구조적인 탐색을 포함한다. NCHS 면담자들은 다른 한편으로는 서술되지 않은 자연스러운 형태의 탐색과 반응적인 탐색 양쪽을 사용하는 데 보다 더 자유롭다. 이 경우에는 덜 제한적인 탐색 스타일의 사용이 전문가 검토와 같은 접근에 도입된다.

마침내 Rothgep 등(2001)은 행위코딩을 제외하고 (a) 인지면담, (b) 비공식적 전문가 검토, (c) 체크리스트에 기반한 질문평가체계(QAS)의 결과 중복에 초점을 두었다. Presser와 Blair(1994)에 의해 정의된 전반적 생산성의 개념으로는 비공식인 전문가 검토와 인지면담이 유사하였으며, QAS가 거의 두 배나 생산적이었다. 그러나 Rothgep 등은 Willis 등과 같이, "더 많은 것이 더 낫다"라는 논리에 대하여 경고하였는데, 넓은 범위의 잠재적인 문제를 적극적으로 고려해야 한다는 점을 강조하는 스크리닝 기구로서는 사용자에게 QAS가 가장 낫다고 하였다. 또한 QAS는 어떤 형태로든 질문 개조를 거의 요구하지 않는다. 전반적으로 타겟질문에 대해 "먼지까지도 파헤치는" 수준으로 증명하는 사전검증 방법이 가장 우수하다고 말하기는 어렵다. QAS에 대해서 개인적인 연관이 있지만, 저자는 단순히 QAS가 인지면담에 비해 더 많은 결점을 규명한다고 해서 더 나은 기법이라고 말하는 것에는 동의하지 않는다. 이보다는 밝혀진 결점이 실제로 얼마나 문제가 되는지, 매우 심각한 문제인지, 그리고 우리의 방법이 그런 결함의 주요 문제를 잘 나타내주는지를 더 고려해야 한다.

인지면담의 결과가 다른 방법에 비해 다소 적은 비율로 문제의 결함을 밝혀낸다는 사실은 중요한 정보이다. 이는 7장에서 Conrad와 Blair(1996)가 논의한 내용과 관련되는데, 그들은 일반적 방법이 지나친 탐색을 포함하고, 그로 인해 실제가 아닌 문제까지를 만들어낼 수 있음에 대해 우려하고 있다. 공격적(주도적) 탐색에 많이 의존하는 인지면담에서 다른 방법보다 적은 양의 결함을 찾아낸다는 실증적 연구결과가-많은 양은 아니지만-보고되고 있다. 이 점에 근거하여 인지면담은 상대적으로 보수적으로 보일 수 있고, 따라서 거짓된 긍정적 결과를 만들어 내는 일은 드물 것으로 사료된다.

결함이 있는 질문을 공통적으로 찾아낸 방법과 관련하여, Rothgeb 등은 QAS 결과는 천장효과(즉 모든 항목에서 모든 결함을 찾아내는) 때문에 의미 있게 평가될 수 없으나, 표준 전문가 검토와 인지면담은 위에서 인용한 두 개의 다른 연구에서 약간 낮은 동의수준(r=.3)을 보인다고 하였다. 이러한 불일치를 설명하기 위하여 Rothgeb은 이런 결과는 부분적으로는 그들이 평가한 타겟질문의 매우 열악한 조건 때문으로 보았다. 다시 말해 이미 문제에 포함되어 있는 다양한 범위의 결함으로 인해 다양한 방법이 각기 다른 문제들을 찾아내게 되었다는 의미이다.

방법론적인 관점에서 본 분석결과는 아주 미묘한 결함을 찾아내고 평가할 수 있는 기법이 더 낫다는 것을 말해주고 있다. 기본적으로 사전검증으로서 인지면담과 다른 기법의 결과를 비교하는 데는 제한이 있으며, 특히 그런 연구에서는 비교 대상 기법이 한 차례만 수행된 후 비교된다는 점을 감안하면 실제 인지면담이 반복 라운드를 거친다는 점이 어떻게 반영되었는지도 분명치 않다.

사전검증 방법은 직접비교가 가능한가

다양한 연구자들이(Eisenhower, 1994; Esposito & Rothgeb, 1997; O'Brien et al., 2001; Kykes & Morton-Williams, 1987; Willis et al., 1999) 다양한 사전검증 기법 중 절대적으로 우월한 방법을 찾을 수 있는 방법론적 접근이 있다는 주장에 반대한다. 이 학자들은 각각의 방법은 각각 특징적인 결함을 찾아내는 데 적합하다고 주장한다. 그 결과 이 책에서는 "사전검증을 위하여 어떤 방법을 우선적으로 선택해야 하는가?"에는 관심이 없고 오히려 "어떻게 다양한 방법을 통합하여 실제에서 문제가 될 수 있는 결함을 효과적으로 규명해낼 것인가?"에 더 관심을 두게 된다. 여러 나라의 연구자들이 각기 이 문제에 대해 연구하였는데, 모두 유사한 결론에 도달하고 있다. 예를 들면 **표 14-5**는 Akkerboom과 Luiten(1996)에 의해서 제시된 설문지 개발 모델이다.

표 14-5 설문지 개발 모델

1. 응답자들이 조사의 주제와 절차를 바라보는 방법을 결정한다.
2. 질문에 답할 때 응답자들이 노력해야 하는 정도를 결정한다.
3. 자료수집을 조작화하는 효과적인 방법을 찾아내는 질적인 검사를 수행한다.
4. 양적 파일럿 연구를 수행한다(모니터링 등).
5. 지속적인 질 평가를 수행한다.

출처: Akkerboom & Luiten (1996).

이런 진행방향은 (a) 전문가 검토, (b) 포커스 그룹, (c) 인지면담, (d) 현장 사전검증의 순으로 진행되며 미국에서 일반적으로 적용된다. Akkerboom과 Luiten은 사전검증 프로그램을 위한 다양한 선택의 비중은 인지적 관점에서만 결정될 수 없다고 하였다. 다른 말로 하면 질 평가를 위해 고려할 사항이 많으며 그중 인지적 내용은 한 측면이라는 것이다. 다르게 말하면 질 관리를 위해서는 인지에 대한 것을 한 측면으로 포함하여 다양한 측면이 고려되어야 한다는 것이다. 결과적으로 Akkerboom과 Luiten은 유연성을 강조하고, 단계가 고정적이지는 않으나 절차는 각기 다른 단계에서 사용될 수 있다고 강조한다. 예를 들면 Schechter 등(1993)의 관점, 즉 포커스 그룹을 나중에 수행하는 것이 이러한 견해를 반영해준다. Presser와 Blair(1994), Willis 등(1999), Rothgeb 등(2001)의 연구를 통해서 전체적인 패턴을 고찰하면, 결과 중복이 완벽하지 않아도 서로 다른 사전검증 방법으로 밝혀진 문제 사이에는 상응점이 있다는 것이다. 이러한 관점은 Esposito와 Rothgeb(1997)이 신봉하는 상대적 신뢰 모델(relative confidence model)과 일관되는데, 이는 각 기법은 각기 따로 그러나 겹치게 설문지 문제의 하위세트를 조금씩 건드린다고 보는 것이다. 위 연구자들은 제한적 숫자의 일반적이면서 중요한 문제들은 사전검증 방법에 의해 밝혀질 수 있으나, 하나의 방법이 가장 적합할 것이라는 문제 역시 반영하고 있다(예, 면담자의 문제 혹은 응답자가 동기수준이 상대적으로 낮을 때 행위코딩에서 가장 잘 드러나는 경향이 있는 문제).

사전검증의 기술을 선택하는 지침으로 Campanelli(1997)은 전반적인 유용성을 고려할뿐만 아니라, 포함되는 문제의 범위까지도 고려하는 요약표를 제시하였다. 이 책에서는 **표 14-6**(+가 많을수록 더 바람직한 등급이다)에서 "유용성"의 요소를 제외한 내용을 제시하고 있는데, 왜냐하면 (a) 유용성에 대한 결론을 내리기에는 아직 성급하고, (b) 특정 기법의 유용성이란 어디서 어떻게 적용하는가에 달려있기 때문이다. 전반적으로 표에서는, 이미 언급된 것으로 행위코딩은 신뢰할 만하지만 범위가 제한적이고, 전문가 검토와 행위 코딩은 비용이 적게 들고 비교적 범위가

표 14-6 조사연구 사전검증의 특성

	문제 확인범위	신뢰성	비용
(1) 전문가 검토	++	++	+++
(2) 인지적 면담	++	++	++
(3) 면담자 디브리핑이 이루어지는 전통적 현장 사전검증	++	+	+
(4) 행위코딩	+	+++	+

출처: Campanelli (1997).

넓으나 신뢰도는 확실하지 않다는 것을 밝히고 있다. Campanelli의 분석에 기초하여 유일하게 사전검증 방법으로 적당치 않아 보이는 기법이 있다면 전통적 현장 사전검증 후 면담자 디브리핑 기법이다. 역설적이지만 이 접근은 수년간 표준으로 인식되었고 오늘날도 유일한 사전검증 방법으로 때때로 사용되기도 한다.

사전검증 방법의 조정 내 사례연구

사전검증 기법은 완료되기보다는 결합되었을 때 최선이라는 주장에 기초하여, 방법을 결합하고 인지면담의 주제별로 방법을 변형하는 것에 대해서 언급하고자 한다. Schechter와 Beatty(1994)는 3단계 계획을 통하여 안전벨트 사용에 대한 설문지를 개발, 검증하였다.

단계 1: 주제(교통) 전문가를 협력자로서 개입시켜 전문가 검토와 개발 수행

단계 2: 면대면 인지면담으로 동시적 언어적 탐색을 적용

단계 3: 후향적 인지 탐색이 포함된 가상의 전화면담(simulation)

Schechter와 Beatty(1994)는 초기 전문가 검토에서 부정적 인지효과를 예견하고 인지면담 전에 변화를 시도하였다. 질문을 위하여 "의료적 응급의 형태에 관계없이 EMS 요원은 무엇을 해야 하는지를 알고 있다고 믿느냐?"라는 질문을 작성했다. 그들은 EMS 요원에 대해 이미 정의를 해 놓았지만 이 용어가 너무 전문적이라는 판단하에 "앰뷸런스나 다른 응급요원"으로 수정하였다. 더 나아가 "만일 차에 에어백이 있다면, 법은 운전자에게 안전벨트를 하라고 요구하는가?"라는 질문에 대해 전문가는 측정목적이 법을 알고 있는가에 있기보다는 안전행위에 대한 지식 여부를 알고자 하는 것으로 보인다고 지적하였다. 마찬가지로 잘못된 질문이 주어지는 것으로 보이기도 하고(옳은 질문에 잘못 대답이 되는 것과 반대로), 주요한 쟁점이 "참 혹은 거짓"을 알고자 하는 것이라면 "만일 운전자 측에 에어백이 있다면, 운전할 때 안전벨트를 착용할 필요가 없는가?"라는 질문이 나을 것이다.

독자에게는 안전벨트 질문은 여전히 문제가 많은 것으로 보인다. 즉 '나는 필요하지 않다'라는 의미가 무엇인지 분명치 않다("법에 의해" 혹은 "사고에서 안전하기 위해"를 의미하는가? 그러나 적어도 질문개발은 옳은 방향으로 이동하는 것으로 보이고, 인지면담의 목적은 이것을 더 깊게 조사하는 것이다. 질문에 대한 의구심에 기초하여 적극적으로 탐색을 할 수 있고(예, 당신이 안전벨트를 하지 않아도 된다고 하는 이유는 무엇입니까?) 사람들이 법에 대해서 설명하는지, 안전성의 문제에

대해서 자세히 설명하는지 등을 들을 수 있다.

2단계 인지검증에서 연구자들은 목표적 대상모집을 하고 3번의 반복적 라운드를 수행하였다. 그들은 탐색 대상자 중 반 이상이 6세 이하의 어린이들이었기 때문에 어린이 안전벨트 질문문항은 유용하다고 확신하기에 이르렀다. 일부 예견하지 못한 문제가 감지되었는데, 예를 들면 안전벨트라는 용어상의 어려움으로 “lap belt”, “shoulder belt” 등과 구분할 수 없다는 점이다. 또한 “항상” 안전벨트를 착용한다고 보고한 사람들은, 탐색 결과 사실은 지난번에는 매지 않았음을 알 수 있었다(실험실 대상자들은 자신들이 보고한 행위에서 불일치를 완전히 의식하지 못하게 된다). 이러한 결과에 대한 반응으로 본 설문지 검증을 의뢰한 기관에서는 “가장 최근에 안전벨트를 매지 않은 때가 언제였습니까?”라는 질문으로 바꿔서 사용에 대한 보다 민감한 측정을 수행할 것을 결정하였다. 이러한 결정은 인지적 탐색이 특정한 인지적 과정으로 파고드는 수단과는 반대로, 탐색주제에 대한 광범위한 추후 질문이라는 점을 보여준다.

3단계에서는 실제현장의 사전검증이 수행되지 않았더라도, Schechter와 Beatty는 현장 사전조사의 축약 형태를 보이는 전화면담(실제 조사에서 사용할 방법)을 포함한 두 번의 라운드를 수행하였다. 덧붙여 면대면 후향적 탐색기술(현장에서의 응답자 디브리핑과 동일한)을 매 라운드 사용하여 실제 현장에서 적용할 때 계속 나타날 것으로 예견되는 문제에 대해 집중적으로 확인하고자 하였다. 예를 들면, 사람들이 선호하는 안전벨트 법규의 유형(안전벨트를 하지 않은 사람을 경찰이 세우는 것 또는 단지 과태료 티켓만 부과하는 것)에 대한 질문과 관련하여, 전화상의 응답자들은 첫 번째 것, 혹은 두 번째 것 등과 같이 반응하는 경향을 보였는데 이는 복잡한 용어를 기억해내는 것에 어려움이 있음을 말해주는 것이다. 후향적인 디브리핑 기간에 대상자들은 이 항목을 다시 잘 말할 수 없었으며, 그들이 무엇을 선호하는가에 대해서가 아니라 그들이 알고 있는 법에 대한 지식에 대해서 말하고자 하였다. 따라서 대상자들이 질문의 의도를 이해하지 못한 채, 의견이 아닌 지식을 보고한다는 증거를 얻게 된 것이다.

Schechter와 Beatty(1994)는 사전검증 방법을 선택하는 기준, 즉 현재의 질문의 개발단계에 딱 맞는 방법을 선택하는 것에 관하여 DeMaio와 Mathiowetz 등(1993)와 Esposito와 Rothgeb(1997)이 제시한 권고를 반영하였다. 이제 막 만들기 시작한 설문지에 대해 행위코딩을 이용한 현장 사전검증을 수행하지는 않는다. 반면에 최종 설문지의 최종 리허설을 위해서는 인지면담을 적용하지 않는다. 사전검증에서 각기 다른 방법 또는 기법을 잘 결합하여 적용하는 것은 쉽지 않은 일이다.

서로 다른 방법을 결합하는 것이 현실적으로 어려운 경우, 연구자는 사전검증 방법 중에서 어려운 결정을 해야 한다. 연구자가 다른 인지면담과 행위코딩을 위한 시간, 경비, 직원이 충분할 수 있기도 하지만 그렇지 않을 수도 있다. 그런 경우에는 어떻게 해야 하는가? 우선 우리가 평가하고 있는 조사질문의 본질과 상태를 숙고하도록 한다. 조사에는 중요한 주제에 대한 새로운 질문대본이 있는가? 그렇다면 인지검증을 하라고 말하고 싶다–이 경우 현장 사전검증까지 기다려 질문에 문제가 있다는 것을 알게 되는 것은 너무 위험하다. 반면에 이전에 이미 사용된 질문을 디자인팀이 주의 깊게 검토하고 수정하였다면, 그리고 스케줄상 이미 현장 사전검증이 예정되어 있다면, 행위코딩이 응답자 디브리핑이나 코더 디브리핑과 함께 사용하면 좋은 방법이 될 것이다–이는 새로운 버전이 적절하다는 것을 확인하는 과정이 된다. 그러나 이런 경우에라도 동료나 친구를 대상으로 한 "가상 인지면담"은 여전히 수행할 가치가 있는데, 이는 가장 명쾌한 결론을 줄 수 있기 때문이다.

요약

- 인지적 면담 외에도 몇 가지의 다른 설문조사 사전 검증방법이 있다. 이런 방법들은 강점과 제한점을 고려하여 적절히 사용해야 한다.
- 전문가 검토는 설문지 설계 전문가, 주제 전문가, 조사 면담자, 혹은 특정한 목표를 가진 컴퓨터 프로그래머들에 의해 이루어진다. 전문가 의견은 목적을 명확하게 하고, 질문이 논리적으로 결점이 없다는 것을 확인시키고, 기본적인 설문지 설계의 부족함을 해결한다. 일반적으로 전문가 검토는 질문지 개발 과정 초기에 가장 가치있다.
- 포커스 그룹은 질문지 개발, 검증, 현장순환을 통해서 이루어질 수 있는데 대부분은 형성단계에서 사용되어 개념을 연구하고 목표집단이 자신들에 대해서 생각하는 경향을 알아내고자 하는 방법이다. 그러나 포커스 그룹은 구체적인 질문용어를 평가하기 위한 최선의 방법은 아니다.
- 행위코딩 혹은 상호작용 코딩은 면담자와 반응자 사이의 상호작용에서 실수 혹은 어려움의 드러난 지표를 기록하거나 수량화하기 위한 체계적인 수단이다. 행위 코딩은 현장면담에서 수행되는 것으로 현장 사전검증 동안에, 면담자 행위와 응답자 행위를 목표로 하여 코드를 적용하는 특별히 훈련받은 코더에 의하여 면

담기록을 검토하는 것이다. 행위코딩은 숨겨진 문제를 찾아내거나 어려움의 근원을 탐색하는 데는 인지면담에 비하여 덜 효과적이나 설문지 결함을 확인하는 데는 유용하다.

- 재면담은 때때로 응답 변이 분석이라고 불리는데, 이는 여러 차례에 걸친 조사 질문에 대한 응답의 신뢰성을 확립하기 위한 수단이다. 이 방법은 가끔 쓰이는 것은 아니고, 개별적 항목의 수준에서 일관성을 양적으로 측정하기 위해 쓰인다. 이 방법을 수행할 때 주의점으로는 응답자 상태에서의 진정한 변화와 자료 수집 지점에서의 독립성의 결여가 신뢰성에 영향을 미치는지를 확인하는 것이다.
- 사전검증 절차를 분석해보면 동일하지는 않지만 중복되는 경향이 있다. 이것은 놀라운 일이 아니며, 각각의 방법이 가지는 강점과 제한점을 고려할 때 가능할 때마다 병행하여야 한다.

참고

1. 개인적 판단에 따라 결정해야 하는 질문이 있다. 예를 들어 질문이 6차례만 주어지고 6차례 모두에서 동일한 코드로 나온다면 아마도 왜 그런가에 대해 알고 싶어질 것이다.

CHAPTER 15

미래의 방향을 위한 권고

Recommendations and Future Directions

인지적 접근은 비교적 단기간 내에 설문지 수정에 도움을 주나
그 변화가 얼마나 심오할지에 대해서 말하기는 이르다.
–Tourangeau, Rips, et al.(2000, p.34)–

개요

Tourangeau, Rips 등의 결론은 일반적인 인지적 접근(CASM)뿐만 아니라 조사설문이나 다른 자료를 개발하고 평가하는 수단으로서 인지면담을 포함한다. 인지면담에 대한 요구가 증가될 것인가? 만일 그렇다면 내가 서술한 핵심적 방법은 어느 범위까지 진화할 것인가? 이 마지막 장은 실무자를 위한 권고의 내용에서, 몇 가지의 개괄적인 주제를 반복한 다음 새로운 방향의 영역으로 전환할 것이다.

인지면담 실행을 위한 권고안 12가지

인지면담을 수행하는 것과 관련된 많은 권고를 제시했지만, 다음의 주제는 특히 염두에 둘 만하다.

권고 1: 인지면담을 전체적인 설계과정으로 통합하라

인지면담은 다양하게 수행할 수 있다. 일련의 조사현장에서는 질 평가를 위해 사용

가능하고, 자료가 쓰일 수 있는 특정한 사용처를 결정할 수 있게 해준다. 예를 들면 기록이 없는 상태에서 수집된 어린이의 예방주사 대한 세부적인 정보가 정확하지는 않더라도, 어린아이의 부모에게 행한 인지면담을 기초로 하여 어린이에 대한 최근 자료인지 아닌지에 대한 전반적인 보고를 믿을 수 있는가에 대해서 결정할 수 있다.

그러나 인지면담은 사후 질 평가보다는 사전질문으로서 나중에 도구의 초안으로 통합되게 된다. 인지검증은 시기 적절성과 통합의 문제가 기본적이며, 현장 사전조사 전에 이루어지는 독립적인 활동이기보다는 중간 수준인, 일련의 초기 질문의 개발과 평가의 과정이라고 할 수 있다. 이러한 점에서 '시간이 모든 것이다'라는 주장처럼, 검증을 해야 하는 시점에 대한 문제는 이 검증을 어떻게 해야 하는가에 대한 방법에 대한 것처럼 중요한 점이 된다. 더욱이 대상자를 모을 충분한 시간이 있어야 하며, 인지적 프로토콜을 개발하고, 면담을 수행하고 기록하고, 제안된 변화의 의미를 숙고하고, 모든 협력자와 대상자와 통합하고, 수정을 수행해야 한다. 가장 최선은 적어도 두 번의 반복적인 순환으로 이 절차를 반복한다.

권고 2: 인지검사를 위한 질문을 준비할 때 질문 설계의 첫 번째 원칙에 주의하라

검증에 적합한 시점이라도, 내용이 또한 옳아야 한다. 확실한 결함이 있는(즉 이러한 결함이 대상자나 지불주체에게 분명하지 않거나 인지면담이 이러한 문제를 인식시키는 데 필요한 경우가 아니고는) 질문에 대해 인지검증을 수행하는 것은 거의 의미 없다. 인지검증을 위한 질문을 제시하였을 때, 평가자는 질문의 평가, 토의 그리고 변형의 초기 순환이 이루어지기를 기대할 수 있다. 이러한 실무는 중요한 위험이 제거된 질문이 만들어져서, 인지검증은 보다 미묘한 문제에 집중하게 하지만, 인지적 탐색질문의 개발을 위해서는 중요하다.

권고 3: 질문하는 목적을 자주 상기하라

대상자에게 질문은 어렵지만, 혹은 그렇지 않다고 하더라도, 우리는 인지적 제한점을 언급할 수 있는 가능성 여부와 독립적으로 측정으로서 그 유용성에 대해 고민하게 된다. 대상자들은 "당신은 밤에 어디를 갑니까? 혹은 개, 지팡이, 총, 칼 등과 같은 방어를 위한 물건을 얼마나 자주 가지고 다닙니까?"라는 질문에 대답할 수 있다. 그러나 분석가가 숨겨진 무기를 가지고 다니는 사람들과 밤에 개와 같이 다니는 사람들에게 함께 공유될 수 있도록 의미 있게 사용될 수 있는 질문을 만들 수 있는가? 일반적으로 대상자의 어려움뿐만 아니라, 분석의 목적을 위한 질문 사용에 있어서의 어려움에 대해서도 주의를 기울여야 한다. 비록 이것이 보통은 인지적 방법의 중요한 점으로 보이지는 않지만 "왜 우리가 이 질문을 정확히 물어야 하는가?"라는 문제도 이러한 관점에서 좋은 것이다.

권고 4: 인지면담 기술을 조사 수행 양식에 따라 적절하게 적용하라

우리는 전화조사를 할 때 항상 엄격하게 전화조사를 위한 인지면담을 하거나, 메일이나 웹조사를 위하여 자가기입을 위한 인지면담을 수행할 수는 없다. 오히려 일련의 설문조사에서는 면대면 인지면담의 초기 라운드가 이득이 되기도 하는데 이는 단순히 대상자들과의 상호작용하고, 자유로운 토론을 수행할 수 있기 때문이다. 그러나 현장조사는 면대면 상호작용에 의존하는 것이 아니고, 이 경우 인지면담은 설문지를 검증하기 위한 방법으로 조절되어야 한다. 그래서 인지면담을 하는 최종 라운드에서는 인지 실험실에 전화 혹은 컴퓨터를 사용하기도 한다. 더 나아가 우리는 동시탐색을 배제하고 후향적 디브리핑을 하는 것으로 결정할 수도 있다. 우리의 전반적인 목표는 설문지 적용방법의 중요한 측면을 보존하는 한편, 현장면담 절차로부터 분리되는 방법으로 인지면담을 적용하는 것이다(예, 질문지 평가를 위한 보충적인 정보 획득을 위해 탐색하는 것). 이러한 상반된 요구로 인해 인지면담자들은 절충과정이 필요하다. 인지검증의 일련의 과정을 통해서 허용된 계획을 수행하면서 현장상황을 개선시키는 것이 바람직하다.

권고 5: 현장면담에서의 잠재적인 문제를 명심하라

면담자 기입 설문지를 위한 인지면담의 단점은 결점으로 면담자에게 직면한 문제들을 대상자가 무시하는 것에 대해, 면담자가 지나치게 주의를 기울이는 것이다. 그러나 만일 이 점이 마음에 걸린다면, 결과에 대해 지나치게 신경을 쓰지 않아도 된다. 이러한 논쟁은 우리가 질문평가 시스템을 사용하는 또 다른 이유인데, 질문평가 시스템은 우리로 하여금 면담 시작부터 면담자의 역할을 고려하도록 하기 때문이다. 더 나아가 인지면담을 하는 동안 수행의 어려움에 대비하도록 준비시킬 수 있다. 현장에서의 사전검증 질문으로 인해 현장 면담자들의 실책이라는 공격을 받을 때까지 기다릴 필요가 없다는 것이다.

권고 6: 다양한 언어적 보고기술을 혼합한 접근을 활용하라

사고구술과 면담자 적용 탐색 중 어느 것을 선택할 것인가 하는 것에 대해 논쟁할 필요가 없다. 왜냐하면 이 두 가지 기법은 하나의 면담으로 통합될 수 있기 때문이다. 다양한 기법의 탐색 중에서 어느 것을 선택할 것인가, 즉 사전적 또는 반응적,

동시적 또는 후향적이냐 하는 문제는 면담의 숙련성, 조사수행의 양식, 질문의 본질, 예견되는 문제, 이전 개발의 정도, 질문의 사전조사 여부 등에 따라서 선택하게 된다. 적절한 언어적 보고 기술의 선택은 이미 수립된 알고리즘을 따르는 과정이라기보다는 그 자체로 의사 결정과정이다.

권고 7: 양을 넘어서 질을 강조하라

인지면담은 작은 샘플을 대상으로 하는 집중적인 활동이다. 정보의 깊이를 위하여 면담의 양을 희생할 수 있기 때문에 각각의 면담에 더 많은 집중이 이루어지면 더 좋아질 수 있다. DeMaio와 Landreth는 가능할 때마다 인지면담의 음성 혹은 비디오 테이프를 검토하고, 실제의 면담 중에 놓친 미묘한 문제에 집중하는 것이 가치가 있다는 점을 발견하였다.

권고 8: 면담결과를 단순히 적용하지 말라–면담 결과에 대해서 해석을 먼저 하라

인지면담으로부터 도출된 객관적 결과, 즉 실제로 우리가 관찰한 내용은 핵심자료이므로 결론과 제언의 기초가 되어야 한다. 즉 현장조사에 놓여 있는 문제와 이 문제들이 얼마나 심각한지에 대해서 이러한 자료가 직접적으로 드러내지는 않는다고 하더라도 바로 그 점을 의미하게 된다. 우리는 결과의 범위와 내용을 어떻데 제시할지에 대해서 판단하기 위한 해석을 해야 한다. 측정목표 달성을 위해서는 심지어 매우 분명한 문제라도 관련이 없다고 판단할 수 있다. 예를 들어, 인지 실험실 연구에서 "자유로이 여기저기 다닐 수 있다"라는 질문이 우스꽝스러울 수 있다. 왜냐하면 대상자들은 자유로이 인지 실험실까지 올 수 있었기 때문이다. 그러나 같은 질문이 현장조사에서 바깥을 자유로이 돌아다니지 못하는 일부 응답자 집단에게는 매우 어려운 것으로 받아들여질 수 있다.

권고 9: 나중을 위하여 결과를 기록하라

인지면담자들은 이전의 면담결과를 잊어버리거나 다른 사람이 활용할 수 없게 되어서 곤란한 적이 있을 것이다. 만일 이러한 결과가 하나의 프로젝트에 국한되어 한 번만 읽히고 구석에 보관되기보다는 기록되어 열람된다면, 재발견을 위한 지속적 노력 없이도 일관적인 주제가 드러나게 될 것이다. 이와 관련한 미래의 방향에 대해 아래에 기록하였다.

권고 10: 대상자 모집의 중요성을 명심하라

인지면담은 실제의 사람들 즉 대상자에게 의존하는 실증적 방법이다. 그러므로 우리는 대상자 모집을 위하여 창의적이고 다양한 형태의 방법을 사용해야 한다. 다양한 광고적 접근이 효과적이라고 알려져 있고, 충분한 정도의 보수 제공과 대상자를 실제로 찾을 수 있는 환경에서 면담을 하는 것 등이 효과적이다. 특히 조사가 특정한 그룹(예, 농부, 편부모 등)을 대상으로 한다면, 해당 대상을 타겟으로 한 모집 전략을 가져야 한다. 특정 집단은 경제적인 보수가 가장 주요한 요인은 아닐 수 있다(예, 의과대학장). 일반적으로 연구팀은 문지기(gatekeeper) 혹은 중개자를 다룰 중요한 인적 자원을 갖추고, 영향력 있는 핵심인물이 속한 그룹(예, 교회, 지역 내 지도자들)에 접근하는 중개단계의 작업도 준비하여야 한다.

권고 11: 실행을 통하여 배우라

오직 매뉴얼을 통해서만 배우는 것은 불가능한 일이고, 단순히 인지면담에 관한 책을 읽어서 배우는 것도 가능하지 않다. 학습과정을 촉진시키기 위하여 9장에 훈련과정을 설명하였다. 혼자 면담을 해내야 하는 연구자들은 가능한 많이 학습한 후 뛰어드는 길 밖에 없다. 기본에 충실한다면 비교적 쉽게 면담을 할 수도 있다. 대상자에게 사고구술을 위한 촉진질문을 하고 탐색질문을 준비하여 실행하고 이를 기술하는 것이 바로 기본이다. 더 나아간다면 질문지에 익숙하고 잠재적 문지를 인지하고 있는 면담자가 반응적 탐색으로 추후면담을 하는 것이다. 면담자에게 요구되는 주요한 특성은 기꺼이 들으려는 자세이고, 면담자가 대상자에게 물으려고 하는 것과 대상자의 이야기를 주의 깊게 관련짓는 것이다.

권고 12: 인지면담의 다양한 잠재적 결과를 유념하라

인지면담은 단순히 발견을 통해 “구멍난 곳을 때우기”가 아니라 조사질문에서 문제를 고치는 것이다. Royston와 Bercini(1987)는 면담 초기에서부터의 폭넓은 관점이 필요함을 인식하였다. 조사에서 질문할 수 없는 것을 발견하는 것, 측정오차와 같이 자료에서의 제한점을 인식하고, 더 나은 인지면담 질문방법을 찾는 것을 초기부터 동시에 진행하는 것이 필요하다는 것이다. 몇 가지의 중요한 제한점이 있는데, 모든 응답자들에 대한 완벽한 질문은 없으며, 목적을 완벽하게 충족시키는 질문도 없다는 점이다. 즉 개념에 대한 서로 다른 표현 중에서 상대적으로 이득이 되는 것을 고려하고, 가장 최선으로 보이는 것을 선택하는 것이다.

인지면담을 위한 미래의 방향

이 책에서의 마지막 논의는 앞으로 나아가야 할 방향과 이러한 과정에 우리가 무엇을 할 수 있는가 하는 것이다. 완벽하게 앞일을 알 수 없는 상태에서, 기존에 존재하는 몇 가지의 힌트를 가지고 미래를 예견하고 미래의 방향을 제시하고자 한다. 즉 대략적으로 (a) 인지면담의 방법론적인 측면에서의 다양한 내용과 인지면담 수행 자체의 진보와 (b) 적용에서의 발달 혹은 인지면담이 기여할 수 있는 새로운 분야로 나눌 수 있다.

최선의 인지면담 실행 개발

저자는 인지면담을 위한 최적의 방법이 있다는 생각에 동의하지 않는 편이다. 왜냐하면 모든 상황에 맞는 무엇인가가 있다는 생각은 지나치게 단순하기 때문이다. 따라서 앞으로는 연구조사(설문지 기입 방법, 개인 대 포커스 그룹, 질문의 민감도, 기타)에 따른 다양한 인지면담 기법 또는 도구(탐색, 예제와 같은 구체화 기법 등)의 효과성을 사정하는 데 노력을 기울여야 한다고 주장한다. 이 분야의 발전은 방법 활용에 대한 문제에 대한 권고사항을 제시한 13장에서 다루고 있듯이 연구 평가를 구실로 하고 있다. 결론적으로 미래에는 특정 유형의 연구방법(예를 들어, 기입방법에 따라 분류할 때 개인 대 기관, 질문의 민감도 수준, 혹은 다른 중요한 차원들)에 대한 다양한 도구(탐색방법, 예제와 같은 구체적 방법 등)의 효과 평가를 위해 노력해야 할 것이다.

앞 장에서 다룬 내용을 염두에 두면서 내재한 문제의 발견에 초점을 두어야 한다. 즉 우리가 문제가 덜하다고 믿는 질문에 대해 관심을 내려놓거나 하지 않고 어떤 기법이 오류를 발견하는 데 더 효과적인지를 찾아야 한다. 우리는 인지면담 과정의 효율성을 증가시키는 방법으로, 결함을 사전 스크리닝하는 데 효과적인 질문평가 방법을 개발할 수 있다. 특히 인공지능을 활용한 방법이 발전하여 컴퓨터에 기반한 평가도구를 사용할 수도 있다. 이러한 방법으로 인지면담은 불완전한 사전 검토과정 지원 역할을 넘어 특별히 복잡한 문제에 집중할 수 있다.

특정한 질문형태가 인지적 문제를 의미하는지를 탐색하라

두 번째 방법론적 개발에는 우리의 "성배"를 추구하는 것이 포함된다. 즉 설문지 유형과 반응오류 사이의 인과적 관계 수립(Collins, 2003; Snijkers, 2004)이 이에 해당한다. 3장에서 소개된 개념으로서, 응용 CASM 연구의 궁극적인 목표는 시행착오 형태의 질문으로 관점을 제한하는 것에 반하여 설문지 설계원리에 대한 일반적인 개발을 촉진하는 Basic CASM에 피드백 정보를 제공하는 것이다(O'Muircheartaigh, 1999; Schwarz, 1999; Sirken & Schechter, 1999). 정보의 양방향적 흐름은 중개연구(translational research)로서 의학문헌에서 서술되었는데, 실험실에서 임상으로 또한 반대의 방향으로도 정보가 소통하는 것이다(Pober, Neuhauser, & Pober, 2001).

표 15-1은 인지검증 보고서에서 모은 질문과 관찰된 결과 사이의 관계를 지배하는 "규칙"을 포함하였다. 이런 예들이 심층적이지는 않으나(완전히 진부하지는 않기를 희망할지라도), 이는 일반적으로 CASM 영역을 알리는 중개적 접근으로 진행하게 하고, 자가보고에 대한 인지적 모델의 개선을 위한 단계로 진행하게 한다. 그러한 규칙은 이러한 관계의 개별적인 예를 담고 있는 산재된 보고서를 포함하여 현재 상태의 수준을 훨씬 넘어서는 개선을 나타낸다.

조사연구에서 응답오류의 특징에 기반하여 면담자(연구자)들은 그들이 확인한 인지적(또는 다른) 오류형태(예를 들어, 1994년 Presser와 Blair가 제시한 이해오류의 다양한 하부 유형)에 대한 기록뿐 아니라, 그런 오류와 관련된 것으로 추정되는 질문을 코드화해야 한다. 이런 점에서 Q-BANK라고 부르는 미국 기관 간의 상호적인 노력으로 인지면담 결과에 대한 일련의 기록과 사후 분석을 허용하는 컴퓨터화된 데이터베이스를 개발하고, 질문과 검증 결과에 대해 명백한 코드를 제시하고 있다(Miller et al., 2003).

표 15-1 반응오류를 초래할 수 있는 인지적 특성과 관련한 규칙(예)

규칙 1: 일생에 걸친 행위 빈도에 대한 질문은 정보 회상에 심각한 오류 초래 가능(예, 일생 동안 이사한 횟수)

규칙 2: 빈도, 기간, 강도와 같이 다양한 개념이 혼재된 질문(예, 운동이나 신체활동 관련)은 인지기능에 과부하를 초래하여 응답자들로 하여금 한두 가지 요소를 무시하도록 한다. 이러한 경우는 질문은 나누어 여러 개로 만드는 것이 좋다.

규칙 2a: 규칙 2는 구두조사, 특히 전화면담에 적용되는 내용이다. 시각적으로 제시되는 종이 설문지의 경우 상대적으로 복합적 질문에 대한 융통성이 있다. 특히 질문을 나누었을 때의 장점에 비해 응답자들이 질문의 양으로 인해 반드시 응답해야 하는 질문을 건너뛰는 문제점이 더 심각할 때 복합적 질문을 사용할 수 있다.

규칙 3: 가상적 질문(hypothetical question)은 응답 결여 또는 사실이 아닌 응답을 초래할 수 있다. 왜냐하면 그러한 질문은 응답자들이 결정을 내리기 위해 사용할 정보를 충분히 구체적으로 제시하지 못하기 때문이다(예, "당신은 테러에 대항할 목적으로 세금을 인상하는 것을 지지하십니까?")

시스템이 초안 형태인 경우 미래의 방향을 갖게 하나 **표 15-2**는 코드화된 질문 세트이다. 현재로는 건강, 노동력, 인구학적 특성 등과 같은 전 영역에 걸쳐서 인지적 검증을 수행할 수 있는 기관에서 사용할 수 있는 데이터베이스를 필요로 한다.

표 15-2 Q-BANK project: 응답오류 범주 관련 질문의 특성

질문 유형	• 인구학적 특성 • 사건, 활동, 행위 • 객관적 특성 • 주관적 특성 • 추정	• 태도 • 지식검증 • 설명 • 개인 ID • 기타
응답범주 유형	• 예/아니오 • 양(quantity)–개방형 • 양–범주(category) • 시간대–개방형 • 시간대–범주(category) • 척도/순위(scale/rating)	• 단일선택 • 다중선택 • 할당(allocation) • 기술(textual) • 기타

출처: miller et al. (2003).

컴퓨터화

12장에서 언급한 바와 같이 질문개발과 사전검증은 컴퓨터 조력 면담 혹은 CAI (Couper, 1999; Marquis & Kasprzyk, 1999), 즉 CAPI와 CATI 체계를 통하는 것과 같은 컴퓨터를 통하여 제시되는 질문으로 점차적으로 진행될 수 있다. 그러나 이러한 개발은 인지면담 영역에 심각한 영향을 미칠 수 있지만, 이런 절차가 종이에 기반한 면담과 크게 동떨어진 것은 아니다. 조사영역에서 최근의 발달은 이런 현재의 상황에 대한 도전으로 받아들여질 수 있고, 인지면담자에게 기술의 변형을 요구하고, 인지적 검증과 유용성 검증에 대한 증가된 수렴의 관점으로 보일 수 있다. Tourangeau, Couper, Tortora와 Miller-Steiger(2000)에 의하면 "조사자료를 모으는 새로운 방법의 개발은 특히 웹조사와 전화를 통해 녹음된 질문으로 자료를 모으는 자가응답 조사의 황금기를 선도할 것이다". 이러한 경향은 지속되어 기계가 조사면담자를 대신할 것이고, 설계자와 평가자는 응답자가 조사질문 과정을 적절히 따랐는가 하는 것과 질문제시 방법이 적절했는지를 확인해야 할 것이다. 컴퓨터화된 체계를 평가할 때, 인지면담자는 질문 검증과 더불어 유용성 검증에 대한

직접적인 도전에 직면하게 될 것이다.

큰 규모의 조사연구 개발 기관(미국 인구조사국, 노동통계 등)에서 실시하는 미래의 조사에서는 인지적 및 유용성 검증의 협력이 필요할 것으로 인식하고 있다. 분명하지 않은 것은 각 형태의 실험실에 관여하고 있는 직원들과 장비가 통합되어 있는지의 여부이다. 어떤 면에서는 응답자들의 인지과정에 의존하게 됨에 따라 접근방법을 완전히 혼용하는 것이 타당할 수도 있다. 컴퓨터에 기반한 자가보고는 구두로 물어서 응답을 얻어내는 인지면담자에게 새로운 문제를 제시하게 되는데 예를 들면 컴퓨터 스크린의 디자인이라든지, 화면 내 진행을 위한 안내(즉 화면 안내와 같은), 색깔, 글씨 크기 등과 같은 시각적 측면을 고려하게 한다.

그러나 이런 것들은 새로운 내용은 아니다. 사실은 이러한 요소가 자가기입 종이 설문지에서도 반영되어 왔고, 특히 인지적 검증을 통하여 성공적으로 반영되고 있다. 자가기입 설문지에 익숙한 인지면담자는 현재의 방법을 웹 조사나 다른 컴퓨터에 기반한 조사에 잘 적용할 수 있다. 더욱이 이론적인 관점에서도 컴퓨터 조사 진행과정(즉 다음에는 어디로 가야 하는가?)은 Ericsson과 Simon이 제안한 언어보고 방법에서 말하는 문제해결 과업과 매우 비슷하며, 일부는 면접자가 조사하는 질문방식과 더 많이 비슷하다. 이런 관점에서 통상적인 인지면담 기술은 사전조사로서 컴퓨터 유용성 검증에 적용할 만하다. 또한 모순되게도 전반적으로 보았을 때 전통적인 사고구술 기법은 웹조사와 문제해결의 강력한 요소를 포함한 컴퓨터 기반 적용의 검증에 탁월하게 적합하다.

조사 및 연구 참여

연구자들은 대중들이 조사참여를 하기 꺼리는 방향으로 변화하고 있다는 점에서 새로운 도전을 받고 있다. 조사연구 영역에서 응답률 감소는 적어도 10년 동안 문제점으로 지적받고 있다. 유사하게 환자-대조군 연구와 같이 대중의 참여가 필요한 연구에서 무작위 전화번호로 대조군을 선택하는 통상적인 방법도 더 이상 효과적이지 않다. 보다 일반적으로 모든 연구기관에 있는 연구검토 위원회에서 고려하는 인권보호의 영역에서, 대상자들에게 충분한 동의를 얻을 수 있어야 한다는 점에서, 읽거나 해석하기 어려운 동의서의 형태를 개선해야 한다는 인식이 증가하고 있다.

이런 영역에 대해서 인지면담 적용을 언급할 수 있는데, 중요한 연구영역이 "연구 참여의 인지적 측면(the cognitive aspects of research participation)"이며 이를 위한 다양한 방법이 있겠다. 일부는 이미 존재하는 것으로, 응답자들이 참여를 거절하는 이유 혹은 응답자들이 면담을 완료하는 이유에 대한 포커스 그룹이 있다. 더욱이 인지면담을 이용하여 대상자가 참여에 대한 확신을 가질 수 있도록 개발된 각종 자료의 포괄성을 평가할 수 있다. 연구 동의서의 개발에 대한 적용은 특히 명확하다. 인지적 탐색이 이해과정을 사정하는 데 유용하기 때문에, 동의된 서류의 다양한 버전의 이해수준을 확실히 하고, 대안적 접근법을 비교하기 위하여 이런 기술을 채택하기 쉬워야 한다(예, 길고 설명적인 형태 혹은 반대로 서술적 안내책자에 적힌 짧고 도식적인 버전).

비교문화적 연구

저자는 인지면담의 미래에 대하여 또 하나의 방향은 인지면담의 초점에 대한 경계를 확인하는 것이라 제안한다. 7장에서의 문화인류학적 접근에 대한 논의를 확대하여, 기존의 조사방법에 대한 도전으로 다양한 인구집단, 특히 주요 조사목적이 통계적 비교인 다양한 인구집단을 위한 질문지의 개발이 이에 해당한다. 중요한 것은 비교문화적인 등가(equivalence)를 수립하는 것으로, 인종, 민족성, 국가 및 그 밖의 다른 구분에 따라서 정의할 수 있는 집단에게 유사한 방식으로 정신적인 진행이 이루어질 수 있는 질문을 만들어내는 것이다. 더욱이 목표는 인구학적으로 규범적인 집단을 넘어서는 하위그룹에 등가를 수립하는 것과 더불어 다른 언어로 번역해도 등가인 질문을 개발하는 것이다.

NCHS 국가 건강면담 조사(NCHS National Health Interview Survey)와 같은 큰 인구 집단조사는 스페인어로 번역되었으며, 다양한 언어로 번역되는 경향이 증가하고 있다. 예를 들면 2001년 캘리포니아 건강 면담조사(the 2001 California Health Interview Survey)는 7개 국어로 번역되었다. 언어 버전 외에도, 연구자들은 다른 집단으로부터 얻어진 반응이 의미 있게 비교될 수 있는가 하는 점에서 비교문화적 등가를 보이는지의 여부에 대해서 심각하게 묻기 시작하였다. 예를 들면 Harkness 등(2003)은 한국인과 노르웨이인에게 공감에 대한 질문에서 다른 의미를 나타내었지만, 이 비교문화적 불일치의 해석은 분명하지 않다. 공감에 대한 기초 수준이 다양하다기보다는, 이러한 결과는 이 주제에 대한 탐색에서 공감을 보이고 전달하는 사회적 행동에 대한 기대 수준이 차이를 보인다는 것을 나타낸다. Harkness 등(2003)은 장기적으로 비교문화적 등가에 대한 인지적이고 문화적인 문제를 논의하였지만, 실증적인 질문개발 방법에 대한 잠재적인 사용에 대해서는 거의 언급하지 않았다. 그러나 Harkness 등(2003)은 포커스 그룹, 인지면담, 두 개의 언어와 단일어로 사전검사를 쪼개는 것 등이 응답자와 현장 조사원의 디브리핑과 마찬가지로 사전검증 전략으로서 번역된 질문지 버전의 다른 측면을 증진시키는 데 도움을 줄 수 있는 중요한 피드백 자원이었다고 하였다. 특히 집중적인 탐색 자로서의 역할 때문에, 인지면담은 언어 간과 언어 내 모두에서 비교문화적 등가를 추구하는 데 적합하다. 그러나 비교문화적 인지면담 방법 개발에서 중요한 사항은 특히 언어를 포함하여 다음과 같은 점이다.

(a) 9장에서 밝힌 인지면담자의 선택을 위한 모든 기준을 충족하며 이중언어를 구사하는 사람을 선택하고 훈련하는 것

(b) 자신이 할 수 없는 언어로 이루어진 인지면담에 대해서 평가가 어려운 연구자에 의한 면담자 수행의 모니터링

(c) 유사하게 익숙하지 않은 언어로 쓰여진 면담결과의 기술을 연구자가 해석하는 것

(d) 논리적인 관점에서, 다양한 집단이나 언어에 걸쳐 수행된 면담은 그룹의 수나 관련된 언어의 수에 따라 개발의 범위와 복잡성이 급격하게 증가한다.

최종 사례연구

1장에서 "인지면담은 무엇인가?"라는 질문을 제기하고, 15장에 걸쳐 이에 대한 답을 하고자 하였다. 결론적으로 인지면담이 무엇인가에 대한 문제에 대해, 기존에 논의한 광범위한 주제를 전달하는 예를 보임으로서 다시 조명하고자 한다. McKay와 de la Puente(1995)는 다음의 질문에 답하기 위하여 집중적인, 다단계 인지면담 프로젝트를 수행하였다. "인종적 정체성 확인에 대한 질문에 다인종적 범주를 추가하는 효과는 무엇인가? 그리고 어떻게 이것을 정확하게 단어화하는가? 히스패닉이라는 말을 인종 질문에 포함해야 하는가 혹은 분리해야 하는가? 아프리칸 아메리칸(African-American) 혹은 흑인 중 어느 것이 최선의 용어인가?"

연구자는 특정한 대상자를 모집하기 위하여 지역사회센터에 의존하게 된다. 연구자는 세 단계의 연구를 진행하여 연방조사를 넘어서서 인종과 민족성 자료를 모으는 방법을 수립하기 위한 목적으로 흥미 있고 중요한 몇 가지를 알아냈다. 가장 의미 있는 점은, 인종과 민족성에 대한 자가보고를 사정하는 전통적인 방법의 미국 연방조사의 결함을 찾아낸 것이다. 즉 조사대상 중 많은 사람들은 정부의 인구학자들이 생각하는 것과 같은 방식으로 이 개념을 생각하지 않는다는 점이다. 예를 들면 "내가 당신에게 읽어준 리스트에서 당신이(인종이) 선택되었습니다. 당신이 속한 보다 세부적인 그룹이 있지요?" 라고 물으면 대상자는 연방정부의 조사가 예상한대로의 그룹을 말하는 것이 아니라 "크리스천(Christian), 벽돌공(masons), 흑인 무슬림교도(black Muslim), 반항하는 10대(rebellious teenager)" 등으로 반응

하였다.

더욱이 자신들을 히스패닉이라고(예, 멕시코인, 멕시코 출신 미국인, 푸에르토리코인, 쿠바인 등) 여기는 많은 사람들도 민족성의 분리된 측정보다는 자신들의 인종적 조합을 구성하는 것으로 생각하였다. 따라서 응답자들에게 자신이 히스패닉이라고 생각하는지를 묻고, 인종적 확인에 대한 개별적인 질문을 하는 것이 가장 최선임을 알 수 있었다. 또한 다인종적 범주는 다인종 배경을 가진 응답자에게 유용하다고 결론지었다. 어느 정도는 이러한 유형의 연구결과는 미국 연방 조사결과로 통합되고 중요한 내용을 알게 된다. 우리는 검증을 통해 중요한 문제를 확인할 뿐만 아니라 조사연구 실행에도 그 결과를 적용하게 된다.

McKay와 de la Puente 연구의 일반적인 결과와는 별개로 보다 구체적인 사항들을 **표 15-3**에 제시하였는데, 그 이유는 이 책을 통하여 지속되는 주제를 반복하기 때문이다. 1단계 탐색질문은 한 번에 너무 많은 정보를 제시하여, 이해가 필요한 몇 개의 부분으로 해체될 필요가 있다. 그래서 탐색은 검증을 목적으로 하는 조사질문으로서 자신들을 혼동스럽게 하는 같은 법칙을 따른다는 것을 알게 된다. 저자에 따르면 (a) 무슨 탐색을 사용할 것인가를 지시하고, (b) 이 작업이 실패하였을 때 받아들이는 것으로, 평범하지 않은 실무가 인지면담 영역에서 큰 이익이 될 것이다.

2단계에서 인지면담의 결과는 구체적으로 질문을 개선하는 것이 아니라 수용할 수 없는 수준의 민감도를 보이는 질문을 제거하는 근거가 된다. 최종적으로 3단계에서 탐구자는 의도한 결과("예", "아니오"로 나누어지는 정확한 대답)를 낳는 질문 버전을 개발하기 위하여 반복적, 체계적인 검증 프로그램을 끈질기게 추구한다.

McKay와 de la Puente는 다양한 목적을 위하여 인지검증을 적용하였다. 탐구의 구성요소를 위해 연구자는 충분히 표준적인 탐색접근을 통하여, 대상자 답변에 숨겨진 원리(왜 그들이 해당 범주로 그들 자신을 분류하였는가)에 주목하면서, 인종과 민족적 정체성과 관련된 인지적 문제에 주의를 기울였다. 그러나 세 번째 단계에서 중요한 목적은 대상자가 질문을 해석하는 방법이 아니라, 대상자가 그것에 언어로 대답하는 방법에 초점을 두었다. 인지모델의 관점에서 보면 그들은 초기에 이해과정을 탐색하였으며, 후에 연구자의 구상(단순히 히스패닉 출신인가에 대해 "예", "아니오"로 대답)에 들어맞는 응답을 제공하도록 유도하는 노력으로 응답 과정을 추적하였다. 후의 목적을 추구하면서 연구자는 숨겨진 결점을 찾아내기 위한 인지적 탐색을 하는 것보다는 행위코딩(특히 14장에서 설명하듯이 "코딩할 수 없는 반응"코드)을 통하여 전형적으로 목표로 삼을 수 있는 형태의 외형적 문제에 초점

표 15-3 인종 관련(Hispanicity) 질문에 대한 인지조사

1단계(20회 면담)

결과: 탐색질문에 문제 확인, 특히 추상적 개념에 대하여

(a) "내가 당신에게 읽어준 리스트에서 당신이 (인종이) 선택되었습니다. 당신이 속한 보다 세부적인 그룹이 있지요?"라는 질문에 대해 "크리스천(Christian), 벽돌공(masons), 흑인 무슬림교도(black Muslim), 반항하는 십대" 등으로 대답. 탐색 질문 자체가 모호하고 인종이나 민족에 대해 생각하도록 하는데 실패

(b) "인종, 민족, 선조 사이에 차이가 있습니까?"라는 탐색질문은 추상적이고 어렵다. 그래서 필요한 정보를 얻는 데 실패했다.

2단계(미국 9개 지역에 걸쳐 54회 면담)

결과: 일부 질문으로부터 강력한 반감이 나타나 삭제

3단계(9명의 응답자)

원하는 반응(예/아니오)을 유도하면서 반복적으로 질문을 수정하기 위하여 대상자의 방응을 단순하게 관찰

버전 1: "먼저 당신이 본인을 히스패닉(hispanic), 라티노(Latino), 스페인 출신 중 어느 쪽으로 생각하시는지 묻겠습니다."
First, let me begin by asking whether or not you consider yourself to be Hispanic, Latino, or of Spanish origin.

결과: 아무도 '예/아니오'로 대답하지 못함. 대신 그들의 인종 또는 민족을 말함.

버전 2: "당신은 히스패닉, 라티노, 스페인 출신 중 어느 쪽이십니까?"
Are you hispanic, Latino, or of Spanish origin?

결과: 일부 응답자는 여전히 '예/아니오'가 아니라 자신을 백인이라고 대답함.

버전 3: "당신은 히스패닉, 라티노, 스페인 출신 또는 이 중 어디에도 안 속하십니까?"
Are you hispanic, Latino, or of Spanish origin, or none of these?

결과: 일부 응답자는 여전히 '예/아니오'가 아니라 그들의 인종 또는 민족을 말함.

버전 4: "먼저 당신은 히스패닉, 라티노, 스페인 출신 중 하나에 속하십니까?"
First, are you one of the following: hispanic, Latino, or of Spanish origin?

결과: 전체 응답자들이 '예/아니오'로 응답.

출처: Mckay & de la Puente (1995).

을 두었다. 이 경우에 몇 번의 작고 반복적인 라운드가 효과적이었다(어떤 사람은 단지 여러 번의 행위코딩 실습만이 필요할지도 모른다고 생각할 수 있다).

최종적으로 연구자는 스페인어로 된 질문지를 검증하였고, 문화적 쟁점과 비교

문화적 등가에 적절히 주목하였음을 보여주었다. 덧붙여 McKay와 de la Puentes의 예는 특정한 질문지 개발이라는 도전에 체계적으로 적용할 수 있는 인지면담 접근의 유연하고 다양한 본질을 잘 나타내었다. 나는 그들의 연구가 인지면담은 효과적인 설문을 개발하기 위해 사용하는 여러 가지 요소 – 인지적인 요소와 아닌 것, 핵심적인 요소와 다른 방법과 겹치는 것, 절차를 미리 시험하는 것 – 의 결합체라는 것을 보여줌으로써 간접적으로 "인지면담이란 무엇인가"라는 질문을 던지고 있다는 점을 강조하고 싶다.

결론

인지면담은 넓은 범위의 요소를 포괄하는 유연한 활동이며, 합리적인 태도로 인간의 마음을 이해하고 반응해야 하는 질문의 평가에 대한 논리적이고 체계적인 접근이다. 저자는 개입된 활동이 돌처럼 정지된 혹은 침체된 것이 아니라고 주장한다. 즉 인지검증은 역동적이고, 시간에 따라 변화하며, 필요에 따라 진화하는 것으로 보인다. 결과적으로 인지면담 절차는 현장이 성숙해감에 따라 지속적으로 변화할 것이며, 이 책에서 제시하고 있는 인지면담의 실행이 점차 구식이 될지도 모른다. 그러나 몇 가지의 중요한 요소는 지속될 것으로 보이고, 대개의 경우 기본적인 절차와 원리에 기초하여 인지면담을 수행하는 사람들은 이 작업이 매우 유용하고 생산적일 뿐만 아니라 즐거운 활동임을 알게 될 것이다.

부록 01

인지검증 프로토콜의 예

Examples of Cognitive Testing Protocol

A. 인지면담자를 위한 안내

1. 먼저 설문지 전체에 대해 이해하고 탐색질문을 결정하기 위해 설문지를 검토한다.
2. 면담 개시를 위하여 대상자에게 안내서를 문자 그대로, 또는 다른 말로 바꾸어 읽어준다.
3. 시작할 때 시작시간을 기록(입력)한다.
4. 면담자가 설문지를 읽어줄 때 응답자는 반드시 듣기만 하도록(읽지 않고) 한다.
5. 한 시간 정도 진행한다. 면담이 완료되지 않았으면 끝난 지점에 표시한다. 질문을 읽어주기 어렵거나 정확히 어떻게 읽어야 할지 확신이 없는 경우, 이를 기록하고 할 수 있는 범위 안에서 최선의 방법으로 읽어준다.
6. 적혀있는 탐색질문을 활용하고 면담자가 생각하는 다른 탐색질문을 한다. 모든 질문마다 집중적으로 탐색해야 할 필요는 없다는 것을 명심한다.
7. 질문마다 문제점 또는 기타 이슈에 대해 코멘트한다. 코멘트 내용은 읽을 수 있도록 기록하여 나중에 사용할 수 있도록 해야 한다(이는 바로 연구자료이다).
8. 면담을 마치면 종료시간을 기록한다.
9. 설문지를 다시 한 번 더 보고 필요한 코멘트가 있으면 추가한다.
10. 코멘트가 적힌 프로토콜을 잘 보관하여 후에 하나의 버전으로 통합한 후 활용한다.

B. 대상자에게 읽어주어야 하는 안내[1]

면담자 주의점

(a) 안내서 전체를 읽거나 다른 말로 설명하도록 한다. 그러나 1~7번까지의 내용을 반드시 포함한다.

(b) 이 안내서는 대상자들이 동의서와 비밀보장 서약서에 사인을 한 후 읽도록 한다.[2]

와주셔서 감사합니다. 오늘 우리가 진행할 사항에 대해 조금 더 자세히 말씀드리겠습니다.

1. 여러분과 같은 분들을 모시고 새롭게 개발된 설문지를 검증하고자 합니다.
2. 저는 여러분에게 질문을 할 것이고 여러분은 대답해 주시면 됩니다. 다른 설문조사와 동일합니다.
3. 그러나 우리의 목적은 설문지가 어떻게 작동하는지 알고자 하는 것입니다. 따라서 여러분이 질문에 대해 응답하실 때 어떤 생각을 하시는지 말씀해 주시기 바랍니다. 즉 질문에 대답하기까지 하신 생각을 말씀해 주시면 됩니다.
4. 때로는 제가 질문 속에 들어있는 단어나 개념에 대해 더 질문드릴 수 있습니다. 또한 여러분이 질문을 받았을 때 드신 생각에 대해 질문할 수도 있으며 여러분이 하시는 말씀을 기록하게 됩니다.
5. 저는 여러분의 어떤 의견이나 반응이라도 다 알고자 한다는 것을 명심해 주십시오. 불분명한 내용이 있거나, 대답하기 어렵거나, 여러분에게 해당하지 않는다고 생각하는 내용이 있으면 주저 없이 말씀해 주시기 바랍니다.
6. 끝으로 본 면담은 한 시간가량 진행될 것이고 더 이상 질문할 것이 없으면 그전에 마칠 수도 있습니다.[3]
7. 시작하기 전에 혹시 질문하실 내용이 있으십니까?

[다음 장으로]

선택적 사고구술 기법[4]

한두 개 연습질문을 드리겠습니다.

대답하실 때 생각나는 내용을 말씀해 주셔야 한다는 것을 명심해 주세요.

연습문제 1: 당신의 집에는 몇 개의 창문이 있습니까?

[탐색–필요한 경우 적용]: 어떻게 그런 답을 말하게 되셨나요?

연습문제 2: 오늘 면담을 하러 여기 오시는 것이 얼마나 어려우셨나요?

매우 어려웠다, 약간 어려웠다, 거의 어렵지 않았다, 전혀 어렵지 않았다

[탐색–필요한 경우 적용]: 조금 더 설명해 주세요. "약간 어려웠다"라고 하신 것은 무슨 이유이신지요?

자, 되었습니다. 그럼 이제 시작할까요?

C. 면담 프로토콜의 예[5]

일시 ____________ 면담 번호 ______________ 면담자 이름 ________________

시작 시간: ________

소비자 소비성향 모듈

면담자 안내(대상자에게 읽어주는 내용 아님): 이 모듈의 목적은 가정 전화비에 대한 자료와 가족 중 최근에 자동차를 소유한 내용에 대한 정보를 얻는 것입니다. 이는 큰 규모의 소비성향 조사의 한 부분입니다.[6]

자가 및 전월세자들의 전화비용

1. 지난 달, 즉 12월 이후로 전화요금 청구서를 받으셨나요? 사업용 전화비용은 포함하지 않습니다.

예–2번, 아니오–10번으로 가시오

탐색:

이것이 무엇에 대한 질문인지 말씀해 주십시오.

"전화요금"이라는 말이 당신이게는 어떤 의미인지요?

이 질문에서 말하는 전화요금에는 어떤 내용이 포함되어 있다고 생각하시나요?

이 질문에서 말하는 전화요금에는 어떤 내용이 포함되면 안 된다고 생각하시나요?

[면담노트 기록] ____

____

____

2. 전화요금 청구서는 다음 중 어느 영역에 대한 것인가요?

이동전화(mobile phone)

임대 샘플 유닛

기타 임대 유닛

HH 고유 또는 임대가 아닌 자산

탐색:

어떻게 그렇게 대답하셨나요?

이 질문이 무엇에 대해 묻고 있는지 말씀해 주세요.

이 질문에서 "영역"이 무슨 의미인지요?

핸드폰이나 카폰(car phone)은요? 이것들도 여기에 포함해야 할까요?

[면담노트 기록] ______________________________

____

____

3. [응답한 영역]에 대한 전화 서비스를 제공하고 있는 회사의 이름은? ____________

탐색:

이 질문이 무엇에 대해 묻고 있는지 말씀해 주세요.

어떻게 그렇게 대답하셨나요?

당신은 집 전화 서비스 제공자, 장거리 전화 서비스 제공자, 핸드폰 서비스 제공자, 혹은 다른 회사 중 어느 것을 말씀하셨나요?

[면담노트 기록] ______________________________

____

____

4. 당신은 [응답한 영역]에 대한 전화서비스 제공 [회사 이름]으로부터 몇 종의 청구서를 받으시나요?

_______ _______ _______ _______ _______ _______ _______ _______

탐색:

어떻게 그런 대답을 생각하시게 되었는지요?

생각하신 기간은 얼마 동안입니까?

[면담노트 기록] ______________________________

____

____

5. [청구서 개수]를 합한 총액은 얼마인지요? 지난 청구기간 동안 지불하지 않은 액수는 포함하지 마십시오. _______ _______ 원

탐색:

어떻게 그런 대답을 생각하시게 되었는지요?

그 대답을 어떻게 확실하다고 생각하시는지요?

[면담노트 기록] ______________________________

____

____

6. 몇 월에 청구서를 받으셨나요? ______________________________

탐색:

어떻게 그렇게 대답하셨는지요?

한 달에 두 개 이상의 전화요금 청구서를 받으시나요?

[그렇다면, 질문] 그럼 이 질문에 대해서는 어떤 것에 대하여 대답하기로 어떻게 결정하시게 되었나요?

[면담노트 기록] ______________________________

____

____

7. 청구서 총액에는 다음이 포함되어 있다.

(a) 기본요금	예/아니오
(b) 장거리전화요금	예/아니오
(c) 장비요금	예/아니오

탐색:

청구서에 각각 다른 서비스가 포함되어 있는지 어떻게 아시지요?

[면담노트 기록] ______________________________

____

____

8. 청구요금 중 사업용으로 공제받는 액수가 있습니까?

예–9번 질문, 아니오–10번으로 가시오

탐색:

이 질문은 무엇을 질문하고 있습니까?

[면담노트 기록] ______________________________

____

____

9. 공제비용은 몇 퍼센트입니까? _____ 퍼센트

탐색:

어떻게 그렇게 대답하셨는지요?

응답하신 내용이 확실한가요?

퍼센트로 대답하시는 것과 금액으로 대답하시는 것 중에 어느 것이 더 쉽습니까?

[면담노트 기록] ______________________________

____

____

10. 당신이 가장 최근에 산 차 또는 트럭의 연식, 제조사, 모델명은 무엇입니까?

연식 ____________ 제조사 ______________ 모델명 ____________

탐색:

어떻게 그렇게 대답하셨는지요?

"가장 최근"이라는 말이 당신에게는 어떤 의미인지요?

어떻게 정확한 연식, 제조사, 모델명을 확신하십니까?

이 질문 중 특히 대답하기 어려운 부분이 있습니까?

[면담노트 기록] ____

____

____

11. 그 차 또는 트럭은 몇 기통입니까? ______________________________

탐색:

당신이 생각하기에 '몇 기통'이란 무슨 말입니까?

당신이 대답한 내용을 어떻게 확신하십니까?

[면담노트 기록] ____

____

____

12. 차 또는 트럭의 문은 몇 개입니까? ________

탐색:

어떻게 그렇게 대답하게 되셨습니까?

만일 차가 해치백(hatchback)이면 그 해치백은 문으로 간주하셨나요?

SUV나 왜건(wagon)이라면 차 뒤에 있는 문을 문으로 간주하셨나요?

[면담노트 기록] ________________

13. 그 차의 연비는 어떻게 되나요? ________________

탐색:

연비에 대해 어떻게 확신하시는지요?

연비에 대해서는 얼마나 신경을 쓰시는지요?

[면담노트 기록] ________________

환경적 모듈

주의: 이 모듈의 목적은 약간 불분명하다. 그러나 대상자의 환경에 대한 인식에 초점을 두고 있는 것으로 보인다.[7]

1. 첫째, 당신이 생각했을 수도 있고 하지 않았을 수도 있는 몇몇 이슈에 대해 말씀드리겠습니다. 일부 내용은 도시환경에 대한 것이고, 일부는 학교나 도로에 대한 내용입니다. 제가 내용을 읽어드리면 그에 대해 당신이 생각하는 우선순위가 얼마나 높은지 또는 낮은지 말씀해 주시기 바랍니다. 1~10까지의 숫자로 말씀해 주십시오. 1점은 매우 낮은 우선순위를, 10점은 매우 높은 우선순위를 뜻합니다.

   탐색: 제가 한 말을 다시 저에게 말씀해 주시겠어요?
   일반적 탐색: (1~10 척도) [#]이라고 대답하신 이유는 무엇인지요?

   (a) 차량으로 인한 공기오염 1 2 3 4 5 6 7 8 9 10

   탐색: 승용차만을 생각하십니까? 아니면 모든 종의 차량을 생각하십니까?
   매우 높은 우선순위란 당신에게 무슨 의미입니까?

   (b) 산업 관련 공기오염 1 2 3 4 5 6 7 8 9 10

   탐색: 당신이 살고 있는 지역에 산업체로부터 나오는 공기오염이 어느 정도라고 생각하십니까?

   (c) 낙엽 소각으로 인한 공기오염 1 2 3 4 5 6 7 8 9 10

   탐색: 당신이 살고 있는 지역에는 이러한 문제가 얼마나 빈번합니까?

   (d) 오존주의보 1 2 3 4 5 6 7 8 9 10

   탐색: 이것이 문제라고 생각하는 사람들은 어떤 사람들이라고 생각합니까?

   (e) 수자원 고갈 1 2 3 4 5 6 7 8 9 10

   탐색: 수자원 고갈이란 당신에게 어떤 의미입니까?

   (f) 강, 호수, 바다 오염 1 2 3 4 5 6 7 8 9 10

   탐색: 당신은 강, 호수, 바다가 오염되었다고 생각하십니까?
   그러한 정보를 어떻게 얻으셨습니까?

2. 이제 당신에게 어떤 집단 또는 기관이 당신이 사는 지역의 환경과 관련한 정보에 대해 잘 제공하는지에 대해 질문하겠습니다. 1~10까지의 척도로 대답해 주십시오. 10은 '매우 훌륭하다'이고 1은 '매우 부족하다'입니다.

항목별로 읽고 응답내용에 동그라미 친다.

(a) 텔레비전 1 2 3 4 5 6 7 8 9 10

탐색: 텔레비전으로부터는 어떤 환경 관련 정보를 얻으셨나요?

(b) 라디오 1 2 3 4 5 6 7 8 9 10

탐색: 라디오를 통해서 어떤 환경 관련 정보를 얻으셨나요?

(c) 신문 1 2 3 4 5 6 7 8 9 10

탐색: 신문을 통해서 어떤 환경 관련 정보를 얻으셨나요?

3. 다음의 몇몇 질문은 여러분 가정과 환경에 대한 질문입니다. 우리가 "환경"이라고 할 때 이것은 호흡하는 공기, 마시는 물, 생활하는 장소, 먹는 음식을 의미합니다. 환경은 또한 날씨, 야생동물, 재활용을 의미하기도 합니다. 이런 의미로 말할 때, 당신 가족 중 당신이나 18세 이상의 가족원이

(a) 직접, 글로 또는 전화로 환경과 관련한 정보를 요청해 본 적이 있습니까?

예 ☐
아니오 ☐
모름 ☐

탐색: 이 질문에서 좀 전에 제가 "환경"에 대해 설명한 내용을 기억하실 수 있으십니까?
어떤 종류의 환경 관련 정보를 요청하셨습니까? 누구에게?

(b) 잡지와 같은 환경 관련 출판물을 구독하신 적이 있으십니까?

예 ☐
아니오 ☐
모름 ☐ 거부 ☐

탐색: 답이 '예'라면 어떤 종류의 출판물입니까?

(c) 환경 이슈에 대한 책, 안내책자, 도서관에서의 검색 등을 해보신 적이 있습니까?

예 ☐
아니오 ☐
모름 ☐ 거부 ☐

탐색: 좀 더 설명해 주시겠습니까?

운송 모듈

주의: 이 모듈의 목적은 공공 운송 서비스의 가용성과 유용성에 대한 자료를 수집하는 것이다.

1. 당신이 사는 지역에서는 시내버스가 다닙니까?

예

아니오 [다음 질문 생략]

탐색: 시내버스란 당신에게 무엇을 의미합니까?
당신이 사는 지역의 범위는 어디까지입니까?

[면담노트 기록] ______________________________

____

____

2. 가장 가까운 버스정류장은 당신의 집에서 어느 정도 거리입니까?

_____ 킬로미터 (또는 몇 블록)

탐색: 어떻게 그렇게 대답하시게 되었습니까?
킬로미터로 대답하는 것과 블록으로 대답하는 것 중 어느 것이 더 용이합니까?

[면담노트 기록] ______________________________

____

____

3. 당신이 사는 지역에 지하철이 다닙니까?

예

아니오–5번으로 가시오

탐색: 이 질문이 무엇을 묻고 있는지 말씀해 주십시오.
지하철은 무엇을 말합니까?

[면담노트 기록] ______________________________

____

____

4. 다음 중 사용할 수 있는 운송수단에 표시해 주십시오.

[모든 운송수단을 코드화하도록 한다]

지하철

시내버스

철도 등

탐색: 표시하신 수단에 대해 좀 더 말씀해 주십시오.

[면담노트 기록] ____________________

____

____

5. 직장까지 보통 얼마나 걸립니까? ______분

탐색: 그 대답은 어떻게 생각하신 것입니까?
집에서 직장까지 한 번에 가십니까? 아니면 환승하십니까?

[면담노트 기록] ____________________

____

____

면담 종료 시간 기입: ____________________

참고

1. 면담자 적용(interviewer administered) 설문지를 위한 안내서로는 적합하다.
2. 본 형식은 적절한 동의서 사인 후 적용하는 것이다. 동의서에는 기본적으로 자발성, 사생활 보호와 비밀유지 등의 내용이 포함된다. 동의서에 연구의 목적이 기술되어 있더라도 인지면담자가 연구의 단계와 특성에 대해 설명하는 것이 도움이 된다.
3. 본 안내는 한 시간이라는 기간을 기본으로 작성된 것이다. 주어진 시간에 일정량의 면담을 소화하기 위해 속도를 내는 것을 방지하기 위해 반복하는 것이 유용할 수 있다. 우리는 대상자들이 충분히 생각하기를 원하고 서둘러 대답하는 것을 원하지 않기 때문이다.
4. 기관마다 사고구술 교육의 범위가 다를 수 있다. 인지면담은 사고구술을 유도하는 것으로 그러한 안내가 필수적이지는 않다는 보고도 있다(DeMaio & Landreth, in press). 그러나 연습을

통한 훈련은 도움이 된다.

5. Rothgeb, Forsyth와 Willis (2001)가 인지면담 결과를 평가하기 위해 사용한 프로토콜(13, 14장)을 활용할 수 있다. 이 프로토콜은 다양한 탐색질문을 담고 있다.
6. 질문의 목표는 면담자들에게 질문의 의도를 요약해 줄 수 있다.
7. 인지면담 프로토콜 설계자가 면담자들에게 질문과 목표에 대하여 정보를 제공하더라도 이 모든 것들이 면담자들에게 명확하게 전달되기는 어렵다.

부록 02

인지면담 보고의 예

Examples of Findings From Cognitive Testing Reports

아래 기술된 질문별 코멘트는 3개 인지 실험실에서 수행된 결과이다. 각각의 예에서 인지검증 과정에 적합한 내용을 추려서 소개하였다. 4종의 코멘트 세트가 제시되었는데 첫 두 종(세트 A와 세트 B)에 대해서는 어떻게 그런 결론이 나오게 되었는지에 대한 정보(예, 탐색질문)를 거의 제공하지 않았다. 많은 경우 면담을 의뢰한 기관이나 사람은 결과를 궁금해하지 과정을 궁금해하지는 않는다. 이 예는 일반적이기는 하나 완전히 보편적 접근은 아니다. 세트 C와 D는 설문지에 내포된 예상 탐색과 이에 대해 적절하게 답을 주는 코멘트로 이루어져 있다.

SET A: 10대 흡연 관련 자가기입 설문지

1. 흡연하는 10대들이 더 친구가 많다고 생각합니까?

    a. 매우 그렇다
    b. 아마도 그럴 것이다
    c. 아마도 그렇지 않을 것이다
    d. 절대 그렇지 않다

코멘트: 응답범주는 일관되고 주요한 문제를 나타낸다. 응답자들은 흡연이 친구의 수에 "별다른 차이를 주지 않는다"라고 생각하는 경향이 있다. 따라서 주어진 응답범주에서는 답을 찾을 수 없다. 질문이 다음과 같이 수정될 필요가 있다. "당신은 흡연하는 10대가 흡연하지 않는 10대와 비교하여, 친구가 더 많거나, 적거나, 혹은 유사한 정도의 친구들을 가지고 있다고 생각하십니까?"

이 수정이 잘 작동하기 위해서는 응답범주도 수정되어야 한다.

a. 흡연하는 사람들은 친구가 더 많다.
b. 흡연하지 않는 사람들은 친구가 더 많다.
c. 흡연하는 사람과 그렇지 않은 사람들은 비슷한 수의 친구들이 있다.

전반적 코멘트: 응답범주가 적절하려면 그들의 눈높이에 맞추어야 한다. 이 경우 10대들에게 맞추어야 하는 것이다. 전문가의 눈에는 별다른 문제가 인식되지 못할 수 있으나 실제 현장에서 대상자들을 대상으로 할 때 문제점이 분명해지게 된다.

2. 이번 년도에 수업 중에 담배에 대해 "싫어"라고 말하는 방법에 대해 교육받은 적이 있습니까?(예를 들어, 역할극 안에서)

    a. 예
    b. 아니오
    c. 잘 모르겠다

코멘트: 질문이 매우 비현실적이고 대상자 연령층에 맞지 않다. 10대들에게 역할극은 보편적이지 않으며 일부 대상자들은 담배보다는 불법약물과 같은 것의 교육에 대해 이야기하는 경향이 있어 오해의 소지가 있다. 질문을 약간만 수정하면 표현이 나아질 수 있다. "이번 해에 담배에 대해 '싫어'라고 말하는 교육을 수업 중에 받은 적이 있나요?(예를 들어, 역할극을 통해서)"

전반적 코멘트: 이는 대상자들과 그들이 살고 있는 세상에 대한 우리의 가정이 잘못되었음을 보여주는 예이다. 또한 적절한 대상자들을 면담하는 것이 중요함을 보여주고 있다(이 예에서는 다양한 연령의 10대 대상자들과 흡연자와 비흡연자를 모두 포함하는 것이 적절하다).

3. **지난 30일간 텔레비전, 라디오, 인터넷에서 반흡연(anti-smoking) 광고를 얼마나 자주 접했습니까?**

   a. 본 적 없다
   b. 지난 30일간 1~3회
   c. 일주일에 1~3회
   d. 거의 매일
   e. 하루에 1회 이상

코멘트: 이 질문에는 명확하지는 않으나 문제가 내재해있음을 알 수 있다. 더 심각한 문제는 이해하기 어려운 "반흡연(anti-smoking)"이라는 용어이다. 그래서 일부 응답자들은 완전히 반대로 해석하여 담배광고로 인식하였다. 본 질문의 단어선택이 수정되어야 하는데 "지난 30일간 텔레비전, 라디오, 인터넷에서 흡연의 위험에 대한 광고를 얼마나 자주 접했습니까?"가 적절하다. 또는 만약에 "위험"이라는 말을 강조하고 싶지 않다면 "지난 30일간 텔레비전, 라디오, 인터넷에서 사람들에게 담배를 피우지 말 것을 권고하는 광고를 얼마나 자주 접했습니까?"로 수정할 수도 있겠다.

덧붙여 체크리스트 형식의 질문, 즉 (a) 텔레비전, (b) 라디오, (c) 인터넷으로 구분하는 것도 한 방법이다. 또한 첫 번째 응답범주인 "본 적 없다"는 "얼마나 자주"와 상충되므로 "지난 30일간 전혀 없음" 이 적당하겠다.

전반적 코멘트: 이 예에서 연구자들은 한 가지 유형의 문제를 예상했으나 다른 유형도 발견하였다. 면담자들은 몇 가지 수정 제안 외에 질문 목적의 정의에 있어서도 중요한 이슈를 제기하고 있다[이 질문이 흡연의 위험을 알고자 하는 것인가? 아니면 비흡연(not-smoking)에 대한 그 무엇을 알고자 하는 것인가? 분석가들은 정보원(resources)에 대해 통합하고자 하는가? 아니면 따로 처리하고자 하는 것인가?].

4. 현재 당신 이외 가족 중 흡연자가 있습니까?

a. 예
b. 아니오

코멘트: 대상자가 흡연자라면 아무 문제없다. 그러나 "당신 이외"라는 문구는 비흡연자들에게는 혼란을 준다. 따라서 다음과 같이 수정할 필요가 있다. "현재 당신과 함께 사는 사람 중 흡연자가 있습니까?"

전반적 코멘트: 이 제안은 면담 동안 관찰가능한 문제점에 의거한 것은 아니다. 이는 단순하게 다른 유형의 대상자(비흡연자) 집단에 대해 문제를 야기할 것이라는 면담자의 생각이다. 인지면담의 또 다른 기능은 검증이 제한된 부분이라 하더라도 문제로 인식된 부분에 대한 고려를 허용한다는 것이다. 그래서 면담자들은 질문이 더 넓은 범위의 대상자들에게도 적용가능해야 한다는 사실을 늘 명심할 필요가 있다.

SET B: 10대 흡연자 전화 설문조사

1. **지난 30일 동안에 대하여 답해 주십시오. 대략 며칠 동안 담배를 피웠습니까? (추측하는 경우 가능한 근접하게 응답해 주십시오) [범주를 읽어준다]**

   a. 0일
   b. 1~2일
   c. 3~5일
   d. 6~9일
   e. 10~19일
   f. 20~29일
   g. 매일

코멘트: 자가기입 방식이라면 문제가 별로 없다. 그러나 전화면접이라면 이 많은 범주를 다 읽어주는 것이 문제가 될 수 있다. 이 경우는 개방형으로 응답을 받고 나중에 코딩하는 것이 좋다.

전반적 코멘트: 애초에 자가기입 방식으로 작성된 설문지를 전화용으로 재작성하지 못한 경우 크게 읽어주는 것이 도움이 되나 이는 불충분하다.

2. **금연에 대해 진지하게 생각해 본 적이 있습니까?**

   a. 예
   b. 아니오
   c. 거의 끊음

코멘트: 피면담자 #1: 17세의 대상자는 "예, 그러나 지금은 아니에요."라고 답했다. 그는 대학교에 가면 금연하겠다고 생각하고 있었다. 이 응답은 우리가 넓은 범주의 답을 원한다면 별 문제가 아닐 수 있다. 그러나 그것이 아니라면 "최근"의 금연 의사인지를 구체화 할 필요가 있다.

피면담자 #2: 15세의 응답자는 담배를 피우기는 하나, 거의 피우고 있지 않기 때문에 대답하는 데 곤란함을 느꼈다. 따라서 이 응답자는 정기적 흡연자가 아니므로 질문 자체가 부적절하다.

면담자 #1: 위의 코멘트 내용은 흡연 조사연구가 대상자가 정기적으로 흡연하기 시작한 연령을 질문한다는 사실을 상기시킨다. 이때 응답범주에는 "정기적으로 흡연한 적이 없다"라는 항목이 포함되어 있다. 만약 이 질문에도 이러한 옵션이 주어진다면 "정기적으로 흡연한 적이 없는" 대상자들은 질문을 건너뛰어도 될 것이다.

전반적 코멘트: 두 명의 면담자들이 두 가지의 각기 다른 문제점을 지적하였다. 한편으로는 그들의 지적이 동일하지 않다고 볼 수 있으나 이들은 둘 다 매우 유용한 정보를 제시하고 있다. 면담자들 간의 역동도 흥미로운데 노트를 남긴 면담자 1번의 경우 다른 면담자의 코멘트를 읽고 최종 제안을 작성하였다.

3. 씹는 담배를 비롯하여 피우는 대체담배를 사용해 본 적이 있습니까?

a. 예
b. 아니오

코멘트. 면담자 #1: 본 질문에서는 별다른 문제를 발견하지 못함. 그러나 개인적으로 본 질문이 꺼림칙한데 그 이유는 "사용"이라는 용어가 너무 모호하기 때문이다. 이 말은 "정기적으로 사용한다"라는 의미인가? 아니면 "한번 사용해보았다"인가? 만약 "시도해보았다"를 의미한다면 "사용했다"보다 "시도해보았다"라는 말을 사용하는 것이 나을 것이다.

면담자 #2: 대상자들은 "한번 사용해보았다"인지 다른 의미인지 혼돈스러워했다. "사용했다"라는 용어는 수정되어야 한다(몇 번?과 같은 방법으로).

전반적 코멘트: 양 면담자는 동일한 지적을 하고 있다. 차이라면, 1번 면담자는 전문가 의견인 반면 2번 면담자는 검증 결과라는 것이다.

4. 지난 7일 중 차를 탈 때 흡연하는 사람과 동승한 날은 모두 며칠인가?

a. 0일
b. 1~2일
c. 3~4일
d. 5~6일
e. 7일

코멘트. 면담자 #1: 대상자 중 한 명은 자신이 직접 운전하기 때문에 "아니오"라고 대답했다. "지난 7일 간 자기 자신을 포함하여 흡연하는 사람과 차에 동승한 날은 모두 며칠인가?" 로 질문해야 한다.

전반적 코멘트: 한 차례 면담결과에 의해 질문이 수정되었고 이는 인지면담의 전형적인 결과이다.

5. (만일 있다면) 집 안에서 흡연 관련 규칙은 무엇인가?

a. 집 안에서는 흡연할 수 없다.
b. 집 안의 정해진 곳에서만 흡연할 수 있다.
c. 부모님이 계실 때는 흡연할 수 없다.
d. 집 안에서의 흡연 관련 규칙이 없다.

코멘트. 면담자 #1: 규칙은 있으나 응답범주에는 없는 내용은 어떻게 할 것인가? 예를 들어 어떤 응답자는 "아침에는 흡연할 수 없다", "창문을 열고 흡연해야 한다"와 같은 답변을 하였다.

면담자 #2: 이 질문을 보다 용이하고 명확하게 하자면 먼저 규칙이 있는지를 묻고, 그렇다면 이어서 구체적 내용에 대한 질문을 하는 것이 바람직하다.

전반적 코멘트: 두 면담자는 동일한 문제를 지적하고 다른 해결방안을 제시하고 있다. 전화 면담에서는 이 질문을 두 개로 나누는 것이 바람직하며 자가기입 방식에서는 질문 건너뛰기가 요구되므로 좋지 않을 수 있다.

6. 당신 연령의 사람들은 담배회사를 위해 일하는 것이 좋다고 생각한다.

a. 매우 그렇다
b. 아마 그럴 것이다
c. 아마 그렇지 않을 것이다
d. 절대 그렇지 않다

코멘트. 면담자 #1: 본 질문은 면담자 중 12세 대상자에게는 명백하게 문제가 되었다. 그 또래는 일하는 것에 대해 별로 생각하지 않는다고 답했다(면담자도 동의하는 바이다) 그러나 대상자는 대답하려고 시도하였다. 그 대상자는 담배회사에서 일하다가 담배를 피우기 시작할 수 있기 때문에 나쁘다고 대답하였다(아마 대상자는 제조공장 및 판매장에서 일하는 것을 생각한 듯했다). 17세 대상자는 이에 대해 생각해 본 적이 없으며 우리의 질문이 담배 제조공장에서 일하는 것을 의미하는지 질문했다. 내 생각에는 10대 청소년들은 이에 대해 의견이 별로 없는 듯하다.

면담자 #2: 대상자들은 이 질문에 대해 중립적이었다.

면담자 #3: 12세의 대상자는 담배 제조공장에서 일하는 것으로 생각했고 별다른 의견이 없다고 했다. 그 이유는 그 나이에서는 일에 대해 별로 생각하지 않기 때문이었다.

전반적 코멘트: 면담자 #1과 #3은 모두 연령대의 특성상 사고가 추상적(abstract)이기보다는 고정적(concrete)이어서 담배회사라고 하면 제조공장을 상기하고, 따라서 별로 의미 있는 질문이 아닌 것으로 보고 있다.

7. 나중에 금연한다면 1~2년 정도 흡연하는 것은 문제없다고 생각하십니까?

a. 매우 그렇다
b. 아마 그럴 것이다
c. 아마 그렇지 않을 것이다
d. 절대 그렇지 않다

코멘트: 면담자 #1: 일부 대상자들이 이 질문에 대해 일관되게 "아니오"라고 응답하는 것을 발견하였다. 그 이유는 일단 담배를 피우기 시작하면 끊을 수 없기 때문이라고 하였다. 즉 대상자들은 이 질문의 가정에 대해 수긍하지 못했다. 따라서 이 질문의 목적을 달성하려면 먼저 1~2년 흡연 후 담배를 끊을 수 있다고 생각하는지를 먼저 물어보고, 그런 다음 질문하는 것이 적합하다.

전반적 코멘트: 면담자가 이 논평이 자신의 의견인지 면담결과인지를 분명히 제시했다면 더 좋았다고 본다. 질문에 따라서는 잘못된 가정을 전제로 하고 있고 대상자들은 이를 수용하고 응답할 수 있음에 유념하도록 한다.

8. 가끔씩 흡연하는 것이 해롭다고 생각하십니까?

a. 매우 그렇다
b. 아마 그럴 것이다
c. 아마 그렇지 않을 것이다
d. 절대 그렇지 않다

코멘트: 면담자 #1: 22세의 대상자는 "가끔"이 어떤 의미인지 알고 싶어 했다.

면담자 #2: 모호한 질문이다. "가끔"이 어떤 의미인가? 두 명의 대상자가 이 질문에 대해 응답하는 데 어려워했다.

면담자#3: 대상자들이 "예"로 응답하는 경향을 보였다. 그런데 그 이유가 "예, 왜냐하면 일단 피우기 시작하면 양이 늘어날 것이기 때문입니다."이었다. 즉, 현재 흡연으로 인한 피해가 아니라 장차 중독이 될 수 있으므로 해롭다는 것이다. 만일 질문의 의도가 이와 같은 내용까지를 확인하고자 하는 보다 포괄적 내용이라면 이 질문은 별 문제가 없겠다.

전반적 코멘트: 처음의 두 면담자는 동일한 문제점을 지적하고 있다. 세 번째 면담자는 다른 측면까지 고려하여 논평을 하고 있다. 세 명은 모두 바른 지적을 하고 있다고 볼 수 있다.

9. 흡연이 청소년들을 멋있게 보이게 한다고 생각하십니까?

a. 매우 그렇다
b. 아마 그럴 것이다
c. 아마 그렇지 않을 것이다
d. 절대 그렇지 않다

코멘트: 면담자 #1: 이 질문에서 "청소년들"이 의미하는 이슈는 매우 민감한 부분으로 보인다. 13세가 흡연하는 것은 멋있어 보이지 않지만 18세가 흡연하는 것은 멋있어 보일 수 있다고 하는 대상자가 있었다.

전반적 코멘트: 주요 개념인 "청소년"이란 용어의 모호성이 다시 이슈가 되고 있다. 해결책은 개별 대상자를 신뢰하는 것이며 반복 라운드에서 재차 수정 노력을 해야 할 것이다.

SET C: 국가 건강 조사-면접 설문조사(가정용) 설문지

1. **지난 12개월 동안 당신이나 가족 중에 누군가가 안경(eyeglasses)이 필요했지만 구매하지 못한 경우가 있습니까?**

탐색: 대상자들이 그냥 안경(any eyeglasses)과 새 안경(new eyeglasses)이라고 했을 때의 의미 차이를 아는가?

코멘트: 탐색 결과 대상자들이 "아니오"라고 했다. 그러나 실제로는 새 안경을 필요로 하는 경우였다.

2. **당신이나 가족 중에 누군가가 "저염"이라 적힌 식료품을 구매한 적이 있습니까?**

탐색: 누가 주로 식료품을 구입합니까?
염분이 있는 음식을 선택할 때 어떻게 결정하는지 말씀해 주십시오.

(a) 한 대상자는 "저염"이 아니라 "저지방"으로 생각했다.

(b) 일부 대상자들은 "예"라고 대답했으나 실제로는 "저염"이라고 적힌 물품을 구매한 것이 아니라 그들이 염분이 낮다고 생각한 물품을 구매한 것으로 드러났다.

(c) 한 대상자는 나트륨의 함량(mg)을 읽는다고 했다. 그것이 저염을 의미하는가? 아니라고 생각한다.

(d) 이 질문에는 두 종류의 대상자가 내포되어 있다(대상자와 다른 가족원). 따라서 각기 다른 구매 양상을 보일 수 있다("네, 아내는 그렇게 하지만 저는 아닙니다").

(e) "거의 아니다(seldom)"와 같은 응답을 어떻게 해석할 것인가? 이 말은 '나트륨이 포함된 식품은 거의 사지 않는다'는 의미도 될 수 있고, '나트륨이 포함된 음식은 많이 사지만 저염 식료품은 거의 사지 않는다'라는 의미일 수도 있다.

이 문제를 해결하기 위하여 다음과 같이 질문을 재구성해 보았다.

다음 질문들은 식료품에 포함되어 있는 소금 또는 나트륨에 대한 것입니다.

(a) 가족 중에 주로 식료품을 구매하는 사람은 누구입니까?

(b) 당신 또는 그(녀)가 식료품을 구매할 때, 저염, 저나트륨 품목을 얼마나 자주 구매하며, 언제 그런 선택을 하게 됩니까?

(c) 당신 또는 그(녀)는 어떻게 저염 식품을 선택합니까? 또는 당신 또는 그(녀)는 어떻게 그 식품이 저염이라는 것을 압니까?

위 제안에서의 한 가지 이슈는 구매자를 한 사람으로 먼저 규명한다는 것이다. 따라서 본인이 아닌 경우 응답자는 그(녀)에 대해 정확한 정보를 줄 수 없을 수도 있다는 것이다.

전반적 코멘트: 이 논평을 한 면담자는 일련의 문제점을 지적하고 해결책을 제시하고자 하였다.

3. 식탁에서 음식에 소금을 얼마나 자주 더 치십니까? 이를테면…….

코멘트: 일부 대상자들이 "식탁에서"라는 말을 놓쳤다. "식탁에 앉아 식사하는 동안……."으로 수정하는 것이 좋겠다.

전반적 코멘트: 질문 중 어느 부분을 대상자들이 놓치는지는 인지면담을 통해 확인 가능하다.

4a. 당신이 처음으로 어떤 식료품을 구매하는 경우, 얼마나 자주 성분 함량을 확인하십니까?

4b. 당신이 처음으로 어떤 식료품을 구매하는 경우, 얼마나 자주 칼로리, 지방, 콜레스테롤 함량을 확인하십니까?

코멘트: 4a에 대해 응답할 때, 모든 대상자들이 4b질문의 의미로 받아들였다(즉 탐색 결과 대상자들은 지방 등으로 해석하고 있었다). 따라서 질문의 순서를 바꾸는 것이 더 적합해 보인다.

전반적 코멘트: 이는 질문과 관련한 문제점이 아니라 질문간의 상호작용을 보여주는 좋은 예이다.

5. 지난 10년 동안 파상풍 주사를 맞은 적이 있습니까?

코멘트: 이는 매우 응답하기 어려운 문제로 대상자들은 단순히 기억할 수 없었다. 내 경우 대상자들이 "예"라고 응답하면 "그것이 지난 10년 중에 맞은 파상풍 주사라고 어느 정도 확신하십니까? 매우 확신한다, 조금 확신한다, 전혀 확신하지 못한다 중 어느 정도입니까?" 라고 질문하였다.

전반적 코멘트: 추가적 질문 자체가 인지적 탐색이다.

SET D: 전화를 통한 설문조사(전화선에 대하여)

1. 집에 전화선이 몇 개입니까? (팩스, 인터넷, 무선전화 제외)

   총 전화선의 수: ______________

탐색: 당신에게 "전화선"이란 무슨 의미입니까?

코멘트: 대상자 중 두 명의 노인이 응답하는 데 어려움이 있었다. 그들은 우리가 말하는 용어 자체를 이해하지 못했다. 또한 일부 생각이 많은 대상자들은 휴대전화를 포함해야 할지를 놓고 고심했다.

탐색: 무엇이 포함되고 무엇은 포함되지 않는가? 컴퓨터나 팩스선까지 포함하였는가? 휴대폰이나 무선전화를 포함하였는가?

코멘트: "무선(wireless)"이라는 용어는 여기서 상당한 오류를 초래한다. 이는 종종 선이 없는(cordless)과 혼돈된다. 또한 "휴대폰"이 노인들에게는 무선(wireless)의 의미가 된다. 전체적으로 먼저 전화번호 개수를 질문할 것을 제안한다. 그런 후 사업용 전화선을 포함시킬지 결정해야 한다.
우리가 알고자 하는 것은 두 가지이다. (a) 가정 내 전화선의 개수, (b) 휴대폰 보유 여부(휴대폰이 전화선으로 간주되어야 하는지는 개인적으로 잘 확신이 서지 않는다). 그러나 두 가지 문제가 있는데, 하나는 통계적 문제이다(우리는 어떻게 다양한 상황을 계수할 것인가? 휴대폰은 차에 있을 수도 있고, 자녀들이 들고 다닐 수도 있다). 두 번째 문제는 설문지 디자인과 관련한 것으로, "전화선"이라 할 때 이에 포함하고 배제할 내용이 결정되고 나면 적절한 용어를 결정하는 것이 낫다고 생각한다.

전반적 코멘트: 단순해 보이는 질문이 많은 의문점을 내포하고 있다. 연구자들이 무엇을 측정하고 싶은지를 재정비하고서야 이 문제들은 해결될 수 있다. 보통 인지면담은 제안된 평가방법의 결함을 분명하게 해줄 목적으로 사용된다.

참고문헌

Aday, L. A. (1996). *Designing and conducting health surveys* (2nd ed.). San Francisco: Jossey-Bass.

Ahola, A. (2004). Cognitive model of the question-answering process and development of pretesting. *Proceedings of the 4th Conference on Questionnaire Evaluation Standards, Zentrum fur Umfragen, Methoden und Analysen (ZUMA),* 26-33.

Ainsworth, B. E. (2000). Issues in the assessment of physical activity in women. *Research Quarterly for Exercise and Sport,* 71, s37–42.

Akkerboom, H., & Dehue, F. (1997). The Dutch model of data collection development for official surveys. *International Journal of Public Opinion Research, 9,* 126–145.

Akkerboom, H., & Luiten, A. (1996). Selecting pretesting tools according to a model of questionnaire development, with illustrations concerning patient satisfaction with medical care. *Proceedings of the Section on Survey Research Methods, American Statistical Association,* 911–916.

Albright, K. A., Reichart, J. W., Flores, L. R., Moore, J. C., Hess, J. C., & Pascale, J. (2000). Using response reliability to guide questionnaire design. *Proceedings of the Section on Survey Research Methods, American Statistical Association,* 157–162.

Austin, J., & Delaney, P. F. (1998). Protocol analysis as a tool for behavior analysis. *Analysis of Verbal Behavior, 15,* 41–56.

Bartlett, F. C. (1932). *Remembering.* Cambridge: Cambridge University Press.

Bassili, J. N., & Scott, B. S. (1996). Response latency as a signal to question problems in survey research. *Public Opinion Quarterly, 60,* 390–399.

Bates, N., & DeMaio, T. (1989). Using cognitive research methods to improve the design of the decennial census form. *Proceedings of the U.S. Bureau of the Census Annual Research Conference,* 267–277.

Beatty, P. (1995). Understanding the standardized/non-standardized interviewing controversy. *Journal of Official Statistics, 11,* 147–160.

Beatty, P. (2003). Answerable questions: Advances in the methods for identifying and resolving questionnaire problems in survey research (Doctoral Dissertation, University of Michigan, 2003). *Dissertation Abstracts International, 64* (09), 3504A.

Beatty, P. (2004). Paradigms of cognitive interviewing practice, and their implications for developing standards of best practice. *Proceedings of the 4th Conference on Questionnaire Evaluation Standards, Zentrum fur Umfragen, Methoden und Analysen (ZUMA),* 8-25.

Beatty, P. (in press). The dynamics of cognitive interviewing. In S. Presser, J. Rothgeb, M. Couper, J. Lessler, E. Martin, J. Martin, et al. (Eds.), *Methods for testing and evaluating survey questionnaires.* New York: John Wiley & Sons.

Beatty, P., Schechter, S., & Whitaker, K. (1996). Evaluating subjective health questions: Cognitive and methodological investigations. *Proceedings of the Section on Survey Research Methods, American Statistical Association,* 956–961.

Beatty, P., Schechter, S., & Whitaker, K. (1997). Variation in cognitive interviewer behavior: Extent and consequences. *Proceedings of the Section on Survey Research Methods, American Statistical Association,* 1064–1068.

Beatty, P., Willis, G. B., & Schechter, S. (1997). Evaluating the generalizability of cognitive interview findings. In *Seminar on statistical methodology in the public service: Statistical policy working paper 26* (pp. 353–362). Washington, DC: Federal Committee on Statistical Methodology, Office of Management and Budget.

Belson, W. A. (1981). *The design and understanding of survey questions.* Aldershot, UK: Gower.

Bercini, D. H. (1992). Pretesting questionnaires in the laboratory: An alternative approach. *Journal of Exposure Analysis and Environmental Epidemiology, 2,* 241–248.

Bethlehem, J., & Hundepool, A. (2002). *On the documentation and analysis of electronic questionnaires.* Division of Technology and Facilities, Methods and Informatics Department, Statistics Netherlands.

Bickart, B., & Felcher, E. M. (1996). Expanding and enhancing the use of verbal protocols in survey research. In N. Schwarz & S. Sudman (Eds.), *Answering questions: Methodology for determining cognitive and communicative processes in survey research* (pp. 115–142). San Francisco: Jossey-Bass.

Biemer, P. P., & Forsman, G. (1992). On the quality of reinterview data with application to the current population survey. *Journal of the American Statistical Association, 87*(420), 915–923.

Blair, E., & Burton, S. (1986). Processes used in the formulation of behavioral frequency reports in surveys. *Proceedings of the Section on Survey Research Methods, American Statistical Association,* 481–487.

Blair, E. A., & Burton, S. (1987). Cognitive processes used by survey respondents in answering behavioral frequency questions. *Journal of Consumer Research, 14,* 280–288.

Blair, J., & Presser, S. (1993). Survey procedures for conducting cognitive interviews to pretest questionnaires: A review of theory and practice. *Proceedings of the Section on Survey Research Methods, American Statistical Association,* 370–375.

Blixt, S., & Dykema, J. (1993). Before the pretest: Question development strategies. *Proceedings of the Section on Survey Research Methods, American Statistical Association,* 1142–1147.

Bolton, R. N. (1993). Pretesting questionnaires: Content analysis of respondents' concurrent verbal protocols. *Marketing Science, 12,* 280–303.

Bolton, R. N., & Bronkhorst, T. M. (1996). Questionnaire pretesting: Computer-assisted coding of concurrent protocols. In N. Schwarz & S. Sudman(Eds.), *Answering questions: Methodology for determining cognitive and communicative processes in survey research* (pp. 37–64). San Francisco: Jossey-Bass.

Bowker, D., & Dillman, D. A. (2000, May). *An experimental evaluation of left and right oriented screens for web questionnaires.* Paper presented at the Annual Meeting of the American Association for Public Opinion Research, Portland, Oregon.

Bradburn, N. M., & Sudman, S. (1991). The current status of questionnaire research. In P. Biemer, R. M. Groves, L. E. Lyberg, N. A. Mathiowetz, & S. Sudman (Eds.), *Measurement errors in surveys* (pp. 29–40). New York: John Wiley & Sons.

Bradburn, N. M., Sudman, S., & Associates. (1979). *Improving interview method and questionnaire design.* San Francisco: Jossey-Bass.

Brannen, J. (1988). The study of sensitive subjects. *Sociological Review, 36,* 552–563.

Brewer, M. B., Dull, V. T., & Jobe, J. B. (1989). *Social cognition approach to reporting chronic conditions in health surveys* (DHHS Publication No. PHS 89–1078). Washington, DC: U.S. Government Printing Office.

Brewer, M. B., & Lui, L. N. (1996). Use of sorting tasks to assess cognitive structures. In N. Schwarz & S. Sudman (Eds.), *Answering questions: Methodology for determining cognitive and communicative processes in survey research* (pp. 373–385). San Francisco: Jossey-Bass.

Burton, S., & Blair, E. (1991). Task conditions, response formulation processes, and response accuracy for behavioral frequency questions in surveys. *Public Opinion Quarterly, 55,* 50–79.

California Health Interview Survey. (2002). Sample Design (CHIS 2001 Methodology Series, Report 1). Los Angeles: UCLA Center for Health Policy Research.

Campanelli, P. (1997). Testing survey questions: New directions in cognitive interviewing. *Bulletin de Methodologie Sociologique, 55,* 5–17.

Campanelli, P., Martin, E., & Rothgeb, J. M. (1991). The use of respondent and interviewer debriefing studies as a way to study response error in survey data. *The Statistician,* 40, 253–264.

Cannell, C. F., Fowler, F., Kalton, G., Oksenberg, L., & Bischoping, K. (1989). New quantitative techniques for pretesting survey questions. Proceedings of the International Association of Survey Statisticians, Paris, Vol. 2.

Cannell, C. F., Fowler, F. J., & Marquis, K. (1968). *The influence of interviewer and respondent psychological and behavioral variables on the reporting in household interviews.* Vital and Health Statistics, Series 2, No. 26 (PHS No. 1000, PB80-128275). Washington, DC: U.S. Government Printing Office.

Cannell, C. F., Marquis, K. H., & Laurent, A. (1977). A summary of studies of interviewing methodology. *Vital and Health Statistics,* Series 2, No. 69 (DHEW Publication No. HRA 77-1343) Washington, DC: U.S. Government Printing Office.

Cannell, C. F., Miller, P. V., & Oksenberg, L. (1981). Research on interviewing techniques. In S. Leinhardt (Ed.), *Sociological methodology* (pp. 389–437). San Francisco: Jossey-Bass.

Cantor, D., & Phipps, P. (1999). Adapting cognitive techniques to establishment surveys. In M. Sirken, T. Jabine, G. Willis, E. Martin, & C. Tucker (Eds.), *A new agenda for interdisciplinary survey research methods: Proceedings of the CASM II seminar* (pp. 74–78). Hyattsville, MD: National Center for Health Statistics.

Cantril, H. (1944). *Gauging public opinion.* Princeton, NJ: Princeton University Press.

Cantril, H., & Fried, E. (1944). The meaning of questions. In H. Cantril (Ed.), *Gauging public opinion.* Princeton, NJ: Princeton University Press.

Carrasco, L. (2003). *The American Community Survey (ACS) en Español: Using cognitive interviews to test the functional equivalency of questionnaire translations.* Paper presented at the 2003 Federal Committee on Statistical Methodology Research Conference, Arlington, VA.

Caspar, R. A., & Biemer, P. P. (1999). The use of cognitive laboratory interviews for estimating production survey costs and respondent burden. *Proceedings of the Section on Survey Research Methods, American Statistical Association,* 192–197.

Clark, H. H., & Brennan, S. E. (1991). Grounding in communication. In L. B. Resnick, J. M. Levine, & S. D. Teasley (Eds.), Perspectives on socially shared cognition (pp. 127–149). Washington, DC: American Psychological Association.

Clark, H. H., & Schaeffer, E. F. (1987). Collaborating on contributions to conversations. *Language and Cognitive Processes, 2,* 19–41.

Clark, H. H., & Schaeffer, E. F. (1989). Contributing to discourse. *Cognitive Science, 13,* 259–294.

Collins, D. (2003). Pretesting survey instruments: An overview of cognitive methods. *Quality of Life Research, 12,* 229–238.

Collins, D., & Becher, H. (2001). Question testing and archiving of results to make best use of limited resources. *Proceedings of the QUEST 2001 Conference, U.S. Census Bureau,* 36–44.

Conrad, F. (1999). Customizing survey procedures to reduce measurement error. In M. Sirken, D. Herrmann, S. Schechter, N. Schwarz, J. Tanur, & R. Tourangeau (Eds.), *Cognition and survey research* (pp. 301–317). New York: John Wiley & Sons.

Conrad, F., & Blair, J. (1996). From impressions to data: Increasing the objectivity of cognitive interviews. *Proceedings of the Section on Survey Research Methods, American Statistical Association,* 1–9.

Conrad, F., & Blair, J. (2001). Interpreting verbal reports in cognitive interviews: Probes matter. *Proceedings of the Section on Survey Research Methods, American Statistical Association* [CD-ROM].

Conrad, F., Blair, J., & Tracy, E. (2000). Verbal reports are data! A theoretical approach to cognitive interviews. *Office of Management and Budget: Proceedings of the 1999 Federal Committee on Statistical Methodology Research Conference,* 317–326.

Converse, J. M. (1987). *Survey research in the United States: Root and emergence 1890–1960.* Berkeley: University of California Press.

Converse, J. M., & Presser, S. (1986). *Survey questions: Handcrafting the standardized questionnaire.* Newbury Park, CA: Sage.

Cosenza, C. (2001). Standardized cognitive testing: Will quantitative results provide qualitative answers? *Proceedings of the Section on Survey Research Methods, American Statistical Association* [CD-ROM].

Cosenza, C. (2002). *Not your grandparent's cognitive testing: Exploring innovative methods in cognitive evaluations of questions.* Paper presented at the International Conference on Questionnaire Development, Evaluation, and Testing (QDET), Charleston, SC.

Cosenza, C., & Fowler, F. J. (2000). Prospective questions and other issues in cognitive testing. *Proceedings of the Section on Survey Research Methods, American Statistical Association,* 994–997.

Couper, M. P. (1999). The application of cognitive science to computer assisted interviewing. In M. Sirken, D. Herrmann, S. Schechter, N. Schwarz, J. Tanur, & R. Tourangeau (Eds.), *Cognition and survey research* (pp. 277–300). New York: John Wiley & Sons.

Couper, M. P. (2001). Web survey research: Challenges and opportunities. *Proceedings of the Section on Survey Research Methods, American Statistical Association* [CD-ROM].

Couper, M. P., Baker, R. P., Bethlehem, J., Clark, C. Z. F., Martin, J., Nicholls, W. L., et al. (1998). *Computer assisted survey information collection.* New York: John Wiley & Sons.

Crutcher, R. J. (1994). Telling what we know: The use of verbal report methodologies in psychological research. *Psychological Science, 5,* 241–244.

Daugherty, S., Harris-Kojetin, L., Squire, C., & Jaël, E. (2001). Maximizing the quality of cognitive interviewing data: An exploration of three approaches and their informational contributions. *Proceedings of the Section on Survey Research Methods, American Statistical Association* [CD-ROM].

Davis, W. L., & DeMaio, T. J. (1993). Comparing the think-aloud interviewing technique with standard interviewing in the redesign of a dietary recall questionnaire. *Proceedings of the Section on Survey Research Methods, American Statistical Association,* 565–570.

Davis, W., DeMaio, T., & Zukerberg, A. (1995). *Can cognitive information be collected through the mail? Comparing cognitive data collected in written versus verbal format* (Working Papers in Survey Methodology No. 95/02). Washington, DC: U.S. Census Bureau. Retrieved February 11, 2004, from www.census.gov/srd/papers/pdf/sm9502.pdf

de la Puente, M., & Pan, Y. (2003). *An overview of proposed Census Bureau guidelines for the translation of data collection instruments and supporting materials: Census Advisory Committee of Professional Associations.* Paper presented at the 2003 Federal Committee on Statistical Methodology Research Conference, Arlington, VA.

de Leeuw, E., Borgers, N., & Strijbos-Smits, A. (in press). Pretesting questionnaires for children and adolescents. In S. Presser, J. Rothgeb, M. Couper, J. Lessler, E. Martin, J. Martin, et al. (Eds.), *Methods for testing and evaluating survey questionnaires.* New York: John Wiley & Sons.

de Leeuw, E., & Collins, M. (1997). Data collection methods and survey quality: An overview. In L. Lyberg, P. Biemer, M. Collins, E. de Leeuw, C. Dippo, N. Schwarz, & D. Trewin (Eds.), *Survey measurement and process quality* (pp. 199–220). New York: John Wiley & Sons.

DeMaio, T. J., et al. (1983). *Statistical policy working paper 10: Approaches to developing questionnaires.* Washington, DC: U.S. Office of Management and Budget, Statistical Policy Office.

DeMaio, T., & Hughes, K. (2003). *Report on cognitive testing of question to address the respondent identification policy* (Survey Methodology #2002–06). Washington, DC: U.S. Census Bureau, Statistical Research Division.

DeMaio., T., & Landreth, A. (in press). Do different cognitive interivew techniques produce different results? In S. Presser, J. Rothgeb, M. Couper, J. Lessler, E. Martin, J. Martin, et al. (Eds.), *Methods for testing and evaluating survey questionnaires.* New York: John Wiley & Sons.

DeMaio, T., Landreth, A., & Hughes, K. (2003). *Report of cognitive research on the School Crime Supplement for the 2001 National Crime Victimization Survey* (Study Series, Survey Methodology #2003–01). Washington, DC: U.S. Census Bureau, Statistical Research Division.

DeMaio, T., Mathiowetz, N., Rothgeb, J., Beach, M. E., & Durant, S. (1993). *Protocol for pretesting demographic surveys at the Census Bureau* (Working Papers in Survey Methodology No. 93/04). Washington, DC: U.S. Census Bureau. Retrieved February 10, 2004, from www.census.gov/srd/papers/pdf/sm93–04.pdf

DeMaio, T. J., & Rothgeb, J. M. (1996). Cognitive interviewing techniques: In the lab and in the field. In N. Schwarz & S. Sudman (Eds.), *Answering questions: Methodology for determining cognitive and communicative processes in survey research* (pp. 177–195). San Francisco: Jossey-Bass.

DeMaio, T. J., Rothgeb, B., & Hess, J. (1998). *Improving survey quality through pretesting* (Working Papers in Survey Methodology No. 98/03). Washington, DC: U.S. Census Bureau. Retrieved February 11, 2004, from www.census.gov/srd/papers/pdf/sm98–03.pdf

DeMaio, T., & Wellens, T. (1997). *Cognitive evaluation of proposed disability questions for the 1998 dress rehearsal* (Working Papers in Survey Methodology No. 97/07). Washington, DC: U.S. Census Bureau. Retrieved February 11, 2004, from www.census.gov/srd/papers/pdf/sm97–07.pdf

Dijkstra, W. (2002). Transcribing, coding, and analyzing verbal interactions in survey interviews. In D. W. Maynard, H. Houtkoop-Steenstra, N. C. Schaeffer, & J. van der Zouwen (Eds.), *Standardization and tacit knowledge: Interaction and practice in the survey interview* (pp. 401–425). New York: John Wiley & Sons.

Dijkstra, W., & van der Zouwen, J. (1988). Types of inadequate interviewer behavior in survey interviews. In W. E. Saris & I. N. Gallhafer (Eds.), *Data collection and scaling* (pp. 24–35). New York: St. Martin's.

Dillman, D. A., & Bowker, D. K. (2001). *The web questionnaire challenge to survey methodologists.* Retrieved May 27, 2002, from www.survey.sesrc.wsu.edu/dillman/zuma_paper_dillman_bowker.pdf

Dillman, D. A., & Redline, C. D. (in press). Testing paper self-administered questionnaires: Cognitive interview and field test comparisons. In S. Presser, J. Rothgeb, M. Couper, J. Lessler, E. Martin, J. Martin, et al. (Eds.), *Methods for testing and evaluating survey questionnaries.* New York: John Wiley & Sons.

Dillman, D. A., Tortora, R. D., Conradt, J., & Bowker, D. (1998). *Influence of plain vs. fancy design on response rates for web surveys.* Paper presented at Joint Statistical Meetings, Dallas, Texas.

Dippo, C. (1989). The use of cognitive laboratory techniques for investigating memory retrieval errors in retrospective surveys. *Proceedings of the International Association of Survey Statisticians, International Statistical Institute,* 323–342.

Edwards, W. S., & Cantor, D. (1991). Toward a response model in establishment surveys. In P. Biemer, R. M. Groves, L. Lyberg, N. A. Mathiowetz, & S. Sudman (Eds.), *Measurement errors in surveys* (pp. 211–233). New York: John Wiley & Sons.

Eisenhower, D. (1994). Design-oriented focus groups and cognitive laboratories: A comparison. *Proceedings of the Section on Survey Research Methods, American Statistical Association,* 1374–1379.

Eisenhower, D., Mathiowetz, N. A., & Morganstein, D. (1991). Recall error: Sources and bias reduction techniques. In P. Biemer, R. M. Groves, L. Lyberg, N. A. Mathiowetz, & S. Sudman (Eds.), *Measurement errors in surveys* (pp. 127–144). New York: John Wiley & Sons.

Embretson, S. E., & Reise, S. P. (2000). *Item response theory for psychologists.* Mahwah, NJ: Lawrence Erlbaum.

Ericsson, K. A., & Simon, H. A. (1980). Verbal reports as data. *Psychological Review*, 87, 215–251.

Ericsson, K. A., & Simon, H. A. (1984). *Protocol analysis: Verbal reports as data*. Cambridge: MIT Press.

Esposito, J., & Hess, J. (1992). *The use of interviewer debriefings to identify problematic questions on alternative questionnaires.* Paper presented at the annual meeting of the American Association for Public Opinion Research, St. Petersburg, FL.

Esposito, J. L., & Rothgeb, J. M. (1997). Evaluating survey data: Making the transition from pretesting to quality assessment. In L. Lyberg, P. Biemer, M. Collins, E. de Leeuw, C. Dippo, N. Schwarz, et al. (Eds.), *Survey measurement and process quality* (pp. 541–571). New York: John Wiley & Sons.

Fisher, R. P., & Geiselman, R. E. (1992). *Memory-enhancing techniques for investigative interviewing: The cognitive interview.* Springfield, IL: Thomas.

Foddy, W. (1998). An empirical evaluation of in-depth probes used to pretest survey questions. *Sociological Methods and Research, 27,* 103–133.

Forsman, G., & Schreiner, I. (1991). The design and analysis of reinterview: An overview. In P. Biemer, R. Groves, L. Lyberg, N. Mathiowetz, & S. Sudman (Eds.), *Measurement errors in surveys* (pp. 279–301). New York: John Wiley & Sons.

Forsyth, B. (1990). *A summary of agency interviews.* Unpublished manuscript, Research Triangle Institute, Research Triangle Park, NC.

Forsyth, B. H., & Lessler, J. T. (1991). Cognitive laboratory methods: A taxonomy. In P. P. Biemer, R. M. Groves, L. E. Lyberg, N. A. Mathiowetz, & S. Sudman (Eds.), *Measurement errors in surveys* (pp. 393–418). New York: John Wiley & Sons.

Forsyth, B. H., Lessler, J. T., & Hubbard, M. L. (1992). Cognitive evaluation of the questionnaire. In C. F. Turner, J. T. Lessler, & J. C. Gfroerer (Eds.), *Survey measurement of drug use* (pp. 13–52). Rockville, MD: U.S. Department of Health and Human Services.

Forsyth, B., Rothgeb, J., & Willis, G. B. (in press). Does Questionnaire Pretesting Make a Difference? An Empirical Test. In S. Presser, J. Rothgeb, M. Couper, J. Lessler, E. Martin, J. Martin, et al. (Eds.), *Methods for testing and evaluating survey questionnaires.* New York: John Wiley & Sons.

Forsyth, B. H., Weiss, E. S., & Miller Anderson, R. (2002). *A comparison of appraisal and cognitive interview methods for testing organizational survey questionnaires.* Paper presented at the International Conference on Questionnaire Development, Evaluation, and Testing (QDET), Charleston, SC.

Fowler, F. J. (1992). How unclear terms affect survey data. *Public Opinion Quarterly, 56,* 18–231.

Fowler, F. J. (1995). *Improving survey questions.* Thousand Oaks, CA: Sage.

Fowler, F. J. (2004). More on the value of split ballots. *Proceedings of the 4th Conference on Questionnaire Evaluation Standards, Zentrum fur Umfragen, Methoden und Analysen (ZUMA),* 43–51.

Fowler, F. J., & Cannell, C. F. (1996). Using behavioral coding to identify problems with survey questions. In N. Schwarz & S. Sudman (Eds.), *Answering questions: Methodology for determining cognitive and communicative processes in survey research* (pp. 15–36). San Francisco: Jossey-Bass.

Fowler, F. J., & Cosenza, C. (2002). *The value of systematic question appraisal prior to cognitive interviewing.* Paper presented at the International Conference on Questionnaire Development, Evaluation, and Testing (QDET), Charleston, SC.

Fowler, F. J., & Mangione, T. (1990). *Standardized survey interviewing: Minimizing interviewer-related error.* Newbury Park, CA: Sage.

Fowler, F. J., & Roman, A. M. (1992). *A study of approaches to survey question evaluation.* Unpublished manuscript, University of Massachusetts.

Friedenreich, C. M., Courneya, K. S., & Bryant, H. E. (1997). *The lifetime total physical activity questionnaire: Development and reliability.* Unpublished manuscript, Division of Epidemiology, Alberta Cancer Board, Canada.

Fuson, K. C., & Willis, G. B. (1988). Subtracting by counting up: More evidence. *Journal for Research in Mathematics Education, 19*(5), 402–420.

Garas, N., Blair, J., & Conrad, F. (2003, November). *Inside the black box: Analysis of interviewer-respondent interaction in the cognitive interview.* Paper presented at the 2003 Federal Committee on Statistical Methodology Research Conference, Arlington, VA.

Gerber, E. R. (1994). *Hidden assumptions: The use of vignettes in cognitive interviewing* (Working Papers in Survey Methodology No. 94/05). Washington, DC: U.S. Census Bureau. Retrieved February 12, 2004, from www.census.gov/srd/papers/pdf/sm9405.pdf

Gerber, E. R. (1999). The view from anthropology: Ethnography and the cognitive interview. In M. Sirken, D. Herrmann, S. Schechter, N. Schwarz, J. Tanur, & R. Tourangeau (Eds.), *Cognition and survey research* (pp. 217–234). New York: John Wiley & Sons.

Gerber, E. R., & Wellens, T. R. (1997). Perspectives on pretesting: "Cognition" in the cognitive interview? *Bulletin de Methodologie Sociologique,* 55, 18–39.

Gerber, E. R., Wellens, T. R., & Keeley, C. (1996). "Who lives here?": The use of vignettes in household roster research. *Proceedings of the Section on Survey Methods Research, American Statistical Association,* 962–967.

Giesen, D. (2004). Evaluation plan for the Dutch Structural Business Statistics questionnaires: Using output to guide input improvements. *Proceedings of the 4th Conference on Questionnaire Evaluation Standards, Zentrum fur Umfragen, Methoden und Analysen (ZUMA),* 73–80.

Goldenberg, K. L. (1996). Using cognitive testing in the design of a business survey questionnaire. *Proceedings of the Section on Survey Research Methods, American Statistical Association,* 944–949.

Goldenberg, K. L., Anderson, A. E., Willimack, D. K., Freedman, S. R., Rutchik, R. H., & Moy, L. M. (2002). *Experiences implementing establishment survey questionnaire development and testing at selected U.S. government agencies.* Paper presented at the International Conference on Questionnaire Development, Evaluation, and Testing, Charleston, SC.

Goldenberg, K. L., & Phillips, M. A. (2000, June). *Now that the study is over, what did you really tell us? Identifying and correcting measurement error in the job openings and labor turnover survey pilot test.* Paper presented at the International Conference on Establishment Surveys II, Buffalo, New York.

Gower, A. R., Belanger, B., & Williams, M. J. (1998). Using focus groups with respondents and interviewers to evaluate the questionnaire and interviewing procedures after the survey has taken place. *Proceedings of the Section on Survey Research Methods, American Statistical Association,* 404–409.

Gower, A. R., & Dibbs, R. (1989). Cognitive research: Designing a 'respondent friendly' questionnaire for the 1991 Census. *Proceedings of the U.S. Bureau of the Census Annual Research Conference* (V), 257–266.

Graesser, A. C., Kennedy, T., Wiemer-Hastings, P., & Ottati, V. (1999). The use of computational cognitive models to improve questions on surveys and questionnaires. In M. Sirken, D. Herrmann, S. Schechter, N. Schwarz, J. Tanur, & R. Tourangeau (Eds.), *Cognition and survey research* (pp. 199–216). New York: John Wiley & Sons.

Grice, H. P. (1975). Logic and conversation. In P. Cole & J. L. Morgan (Eds.), *Syntax and semantics: Vol. 3. Speech acts* (pp. 41–58). New York: Academic Press.

Groenvold, M., Klee, M. C., Sprangers, M. A. G., & Aaronson, N. K. (1997). Validation of the EORTC QLQ-C30 Quality of Life Questionnaire through combined qualitative and quantitative assessment of patient-observer agreement. *Journal of Clinical Epidemiology, 50*(4), 441–50.

Groves, R. M. (1989). *Survey errors and survey costs.* New York: John Wiley & Sons.

Groves, R. M. (1991). Measurement errors across the disciplines. In P. Biemer, R. M. Groves, L. E. Lyberg, N. A. Mathiowetz, & S. Sudman (Eds.), *Measurement errors in surveys* (pp. 1–25). New York: John Wiley & Sons.

Groves, R. M. (1996). How do we know what we think they think is really what they think? In N. Schwarz & S. Sudman (Eds.), *Answering questions: Methodology for determining cognitive and communicative processes in survey research* (pp. 389–402). San Francisco: Jossey-Bass.

Groves, R. M., Cialdini, R. B., & Couper, M. P. (1992). Understanding the decision to participate in a survey. *Public Opinion Quarterly, 56,* 475–495.

Hak, T., van der Veer, K., & Jansen, H. (2004). *The Three-Step Test-Interview (TSTI): An observational instrument for pretesting self-completion questionnaires* (ERIM Report ERS-2004-029-ORG). Rotterdam: Erasmus Research Institute of Management. Retrieved May 21, 2004, from hdl.handle.net/1765/1265

Hansen, S. E., Couper, M. P., & Fuchs, M. (1998). Usability evaluation of the NHIS CAPI instrument. *Proceedings of the Section on Survey Research Methods, American Statistical Association,* 928–933.

Harkness, J. A., Van de Vijver, F. J. R., & Mohler, P. (Eds.). (2003). *Crosscultural survey methods.* Hoboken, NJ: John Wiley & Sons.

Harlow, S. D., & Linet, M. S. (1989). Agreement between questionnaire data and medical records: The evidence for accuracy of recall. *American Journal of Epidemiology, 129,* 233–248.

Hasher, L., & Griffin, M. (1978). Reconstructive and reproductive processes in forgetting. *Journal of Experimental Psychology: Human Learning and Memory, 4,* 318–330.

Heath, A., & Martin, J. (1997). Why are there so few formal measuring instruments in social and political research? In L. Lyberg, P. Biemer, M. Collins, E. de Leeuw, C. Dippo, N. Schwarz, et al. (Eds.), *Survey measurement and process quality* (pp. 71–86). New York: John Wiley & Sons.

Herrmann, D. J. (1999). Potential contributions of the CASM movement beyond questionnaire design: Cognitive technology and survey methodology. In M. Sirken, D. Herrmann, S. Schechter, N. Schwarz, J. Tanur, & R. Tourangeau (Eds.), *Cognition and survey research* (pp. 267–275). New York: John Wiley & Sons.

Hess, J. (1995). *The role of respondent debriefing questions in questionnaire development* (Working Papers in Survey Methodology No. 95/18). Washington, DC: U.S. Census Bureau. Retrieved May 25, 2004, from www .census.gov/srd/papers/pdf/sm9518.pdf

Hess, J. (1999). *Report on cognitive interviewing results for the Survey of Program Dynamics Children's Residential History Module.* Washington, DC: U.S. Census Bureau, Center for Survey Research Methods.

Hess, J. C., Rothgeb, J. M., & Nichols, E. M. (1998). *Report on cognitive interview results for the 1999 Survey of Program Dynamics.* Washington, DC: U.S. Census Bureau, Statistical Research Division.

Hippler, H., Schwarz, N., & Sudman, S. (Eds.). (1987). *Social information processing and survey methodology.* New York: Springer-Verlag.

Holland, L., & Willis, G. B. (1991). *Innovative pretesting methods for surveys of adolescent populations.* Paper presented at the National Field Directors Conference, San Diego, CA.

Houtkoop-Steenstra, H. (2000). *Interaction and the standardized survey interview: The living questionnaire.* Cambridge: Cambridge University Press.

Hughes, K., & DeMaio, T. (2003). *Final report of cognitive research on the new computer crime questions for the 2001 National Crime Victimization Survey* (Study Series, Survey Methodology #2003–02). Washington, DC: U.S. Census Bureau, Statistical Research Division.

Hunt, S. D., Sparkman, R. D., & Wilcox, J. B. (1982). The pretest in survey research: Issues and preliminary findings. *Journal of Marketing Research, 14,* 269–273.

Hunter, J., & Hughes, K. (2003). *Results and recommendations from the cognitive pretesting of the SIPP cash balance pension question* (Study Series, Survey Methodology #2003–12). Washington, DC: U.S. Census Bureau, Statistical Research Division.

Jabine, T. B., Straf, M. L., Tanur, J. M., & Tourangeau, R. (Eds.). (1984). *Cognitive aspects of survey methodology: Building a bridge between disciplines.* Washington, DC: National Academy Press.

Jenkins, C. R., & Von Thurn, D. (1996). *Cognitive research on the Teacher Listing Form for the Schools and Staffing Survey* (Working Paper Series No. 96–05). Washington, DC: U.S. Department of Education, National Center for Education Statistics.

Jobe, J. B., & Hermann, D. J. (1996). Implications of models of survey cognition for memory theory. In D. Herrmann, C. McEvoy, C. Herzog, P. Hertel & M. Johnson (Eds.), *Basic and Applied Memory Research: Vol. 2. Practical application* (pp. 193–205). Hillsdale, NJ: Erlbaum.

Jobe, J. B., Keller, D. M., & Smith, A. F. (1996). Cognitive techniques in interviewing older people. In N. Schwarz & S. Sudman (Eds.), *Answering questions: Methodology for determining cognitive and communicative processes in survey research* (pp. 197–219). San Francisco: Jossey-Bass.

Jobe, J. B., & Mingay, D. J. (1990). Cognitive laboratory approach to designing questionnaires for surveys of the elderly. *Public Health Reports, 105,* 518–524.

Jobe, J. B., & Mingay, D. J. (1991). Cognition and survey measurement: History and overview. *Applied Cognitive Psychology, 5,* 175–192.

Jobe, J. B., Tourangeau, R., & Smith, A. F. (1993). Contributions of survey research to the understanding of memory. *Applied Cognitive Psychology, 7,* 567–584.

Johnson, T. P. (1998). Approaches to equivalence in cross-cultural and crossnational survey research. *ZUMA–Nachrichten Spezial,* 3, 1–40.

Jourard, S. M. (1964). *The transparent self.* New York: Van Nostrand Reinhold. Kagawa-Singer, M., & Blackhall, L. J. (2001). Negotiating cross-cultural issues at the end of life. *Journal of the American Medical Association, 286,* 2993–3001.

Kennet, K., Wilson, B. F., Calvillo, A., Whitaker, K. R., Garber, M., & Pinder, G. (2000). *Development of a brochure to counter mistrust-based survey refusals: Putting Tuskagee in perspective* (Cognitive Methods Staff Working Paper No. 29). Hyattsville, MD: Centers for Disease Control and Prevention/National Center for Health Statistics.

Kirk, J., & Miller, M. L. (1986). *Reliability and validity in qualitative research.* Newbury Park, CA: Sage.

Krosnick, J. A. (1991). Response strategies for coping with the cognitive demands of attitude measures in surveys. *Applied Cognitive Psychology,* 5, 213–236.

Krueger, R. A. (1994). *Focus groups: A practical guide for applied research* (2nd ed.). Thousand Oaks, CA: Sage.

Labaw, P. J. (1980). *Advanced questionnaire design.* Cambridge, MA: Abt Books.

Laffey, F. (2002). *Business survey questionnaire review and testing at Statistics Canada.* Paper presented at the International Conference on Questionnaire Development, Evaluation, and Testing (QDET), Charleston, SC.

Landreth, A. (2001). *SIPP advance letter research: Cognitive interview results, implications and letter recommendations* (Working Papers in Survey Methodology No. 01/01). Washington, DC: U.S. Census Bureau. Retrieved February 15, 2004, from www.census.gov/srd/papers/pdf/sm2001–01.pdf

Landreth, A. (2003). *Results and recommendations from cognitive interviews with selected materials accompanying the American Community Survey* (Study Series, Survey Methodology #2003–10). Washington, DC: U.S. Census Bureau, Statistical Research Division.

Lansing, J. B., Ginsburg, G. P., & Braaten, K. (1961). *An investigation of response error.* Urbana: University of Illinois, Bureau of Economic and Business Research.

Lashley, K. S. (1923). The behavioristic interpretation of consciousness II. *Psychological Review, 30,* 329–353.

Lee, L., Brittingham, A., Tourangeau, R., Ching, P., Willis, G., et al. (1999). Are reporting errors due to encoding limitations or retrieval failure? Surveys of child vaccination as a case study. *Applied Cognitive Psychology, 13,* 43–63.

Lee, R. M. (1993). *Doing research on sensitive topics.* London: Sage.

Lessler, J. T., & Forsyth, B. H. (1996). A coding system for appraising questionnaires. In N. Schwarz & S. Sudman (Eds.), *Answering questions: Methodology for determining cognitive and communicative processes in survey research* (pp. 259–291). San Francisco: Jossey-Bass.

Lessler, J. T., & Sirken, M. G. (1985). Laboratory-based research on the cognitive aspects of survey methodology: The goals and methods of the National Center for Health Statistics study. *Milbank Memorial Fund Quarterly, 63*(3), 565–581.

Lessler, J. T., Tourangeau, R., & Salter, W. (1989). *Questionnaire design research in the cognitive research laboratory* (DHHS Publication No. PHS-89–1076). Washington, DC: U.S. Government Printing Office.

Loftus, E. (1984). Protocol analysis of responses to survey recall questions. In T. B. Jabine, M. L. Straf, J. M. Tanur, & R. Tourangeau (Eds.), *Cognitive aspects of survey methodology: Building a bridge between disciplines* (pp. 61–64). Washington, DC: National Academy Press.

Loomis, L. (2000). *Report on cognitive interview research results for questions on welfare reform benefits and government health insurance for the March 2001 Income Supplement to the CPS.* Washington, DC: U.S. Census Bureau, Center for Survey Research Methods.

Magliano, J. P., & Graesser, A. C. (1991). A three-pronged method for studying inference generation in literary text. *Poetics, 20,* 193–232.

Marquis, K., & Kasprzyk, D. (1999). CASM in a changing survey environment. In M. Sirken, T. Jabine, G. Willis, E. Martin, & C. Tucker (Eds.), *A new agenda for interdisciplinary survey research methods: Proceedings of the CASM II seminar* (pp. 45–50). Hyattsville, MD: National Center for Health Statistics.

Marquis, K. H., Marquis, M. S., & Polich, J. M. (1986). Response bias and reliability in sensitive topic surveys. *Journal of the American Statistical Association, 81*(394), 381–389.

Martin, E. (1983). Surveys as social indicators: Problems in monitoring trends. In P. H. Rossi, J. D. Wright, & A. B. Anderson (Eds.), *Handbook of survey research* (pp. 677–743). New York: Academic Press.

Martin, E. (in press). Vignettes and respondent debriefing for questionnaire design and evaluation. In S. Presser, J. Rothgeb, M. Couper, J. Lessler, E. Martin, J. Martin, et al. (Eds.), *Methods for testing and evaluating survey questionnaires.* New York: John Wiley & Sons.

Martin, E., & Polivka, A. E. (1995). Diagnostics for redesigning survey questionnaires: Measuring work in the Current Population Survey. *Public Opinion Quarterly, 59,* 547–567.

Martin, E., & Tucker, C. (1999). Toward a research agenda: Future development and applications of cognitive sciences to surveys. In M. Sirken, D. Herrmann, S. Schechter, N. Schwarz, J. Tanur, & R. Tourangeau (Eds.), *Cognition and survey research* (pp. 363–381). New York: John Wiley & Sons.

Martin, J. (1964). Acquiescence—measurement and theory. *British Journal of Social and Clinical Psychology, 3,* 216–225.

McCurdy, D. W. (1997). Using anthropology. In J. Spradly & D. W. McCurdy (Eds.), *Conformity and conflict: Readings in cultural anthropology.* New York: Longman.

McKay, R. B., Breslow, M. J., Sangster, R. L., Gabbard, S. M., Reynolds, R. W., Nakamoto, J. M, et al. (1996). Translating survey questionnaires: Lessons learned. In M. T. Braverman & J. K. Slater (Eds.), *Advances in survey research* (pp. 93–104). San Francisco: Jossey-Bass.

McKay, R. B., & de la Puente, M. (1995). Cognitive research in designing the CPS Supplement on Race and Ethnicity. *Proceedings of the U.S. Bureau of the Census Annual Research Conference,* 435–445.

Means, B., Nigam, A., Zarrow, M., Loftus, E., & Donaldson, M. (1989). Autobiographical memory for health-related events (DHHS Publication No. PHS 89–1077). Washington, DC: U.S. Government Printing Office.

Miller, K. (2002a). *A comparison of focus groups and one-on-one cognitive interviewing for question evaluation.* Paper presented at the International Conference on Questionnaire Development, Evaluation, and Testing (QDET), Charleston, SC.

Miller, K. (2002b). *Cognitive analysis of sexual identity, attraction and behavior questions* (Cognitive Methods Staff Working Paper No. 32). Hyattsville, MD: Centers for Disease Control and Prevention/National Center for Health Statistics.

Miller, K. (2002c). *The role of social location in question response: Rural poor experience answering general health questions.* Paper presented at the Annual Meeting of the American Association for Public Opinion Research, St Pete Beach, FL.

Miller, K., Canfield, B., Beatty, P., Whitaker, K., & Wilson, B. (2003). *Q-BANK: Development and implementation of an evaluated-question database.* Paper presented at the 2003 Federal Committee on Statistical Methodology Research Conference, Arlington, VA.

Morrison, R. L, Stettler, K., & Anderson, A. E. (2002). *Using vignettes in cognitive research on establishment surveys.* Paper presented at the International Conference on Questionnaire Development, Evaluation, and Testing, Charleston, SC.

Morton-Williams, J. (1979). The use of 'verbal interaction coding' for evaluating a questionnaire. *Quality and Quantity, 13,* 59–75.

Morton-Williams, J., & Sykes, W. (1984). The use of interaction coding and follow-up interviews to investigate the comprehension of survey questions. *Journal of the Market Research Society, 26,* 109–127.

Neisser, U., & Winograd, E. (1988). *Remembering reconsidered: Ecological and traditional approaches to the study of memory.* New York: Cambridge University Press.

Neter, J., & Waksberg, J. (1964). A study of response errors in expenditures data from household interviews. *Journal of the American Statistical Association, 59,* 18–55.

Newell, A., & Simon, H. A. (1972). *Human problem solving.* Englewood Cliffs, NJ: Prentice-Hall.

Nisbett, R. E., & Wilson, T. D. (1977). Telling more than we know: Verbal reports on mental processes. *Psychological Review, 84,* 231–259.

Nunnally, J. C. (1978). *Psychometric theory.* New York: McGraw-Hill.

O'Brien, E., Fisher, S., Goldenberg, K., & Rosen, R. (2001). Application of cognitive methods to an establishment survey: A demonstration using the Current Employment Statistics Survey. *Proceedings of the Section on Survey Research Methods,* American Statistical Association [CD-ROM].

Oksenberg, L., Cannell, C., & Kalton, G. (1991). New strategies for pretesting survey questions. *Journal of Official Statistics, 7*(3), 349–365.

O'Muircheartaigh, C. (1999). CASM: Successes, failures, and potential. In M. Sirken, D. Herrmann, S. Schechter, N. Schwarz, J. Tanur, & R. Tourangeau (Eds.), *Cognition and survey research* (pp. 39–62). New York: John Wiley

& Sons.

Oppenheim, A. N. (1966). *Questionnaire design and attitude measurement.* New York: Basic Books.

Oppenheim, A. N. (1992). *Questionnaire design, interviewing and attitude measurement* (2nd ed.). London: Pinter Publishers.

Pascale, J. (2003). *Questionnaire Design Experimental Research Survey (QDERS) 2004: Cognitive testing results on health insurance questions.* Washington, DC: U.S. Census Bureau, Center for Survey Research Methods.

Pascale, J., & Mayer, T. S. (2002). *Alternate methods for exploring confidentiality issues related to dependent interviewing.* Paper presented at the International Conference on Questionnaire Development, Evaluation, and Testing (QDET), Charleston, SC.

Payne, S. L. (1951). *The art of asking questions.* Princeton, NJ: Princeton University Press.

Pickle L. W., Herrmann, D. J., Kerwin J., Croner, C. M., & White, A. A. (1994). The impact of statistical graphic design on interpretation of disease rate maps. *Proceedings of the Statistical Graphics Section, American Statistical Association,* 111–116.

Pober, J. S., Neuhauser, C. S., & Pober, J. M. (2001). Obstacles facing translational research in academic medical centers. *The FASEB Journal, 15*(13), 2303–2313.

Presser, S., & Blair, J. (1994). Survey pretesting: Do different methods produce different results? In P. V. Marsden (Ed.), *Sociological methodology* (Vol. 24, pp. 73–104). Washington, DC: American Sociological Association.

Prufer, P., & Rexroth, M. (2004). Paraphrasing can be dangerous: A little experiment. *Proceedings of the 4th Conference on Questionnaire Evaluation Standards, Zentrum fur Umfragen, Methoden und Analysen (ZUMA),* 52–59.

Ramirez, C. (2002). *Strategies for subject matter expert review in questionnaire design.* Paper presented at the International Conference on Questionnaire Development, Evaluation, and Testing (QDET), Charleston, SC.

Redline, C., Smiley, R., Lee, M., DeMaio, T., & Dillman, D. (1998). *Beyond concurrent interviews: An evaluation of cognitive interviewing techniques for self-administered questionnaires* (Working Papers in Survey Methodology No. 98/06). Washington, DC: U.S. Census Bureau. Retrieved February 12, 2004, from www.census.gov/srd/papers/pdf/sm98–06.pdf

Reeve, B. B., & Masse, L.C. (in press). Item response theory modeling for questionnaire evaluation. In S. Presser, J. Rothgeb, M. Couper, J. Lessler, E. Martin, J. Martin, et al. (Eds.), *Methods for testing and evaluating survey questionnaires.* New York: John Wiley & Sons.

Rho, C., & Sangster, R. L. (2003). *How much can you trust the answers you get using cognitive interviews?* Paper presented at the meeting of the American Association for Public Opinion Research, Nashville, TN.

Rothgeb, J. (2001). *Summary of cognitive testing of the American Community Survey New York City Special Study on the Effects of September 11.* Washington, DC: U.S. Census Bureau, Statistical Research Division.

Rothgeb, J. (2004). A valuable vehicle for question testing in a field environment: The Census Bureau's Questionnaire Design Experimental Research Survey (QDERS). *Proceedings of the 4th Conference on Questionnaire Evaluation Standards, Zentrum fur Umfragen, Methoden und Analysen (ZUMA),* 92–98.

Rothgeb, J., Loomis, L., & Hess, J. (2000). Challenges and strategies in gaining acceptance of research results from cognitive questionnaire testing. In J. Blasius, J. Hox, E. de Leeuw, & P. Schmidt (Eds.), *Proceedings of the Fifth International Conference on Logic and Methodology, Cologne, Germany* [CD-ROM].

Rothgeb, J., Willis, G., & Forsyth, B. (2001). Questionnaire pretesting methods: Do different techniques and different organizations produce similar results? *Proceedings of the Section on Survey Research Methods, American Statistical Association* [CD-ROM].

Royston, P. N. (1989). Using intensive interviews to evaluate questions. In F. J. Fowler, Jr. (Ed.), *Health survey research methods* (DHHS Publication No. PHS 89–3447, pp. 3–7). Washington, DC: U.S. Government Printing Office.

Royston, P., & Bercini, D. (1987). Questionnaire design research in a laboratory setting: Results of testing cancer risk factor questions. *Proceedings of the Section on Survey Research Methods, American Statistical Association,* 829–833.

Royston, P. N., Bercini, D., Sirken, M., & Mingay, D. (1986). Questionnaire design research laboratory. *Proceedings of the Section on Survey Research Methods, American Statistical Association,* 703–707.

Rutchik, R. H., & Freedman, S. R. (2002). *Establishments as respondents: Is conventional cognitive interviewing enough?* Paper presented at the International Conference on Questionnaire Development, Evaluation, and Testing (QDET), Charleston, SC.

Sangster, R., & Fox, J. E. (2000). *Housing Rent Stability Bias Study.* Washington, DC: U.S. Bureau of Labor Statistics, Statistical Methods Division.

Schaeffer, N. C. (1991). Conversation with a purpose-or conversation? Interaction in the standardized interview. In P. Biemer, R. M. Groves, L. Lyberg, N. A. Mathiowetz, & S. Sudman (Eds.), *Measurement errors in surveys* (pp. 367–391). New York: John Wiley & Sons.

Schaeffer, N. C. (1999). Asking questions about threatening topics: A selective overview. In A. A. Stone, J. S. Turkkan, C. A. Bachrach, J. B. Jobe, H. S. Kurtzman, & V. S. Cain (Eds.), *The science of self-report: Implications for research and practice* (pp. 105–122). Mahwah, NJ: Lawrence Erlbaum.

Schaeffer, N. C., & Dykema, J. L. (in press). Improving the clarity of closely related concepts. In S. Presser, J. Rothgeb, M. Couper, J. Lessler, E. Martin, J. Martin, et al. (Eds.), *Methods for testing and evaluating survey questionnaires.* New York: John Wiley & Sons.

Schechter, S. (1993). *Investigation into the cognitive processes of answering self-assessed health status questions* (Cognitive Methods Staff Working Paper No. 2). Hyattsville, MD: Centers for Disease Control and Prevention/National Center for Health Statistics.

Schechter, S. (Ed.). (1994). *Proceedings of the 1993 NCHS conference on the cognitive aspects of self-reported health status* (Cognitive Methods Staff Working Paper No. 10). Hyattsville, MD: Centers for Disease Control and Prevention/National Center for Health Statistics.

Schechter, S., & Beatty, P. (1994). *Conducting cognitive laboratory tests by telephone*(Cognitive Methods Staff Working Paper No. 8). Hyattsville, MD: Centers for Disease Control and Prevention/National Center for Health Statistics.

Schechter, S., Blair, J., & Vande Hey, J. (1996). Conducting cognitive interviews to test self-administered and telephone surveys: Which methods should we use? *Proceedings of the Section on Survey Research Methods, American Statistical Association,* 10–17.

Schechter, S., Trunzo, D., & Parsons, P. E. (1993). Using focus groups in the final stages of questionnaire design. *Proceedings of the Section on Survey Research Methods, American Statistical Association,* 1148–1153.

Schober, M. F. (1999). Making sense of questions: An interactional approach. In M. Sirken, D. Herrmann, S. Schechter, N. Schwarz, J. Tanur, & R. Tourangeau (Eds.), *Cognition and survey research* (pp. 77–93). New York: John Wiley & Sons.

Schober, M. F., & Conrad, F. G. (1997). Does conversational interviewing reduce survey measurement error? *Public Opinion Quarterly, 61,* 576–602.

Schober, M. F., & Conrad, F. G. (2002). A collaborative view of standardized survey interviews. In D. W. Maynard, H. Houtkoop-Steenstra, N. C. Schaeffer, & J. van der Zouwen (Eds.), *Standardization and tacit knowledge: Interaction and practice in the survey interview* (pp. 67–94). New York: John Wiley & Sons.

Schober, M., & Conrad, F. (2003, August). *Variability in question interpretation.* Paper presented at the Annual Meeting of the American Statistical Association, San Francisco.

Schuman, H. (1966). The random probe: A technique for evaluating the validity of closed questions. *American Sociological Review, 21,* 218–222

Schuman, H. (1982). Artifacts are in the mind of the beholder. *The American Sociologist, 17,* 21–28.

Schuman, H., & Presser, S. (1981). *Questions and answers in attitude surveys: Experiments on question form, wording, and context.* New York: Academic Press.

Schwarz, N. (1997). Questionnaire design: The rocky road from concepts to answers. In L. Lyberg, P. Biemer, M. Collins, E. de Leeuw, C. Dippo, N. Schwarz, et al. (Eds.), *Survey measurement and process quality*(pp. 29–45). New York: John Wiley & Sons.

Schwarz, N. (1999). Cognitive research into survey measurement: Its influence on survey methodology and cognitive theory. In M. Sirken, D. Herrmann, S. Schechter, N. Schwarz, J. Tanur, & R. Tourangeau (Eds.), *Cognition and survey research* (pp. 65–75). New York: John Wiley & Sons.

Schwarz, N., & Bienias, J. (1990). What mediates the impact of response alternatives on frequency reports of mundane behaviors? *Applied Cognitive Psychology, 4,* 61–72.

Schwarz, N., Hippler, H., Deutsch, B., & Strack, F. (1985). Response scales: Effects of category range on reported behavior and comparative judgments. *Public Opinion Quarterly, 49,* 388–395.

Schwarz, N., Strack, F., & Mai, H. (1991). Assimilation and contrast effects in part-whole question sequences: A conversational logic analysis. *Public Opinion Quarterly, 55,* 3–23.

Schwarz, N., & Sudman, S. (Eds.). (1996). *Answering questions: Methodology for determining cognitive and communicative processes in survey research.* San Francisco: Jossey-Bass.

Selltiz, C., Jahoda, M., Deutsch, M., & Cook, S. W. (1959). *Research methods in social relations.* New York: Holt, Rinehart & Winston.

Sirken, M. G., Herrmann, D. J., Schechter, S., Schwarz, N., Tanur, J. M., & Tourangeau, R. (1999). *Cognition and survey research.* New York: John Wiley & Sons.

Sirken, M., & Schechter, S. (1999). Interdisciplinary survey methods research. In M. Sirken, D. Herrmann, S. Schechter, N. Schwarz, J. Tanur, & R. Tourangeau (Eds.), *Cognition and survey research* (pp. 1–10). New York: John Wiley & Sons.

Skinner, B. F. (1950). Are theories of learning necessary? *Psychological Review, 57,* 193–216.

Smith, A. F., Mingay, D. J., Jobe, J. B., & Weed, J. A. (1992). A cognitive approach to mortality statistics. *Proceedings of the Section on Survey Research Methods, American Statistical Association,* 812–817.

Smith, E. R., & Miller, F. D. (1978). Limits on perception of cognitive processes: A reply to Nisbett and Wilson. *Psychological Review, 85,* 355–362.

Smith, T. W. (2003). Developing comparable questions in cross-national surveys. In J. A. Harkness, F. J. R. Van de Vijver, & P. Mohler (Eds.), *Cross-cultural survey methods* (pp. 69–91). Hoboken, NJ: John Wiley & Sons.

Snijkers, G. (2002). *Cognitive laboratory experiences: On pretesting computerised questionnaires and data quality.* Unpublished doctoral dissertation, Utrecht University, Netherlands.

Snijkers, G. (2004). Cognitive laboratory experiences and beyond: Some ideas for future research. *Proceedings of the 4th Conference on Questionnaire Evaluation Standards, Zentrum fur Umfragen, Methoden und Analysen (ZUMA),* 190–203.

Stettler, K., Willimack, D. K., & Anderson, A. E. (2001). Adapting cognitive interviewing methodologies to compensate for unique characteristics of establishments. *Proceedings of the Section on Survey Research Methods, American Statistical Association* [CD-ROM].

Stewart, A. L., & Napoles-Springer, A. (2000). Health-related quality-of-life assessments in diverse population groups in the United States. *Medical Care, 38*(9), II-102–II-124.

Stone A. A., Turkkan, J. S., & Bachrach, C. E. (Eds.). (1999). *The science of self-report: Implications for research and practice.* Mahwah, NJ: Lawrence Erlbaum.

Stussman, B. J., Willis, G. B., & Allen, K. F. (1993). Collecting information from teenagers: Experiences from the cognitive lab. *Proceedings of the Section on Survey Research Methods, American Statistical Association,* 382–385.

Suchman, L., & Jordan, B. (1990). Interactional troubles in face-to-face survey interviews. *Journal of the American Statistical Association, 85,* 232–241.

Sudman, S., & Bradburn, N. (1982). *Asking questions: A practical guide to questionnaire design.* San Francisco: Jossey-Bass.

Sudman S., Bradburn, N. M., & Schwarz, N. (1996). *Thinking about answers. The application of cognitive processes to survey methodology.* San Francisco: Jossey-Bass.

Sykes, W., & Morton-Williams, J. (1987). Evaluating survey questions. *Journal of Official Statistics, 3,* 191–207.

Tanur, J. (Ed.). (1992). *Questions about questions. Inquiries into the cognitive bases of surveys.* New York: Russell Sage Foundation.

Tanur, J. M. (1999). Looking backwards and forwards at the CASM movement. In M. Sirken, D. Herrmann, S. Schechter, N. Schwarz, J. Tanur, & R. Tourangeau (Eds.), *Cognition and survey research* (pp. 13–19). New York: John Wiley & Sons.

Tomaskovic-Devey, D., Leiter, J., & Thompson, S. (1994). Organizational survey nonresponse. *Administrative Science Quarterly, 39,* 439–457.

Tourangeau, R. (1984). Cognitive science and survey methods: A cognitive perspective. In T. Jabine, M. Straf, J. Tanur, & R. Tourangeau (Eds.), *Cognitive aspects of survey design: Building a bridge between disciplines* (pp. 73–100). Washington, DC: National Academy Press.

Tourangeau, R. (1987). Attitude measurement: A cognitive perspective. In H. Hippler, N. Schwarz, & S. Sudman (Eds.), *Social information processing and survey methodology* (pp. 149–162). New York: Springer-Verlag.

Tourangeau, R. (1992). Attitudes as memory structures: Belief sampling and context effects. In N. Schwarz & S. Sudman (Eds.), *Context effects in social and psychological research* (pp. 35–47). New York: Springer-Verlag.

Tourangeau, R., Couper, M. P., Tortora, R., & Miller-Steiger, D. (2000). Cognitive issues in the design of web surveys. *Proceedings of the Section on Survey Methods Research, American Statistical Association,* 476–480.

Tourangeau, R., & Rasinski, K. (1988). Cognitive processes underlying context effects in attitude measurement. *Psychological Bulletin, 103,* 299–314.

Tourangeau, R., Rips, L. J., & Rasinski, K. (2000). *The psychology of survey response.* Cambridge: Cambridge University Press.

Trabasso, T., & Suh, S. (1993). Understanding text: Achieving explanatory coherence through on-line inferences and mental operations in working memory. *Discourse Processing, 16,* 3–34.

Tucker, C. (1997). Measurement issues surrounding the application of cognitive psychology in survey research. *Bulletin de Methodologie Sociologique, 55,* 67–92.

Turner, C. F., & Martin, E. (1984). *Surveying subjective phenomena.* New York: Russell Sage.

U.S. Census Bureau. (1998). Pretesting policy and options: *Demographic surveys at the Census Bureau.* Washington, DC: Author.

U.S. Census Bureau. (2003). *Census Bureau standard: Pretesting questionnaires and related methods for surveys and censuses*. Washington, DC: Author.

U.S. Office of Management and Budget. (2001). *Measuring and reporting sources of error in surveys* (Statistical Policy Working Paper 31). Washington, DC: Author. Retrieved February 5, 2004, from www.fcsm.gov/01papers/SPWP31_final.pdf

van der Zouwen, J. (2002). Why study interaction in the survey interview? Response from a survey researcher. In D. W. Maynard, H. Houtkoop-Steenstra, N. C. Schaeffer, & J. van der Zouwen (Eds.), *Standardization and tacit knowledge: Interaction and practice in the survey interview* (pp. 47–65). New York: John Wiley & Sons.

van Someren, M. W., Barnard, Y. F., & Sandberg, J. A. C. (1994). *The think aloud method: A practical guide to modelling cognitive processes.* San Diego, CA: Academic Press.

Viterna, J. S., & Maynard, D. W. (2002). How uniform is standardization? Variation within and across survey research centers regarding protocols for interviewing. In D. W. Maynard, H. Houtkoop-Steenstra, N. C. Schaeffer, & J. van der Zouwen (Eds.), *Standardization and tacit knowledge: Interaction and practice in the survey interview* (pp. 365–397). New York: John Wiley & Sons.

Von Thurn, D., & Moore, J. (1993). The use of anthropological interviewing methods in survey research pretesting. *Proceedings of the Section on Survey Research Methods, American Statistical Association,* 571–576.

Von Thurn, D., & Moore, J. (1994). Results from a cognitive exploration of the 1993 American Housing Survey. *Proceedings of the Section on Survey Research Methods, American Statistical Association,* 1210–1214.

Warnecke, R. B., Johnson, T. P., Chavez, N., Sudman, S., O'Rourke, D. P., Lacey, L., et al. (1997). Improving question wording in surveys of culturally diverse populations. *Annals of Epidemiology, 7*(5), 334–342.

Wellens, T. (1994). The cognitive evaluation of the nativity questions for the Current Population Survey. *Proceedings of the Section on Survey Research Methods, American Statistical Association,* 1204–1209.

Whitney, P., & Budd, D. (1996). Think-aloud protocols and the study of comprehension. *Discourse Processing, 21,* 341–351.

Willimac, D. K., Martin, J., Whitridge, P., Japec, L., & Lyberg, L. (in press). Current practices in questionnaire development, evaluation and testing for establishment surveys: An international overview. In S. Presser, J. Rothgeb, M. Couper, J. Lessler, E. Martin, J. Martin, et al. (Eds.), *Methods for testing and evaluating survey questionnaires.* New York: John Wiley & Sons.

Willis, G. B. (1989). *Evaluation of 1990 NHIS pretest findings*. Unpublished manuscript, National Center for Health Statistics, Hyattsville, MD.

Willis, G. B. (1994). *Cognitive interviewing and questionnaire design: A training manual* (Cognitive Methods Staff Working Paper No. 7). Hyattsville, MD: Centers for Disease Control and Prevention/National Center for Health Statistics.

Willis, G. B. (1996). *The use of the psychological laboratory to study sensitive survey topics: Can cognitive techniques supplement field study?* (Cognitive Methods Staff Working Paper No. 20). Hyattsville, MD: Centers for Disease Control and Prevention/National Center for Health Statistics.

Willis, G. B. (1999). *Cognitive interviewing: A 'how to' guide.* Rockville, MD: Research Triangle Institute. Retrieved May 12, 2003, from www.appliedresearch.cancer.gov/areas/cognitive/interview.pdf

Willis, G. B. (2000). *Cognitive testing of the 2000–2001 National Household Survey on Drug Abuse* (Report submitted to the Substance Abuse and Mental Health Services Administration). Rockville, MD: Research Triangle Institute.

Willis, G. B. (in press). Cognitive interviewing revisited: A useful technique, in theory? In S. Presser, J. Rothgeb, M. Couper, J. Lessler, E. Martin, J. Martin, et al. (Eds.), *Methods for testing and evaluating survey questionnaires.* New York: John Wiley & Sons.

Willis, G. B., Al-Tayyib, A., & Rogers, S. (2001). The use of touch-screen ACASI in a high-risk population: Implications for surveys involving sensitive questions. *Proceedings of the Section on Survey Research Methods, American Statistical Association* [CD-ROM].

Willis, G. B., Bornstein, G., Sand, K., & Alakoye, A. (2000). *Telephone-based cognitive interviewing of the*

Behavioral Risk Factor Surveillance System. Rockville, MD: Research Triangle Institute.

Willis, G. B., DeMaio, T. J., & Harris-Kojetin, B. (1999). *Is the bandwagon headed to the methodological promised land? Evaluating the validity of cognitive interviewing techniques.* In M. Sirken, D. Herrmann, S. Schechter, N. Schwarz, J. Tanur, & R. Tourangeau (Eds.), *Cognition and survey research* (pp. 133–153). New York: John Wiley & Sons.

Willis, G. B., & Lessler, J. (1999). *The BRFSS-QAS: A guide for systematically evaluating survey question wording.* Rockville, MD: Research Triangle Institute.

Willis, G. B., Reeve, B. B., & Barofsky, I. (in press). The use of cognitive interviewing techniques in quality of life and patient-reported outcomes measurement. In J. Lipscomb, C. C. Gotay, & C. Snyder (Eds.), *Outcomes assessment in cancer: Findings and recommendations of the cancer outcomes measurement working group.* Cambridge: Cambridge University Press.

Willis, G. B., Royston, P., & Bercini, D. (1991). The use of verbal report methods in the development and testing of survey questionnaires. *Applied Cognitive Psychology, 5,* 251–267.

Willis, G., & Schechter, S. (1997). Evaluation of cognitive interviewing techniques: Do the results generalize to the field? *Bulletin de Methodologie Sociologique, 55,* 40–66.

Willis, G. B., Schechter, S., & Whitaker, K. (1999). A comparison of cognitive interviewing, expert review, and behavior coding: What do they tell us? *Proceedings of the Section on Survey Research Methods, American Statistical Association,* 28–37.

Wilson, B. F., & Peterson, L. S. (1999). Using the NCHS cognitive lab to help design cycle VI of the National Survey of Family Growth. *Proceedings of the Section on Survey Research Methods, American Statistical Association,* 997–1002.

Wilson, B. F., Whitehead, N., & Whitaker, K. (2000). Cognitive testing proposed questions for PRAMS in the NCHS Questionnaire Design Research Laboratory. *Proceedings of the Section on Survey Research Methods, American Statistical Association,* 989–993.

Wilson, T., LaFleur, S., & Anderson, D. (1996). The validity and consequences of verbal reports about attitudes. In N. Schwarz & S. Sudman (Eds.), *Answering questions: Methodology for determining cognitive processes in survey research* (pp. 91–114). San Francisco: Jossey-Bass.

Wolfgang, G. S., Lewis, P. J., & Vacca, E. A. (1994). Cognitive research for the 1997 Census of Agriculture Report form. *Proceedings of the Section on Survey Research Methods, American Statistical Association,* 503–508.

York, R. O. (1998). *Conducting social work research: An experimental approach.* Needham Heights, MA: Allyn & Bacon.

Zukerberg, A. L., & Hess, J. (1996). Uncovering adolescent perceptions: Experiences conducting cognitive interviews with adolescents. *Proceedings of the Section on Survey Research Methods, American Statistical Association,* 950–955.

Zukerberg, A. L., Von Thurn, D. R., & Moore, J. C. (1995). *Practical considerations in sample size selection for behavior coding pretests. Proceedings of the Section on Survey Research Methods, American Statistical Association,* 1116–1121.

찾아보기

ㅍ

ㅎ